Heidelberger Taschenbücher Band 144

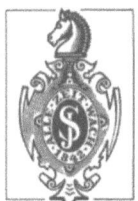

W. Sauerbrey

Medizinische Didaktik

Erläutert durch Beispiele
aus der Dermatologie

Mit 62 Abbildungen und 20 Tabellen

Springer-Verlag
Berlin Heidelberg New York 1974

Dozent Dr. W. Sauerbrey, Universitätshautklinik
6000 Frankfurt/Main 70, Ludwig-Rehn-Straße 14

ISBN-13: 978-3-540-06500-5   e-ISBN-13: 978-3-642-65738-2
DOI: 10.1007/978-3-642-65738-2

Das Werk ist urheberrechtlich geschützt. Die dadurch begründeten Rechte, insbesondere die der Übersetzung, des Nachdrucks, der Entnahme von Abbildungen, der Funksendung, der Wiedergabe auf photomechanischem oder ähnlichem Wege und der Speicherung in Datenverarbeitungsanlagen bleiben, auch bei nur auszugsweiser Verwertung, vorbehalten. Bei Vervielfältigung für gewerbliche Zwecke ist gemäß § 54 UrhG eine Vergütung an den Verlag zu zahlen, deren Höhe mit dem Verlag zu vereinbaren ist.
© by Springer-Verlag Berlin · Heidelberg 1974.

Library of Congress Catalog Card Number 73-14474
Die Wiedergabe von Gebrauchsnamen, Handelsnamen, Warenbezeichnungen usw. in diesem Werk berechtigt auch ohne besondere Kennzeichnung nicht zu der Annahme, daß solche Namen im Sinne der Warenzeichen- und Markenschutz-Gesetzgebung als frei zu betrachten wären und daher von jedermann benutzt werden dürften.
Herstellung: Offsetdruckerei Julius Beltz OHG, Hemsbach

Geleitwort

Nicht nur in der deutschen Universität, sondern auch in manchen Disziplinen der Medizin ist viel in Bewegung geraten. Es liegt an uns, dafür zu sorgen, daß die Vernunft obsiegt und daß letztlich gesunde Reformen sich durchsetzen. Nicht jede Neuerung wird sich bewähren. Den augenblicklichen Aufschwung, den die Didaktik nimmt, halte ich jedoch für sehr begrüßenswert.

Die Didaktik der Medizin ist nicht homogen! Morphologische Fächer verlangen andere Verfahren als theoretische, pragmatische andere als beurteilende. Grundlagen der Didaktik sind: die Nomenklatur, die Verfahren, Lernzielkataloge zu erstellen, die Techniken, Unterrichte zu planen und zu entwickeln, dazu die psychologischen und Medienkenntnisse. In dem vorliegenden Buch wurden diese Grundlagen an Beispielen aus der Dermatologie analysiert. Natürlich gibt es a priori hochbegabte Hochschullehrer. Genies sind aber selten. Die größere Zahl der Hochschullehrer benötigt eine nach modernen Prinzipien ausgerichtete Anleitung für alle didaktischen Fragen.

Der Geisteswissenschaftler arbeitet grundsätzlich nicht viel anders als der Naturwissenschaftler, der im wesentlichen experimentiert und seine Resultate dann ausdeutet. Der Geisteswissenschaftler stützt sich auf begründete Informationen, oft sehr umfangreicher Natur. Er muß sie in der Regel, bevor er seine eigenen Ergebnisse vorlegt, noch einmal kurz entwickeln, um beschreiben zu können, warum er nur so und gerade so hat schließen, beweisen oder widerlegen können. Er ist daher auf längere Informationsketten, d.h. auf das Referieren von Denkprozessen, angewiesen. Dann folgen seine eigenen „experimentellen" Gedanken! Er verbindet das, was er referiert hat, mit dem Gegenstand seiner Beschäftigung in Form von Interpretation, Anwendungsprinzipien, Analyse, Synthese und Bewertung. Darin liegt dann, zusammengenommen, die eigentliche Kreativität. So ist der Autor dieses Buches vorgegangen — und seine Arbeit ist ihrem Wesen nach ein geisteswissenschaftliches Produkt. Alle begrifflichen Klärungen müssen erfolgen, indem Lernziele definiert und Lernzielkataloge erstellt werden. Jede Informationsvermittlung muß ausschließlich nach exakt entwickelten evaluierten zielbezogenen Unterrichtsprogrammen vollzogen werden.

Der Autor hat eine konzise Grundlagenanalyse der medizinischen Didaktik vorgelegt, die jeder Hochschullehrer lesen sollte. Ich wünsche dem Buch einen vollen Erfolg.

Frankfurt am Main, im November 1973 TH. NASEMANN

Inhaltsverzeichnis

1. Einleitung 1
   1.1. Begriffsbestimmungen 1
   1.2. Welchen Stellenwert hat die Universitätslehre? . 3
   1.3. Was kennzeichnet die Lehre an der Hochschule? 4
   1.4. Welchen Beitrag leistet die vorliegende Arbeit? . 6

2. Die Lernmotivation 7
   2.1. Begriffsbestimmung 7
   2.2. Wie steuert man „Motivation zum Lernen"? . . . 9
      2.2.1. Intrinsische Motivation 9
      2.2.2. Extrinsische Motivation 11
   2.3. Welche Art der Motivation bietet die Hochschule? 12
   2.4. Wie verändert intrinsische Motivation den Lerner? 13
   2.5. Analyse für die Dermatologie 14

3. Erkenntnisse der Lernpsychologie und der experimentellen Unterrichtsforschung 15
   3.1. Was ist Lernen? 15
   3.2. Lerntheorien 16
      3.2.1. SKINNER 16
      3.2.2. THORNDIKE 19
      3.2.3. GUTHRIE 20
      3.2.4. CROWDER 21
      3.2.5. Ausblick 21
   3.3. Was bedeutet „Lernen" für die Unterrichtssituation? 22
   3.4. Welche praktischen Regeln ergeben sich für den Unterricht? 24
      3.4.1. Didaktische Aspekte 24
      3.4.2. Aspekte der Aufmerksamkeitslenkung . . 26
      3.4.3. Visuelle Aspekte 26
      3.4.4. Aktives Verhalten des Lerners 34
      3.4.5. Arten des aktiven Verhaltens des Lerners 35

3.4.6. Kenntnis des Lernerfolgs	37
3.4.7. Lob und Tadel	37
3.4.8. Steuern des Lernverhaltens	38
3.5. Analyse für die Dermatologie	38
4. Das Lernziel	39
4.1. Begriffsbestimmung	39
4.2. Im Lernziel definierte Bedingungen	41
4.3. Im Lernziel definierte Beurteilungsmaßstäbe	42
4.4. Das Lernziel als Prüfungslimitierung	42
4.5. Das Erstellen von Lernzielen	43
4.5.1. Wer erstellt die Lernziele?	43
4.5.2. Wie erstellt man Lernziele?	44
4.6. Eingeschränkte Lehrfreiheit durch präzise Lernziele?	45
4.7. Lernziel und Prüfung	47
4.8. Zusammenfassung des Begriffes „Lernziel"	48
4.9. Analyse für die Dermatologie	48
5. Das Lehrprogramm	50
5.1. Vorbemerkung	50
5.2. Begriffsbestimmung	51
5.2.1. Lehrprogramm und Lehrmedien	51
5.2.2. Lehrprogramm: Prinzip, Methodik	51
5.2.3. Lehrprogramm: Soziologische Breitenwirkung	51
5.2.4. Lehrprogramm und „klassisches" Lehrsystem	51
5.3. Das Wesen des Lehrprogramms	52
5.3.1. Allgemein anerkannte Kriterien	52
5.3.2. Nicht allgemein anerkannte Kriterien	52
5.3.3. Das Lehrprogramm als kybernetisches System	52
5.4. Spezielle Lehrprogramme	53
5.4.1. Lineare Programme (SKINNER)	53
5.4.2. Verzweigte Programme (CROWDER)	54
5.4.3. Mischtechniken	58
5.5. Kosten und Risiko	58
5.6. Die Prüfung von Lehrprogrammen	59
5.7. Der Umfang von Lehrprogrammen	60
5.8. Analyse für die Dermatologie	60
5.8.1. Wer soll Lehrprogramme erstellen?	60
5.8.2. Wie soll man Lehrprogramme erstellen?	61

- 6. Die Medien 62
- 6.1. Begriffsbestimmung 62
- 6.2. Maschinen 63
  - 6.2.1. Der Computer 63
  - 6.2.2. Die Scrambled-Book-Maschine 73
  - 6.2.3. Die Lehrmaschine 75
- 6.3. Audiovisuelle Medien 76
  - 6.3.1. Der Video-Recorder 78
  - 6.3.2. Der Electronic-Video-Recorder 79
  - 6.3.3. Der Tonfilm 80
  - 6.3.4. Die Tonbildschau 84
  - 6.3.5. Die Bildplatte 85
  - 6.3.6. Weitere Systeme 85
  - 6.3.7. Das Fernsehen 86
- 6.4. Akustische Medien 89
  - 6.4.1. Das Tonband 89
  - 6.4.2. Der Rundfunk 89
- 6.5. Visuelle Medien 89
  - 6.5.1. Der Stummfilm 90
  - 6.5.2. Das Diapositiv 90
  - 6.5.3. Das Episkop 93
  - 6.5.4. Gedrucktes Material 93
  - 6.5.5. Der Atlas 107
  - 6.5.6. Der Overhead-Projektor 109
  - 6.5.7. Der Wandplan 113
  - 6.5.8. Das Demonstrationsmodell 115
  - 6.5.9. Die Moulage 115
  - 6.5.10. Die Tafel 116
- 6.6. Der Einsatz der Medien 116
  - 6.6.1. Allgemeine Aspekte 116
  - 6.6.2. Didaktische Aspekte 117

- 7. Unterrichtsformen 118
- 7.1. Die Vorlesung 118
  - 7.1.1. Das Wesen der Vorlesung 118
  - 7.1.2. Die Nachteile und Mängel der Vorlesung 118
  - 7.1.3. Wie lassen sich die Mängel der Vorlesung beheben? 119
- 7.2. Der Unterricht im Medienverbund 120
  - 7.2.1. Was kennzeichnet den Medienverbund? . 120
  - 7.2.2. Der Lehrer als Moderator 121
  - 7.2.3. Wie soll ein Medienverbund aussehen? . 121

	7.2.4. Synonyme und weiterführende Begriffe zum Medienverbund	122
	7.2.5. Analyse für die Dermatologie	123
7.3.	Team Teaching	123
7.4.	Die kleine Gruppe	124
	7.4.1. Was bezweckt und was erreicht die kleine Gruppe?	124
	7.4.2. Aspekte der Lehrenden	126
	7.4.3. Organisatorische Aspekte	127
	7.4.4. Didaktische Aspekte	128
	7.4.5. Nachteile der kleinen Gruppe	129
7.5.	Die verschiedenen Formen der kleinen Gruppe	129
	7.5.1. Die Diskussionsgruppe	129
	7.5.2. Der vorlesungsbegleitende Unterricht	131
	7.5.3. Das Bedside-Teaching	132
	7.5.4. Die Studienberatung	133
	7.5.5. Das Praktikum	135
	7.5.6. Die Prüfungsgruppe	135
7.6.	Welche Unterrichtsräume fordern die neuen Unterrichtsformen?	135

8. Das logische Gliedern von Unterricht 137
   8.1. Die logische Struktur einer Systematik 137
      8.1.1. Mengenlehre 137
      8.1.2. Formale Logik 138
      8.1.3. Schaltalgebra 139
      8.1.4. Zusammenfassung 140
   8.2. Die logische Struktur von Entscheidungen ... 141

9. Das Curriculum 145
   9.1. Begriffsbestimmung 145
   9.2. Curriculum-Reflexion, -Forschung und -Revision 146
   9.3. Analyse für die Dermatologie 147

10. Die Planung und Entwicklung von Unterricht und Unterrichtsteilen 148
    10.1. Von der Systemanalyse bis zur vorläufigen Endfassung 148
    10.2. Die Evaluierung 149
       10.2.1. Die Laborphase 150
       10.2.2. Die Feldphase 151

10.3. Die Zuständigkeiten bei Planung und
Entwicklung 151
10.4. Analyse für die Dermatologie 152

11. Test und Prüfung 154
    11.1. Der Test 155
        11.1.1. Die Aufgabenformen im Test 155
        11.1.2. Wie erstellt man Testaufgaben? 161
        11.1.3. Wie führt man einen Test durch? ... 163
        11.1.4. Wie wertet man einen Test aus? 166
        11.1.5. Die Testformen 169
        11.1.6. Analyse für die Dermatologie 169
    11.2. Die Prüfung 171
        11.2.1. Die Prüfung als Ritus? 172
        11.2.2. Prüfungsordnung, Prüfungsrealität und Recht 172
        11.2.3. Psychologische Aspekte 173
        11.2.4. Der Prüfungsablauf 174
        11.2.5. Didaktische Aspekte der Prüfung ... 178
        11.2.6. Prüfungsforschung 181
        11.2.7. Analyse für die Dermatologie 182

12. Sprache und Nomenklatur 185
    12.1. Sprache und Stil 185
    12.2. Die Nomenklatur 186

13. Die Forschungsmethoden für die Didaktik 188
    13.1. Begriffsbestimmung 188
    13.2. Die Verfahren 189
        13.2.1. Die Beobachtung 189
        13.2.2. Die Befragung 192
        13.2.3. Der lernzielorientierte Test 199

14. Die Ausbildung des Lehrers 202
    14.1. Die Ausgangssituation 202
    14.2. Zieldefinition 202
    14.3. Wann ist ein Lehrer geeignet? 203
    14.4. Wie bildet man den Lehrer aus? 204
        14.4.1. Der Beginn der Ausbildung 204
        14.4.2. Die theoretische Ausbildung 204
        14.4.3. Die praktische Ausbildung 206
        14.4.4. Kommunikation, Kooperation und Koordination 207
    14.5. Analyse für die Dermatologie 208

15. Die Institutionalisierung der medizinischen Didaktik 212
    15.1. Begriffsbestimmung 212
    15.2. Warum Institutionalisierung? 213
    15.3. Zielbeschreibungen für die Institutionalisierung 214
        15.3.1. Die Informationserfassung und
                Taxonomierung 214
        15.3.2. Die Koordination 215
        15.3.3. Die Produktion und Übermittlung von
                Informationen 217
    15.4. Institutionalisierung als Gesamtkonzept 218
    15.5. Analyse für die Dermatologie 219

16. Schrifttum 221

17. Literaturverzeichnis 223

18. Sachverzeichnis 231

1. Einleitung

1.1. Begriffsbestimmungen

Die klassische von Humboldtsche Universität gründet sich auf die drei Pfeiler *Lehre, Wissenschaft* und *Forschung*. Ihre Rolle und Aufgabe ist zumindest heute noch weitgehend unbestritten: sie prägt die Ausbildung einer geistigen Elite und darüber hinaus (über die Lehrerbildung) das Bildungswesen schlechthin; sie vermittelt zentral die Lernprozesse, die sich in einer Gesellschaft vollziehen sollen; und sie erfindet, erneuert und optimiert die Lernprozesse, die eine Gesellschaft benötigt. Überdies vermittelt sie nicht nur Kenntnisse und Fähigkeiten, sondern festigt auch bestimmte soziale Verhaltensformen und verkörpert damit „die vielleicht bedeutendste sozialerzieherische Institution der modernen Gesellschaft" (BORNEMANN).

Lehre ist also die Vermittlung von Kenntnissen und Fähigkeiten in bestimmten sozialen Prozessen, in denen Lehrer, Lerner und Medien miteinander kommunizieren; *Didaktik* wiederum ist die Beschäftigung mit dieser Lehre, ist „die Wissenschaft vom Lehren und Lernen in allen Formen und auf allen Stufen" (DOLCH). Sie soll beschreiben, was sie vorfindet, erklären, wie es zustandekommt, und es entsprechend dieser Analyse verändern. „In diesem Sinne ist Didaktik die Theorie einer Praxis, und zwar in dem dedizierten Sinne, daß Theorie letztlich danach strebt, praktisch zu werden" (DÖRING).

Die Aufgaben der Didaktik sind verschiedentlich beschrieben worden; wir haben die strukturierten Feldbeschreibungen von THIEME und von HERZ et al. ausgewählt, zusammengefaßt, modifiziert und dabei neu taxonomiert:

Aufgabenbereich der Hochschuldidaktik
A. Theorie der Hochschuldidaktik
Definition: Beschrieben wird die Hochschuldidaktik als Prozeß mit wissenschaftlichen, hochschulpolitischen, planerischen und organisatorischen Komponenten sowie jede in diesem Prozeß anfallende Funktion.

1. Politische Lagebestimmung
   Soziale, personale, institutionale Bedingungen
   Wirkung und Verfälschungsmöglichkeiten

2. *Ziele der Hochschuldidaktik*

3. *Forschungsmethoden*
   Entwicklung und Evaluierung einer Methodologie

4. *Forschungsplanung/Prioritäten*

5. *Unterstützung von Innovationen*
   Dokumentation; Koordination
   Service (Beratung, Planung, Materialien, Expertendienst)
   Schulung; Finanzierung

6. *Innovationsstrategie*
   Motivierung zur Hochschuldidaktik
   Propagierung der Hochschuldidaktik
   Systemanalyse

B. *Theorie des Hochschulunterrichts*

Definition: Beschrieben wird der Gegenstand der Hochschuldidaktik: der Hochschulunterricht; beschrieben werden die sich daraus ergebenden Aufgaben wie auch psychologische und soziokulturelle Fragen.

1. *Beschreibung der Lernziele*
   Analyse der künftigen beruflichen und gesellschaftlichen Situation
   Analyse der Bedürfnisse und Interessen der Lerner
   Analyse zugehöriger Bereiche
   Systematik und Taxonomie der Ziele
   Wissen oder Problemdenken — Kreativität — Emanzipation

2. *Lernprozeß*
   Psychologische Faktoren einschließlich Motivation
   Soziale Verhaltensweisen
   Rückkopplungs- und Kontrollprobleme

3. *Lehrinhalte*
   Methodologie, Begriffsstruktur, Auswahlprinzipien
   System oder Exempel
   Fachwissen und gesellschaftlicher Hintergrund

4. *Lehrsituation*
   Kommunikationsformen
   Medien und objektivierte Unterrichtsteile

5. *Test und Prüfung*
   Psychologische Faktoren einschließlich Motivation
   Objektivierung; Prüfungsarten; Prüfungsverfahren

6. *Lehrkörperfragen*
   Qualifikation, didaktische Ausbildung
   Rollenbewußtsein; Stellenwert der Lehre
   Tutoren

7. *Studentenfragen*
   Vorbildung — Studium — Praxis
   Soziale Verhaltensweisen
   Betreuung — Beratung — Behandlung

C. *Hilfswissenschaften*

Psychologie	Verhaltensforschung
Soziologie	Wissenschaftsdidaktik
Technologie	Statistik
Systemanalyse	Zukunftsforschung

Die vorliegende Arbeit befaßt sich mit den Grundlagen der medizinischen Didaktik und erläutert sie durch Beispiele aus der Dermatologie; dabei seien die Begriffe „*Grundlagen*" sowie „*medizinisch*" und „*Dermatologie*" folgendermaßen begrenzt und definiert:

Grundlagen: Das Material beschränkt sich auf die elementare didaktische Konfrontation, also auf die Interaktion Lehrer-Medium-Lehrstoff-Schüler; gegenüber diesem „taktischen" Bereich der Hochschuldidaktik soll ihr „strategischer" Bereich indes nur dann gestreift werden, wenn damit Verständnis erleichtert werden kann. Nicht gezielt berücksichtigt wird daher, was üblicherweise in den Begriff „Hochschuldidaktik" eingeschlossen ist: sozialpolitische, bildungspolitische und gesellschaftspolitische Aspekte; überregionale Modelle und Konzeptionen zur Revision von Examen und Curriculum, zur Studienreform, zur Verwirklichung des Fernstudiums im Medienverbund, zur Approbationsordnung, zur überregionalen Institutionalisierung der Hochschuldidaktik und so weiter.

Medizinisch: Die einzelnen, erschöpfend dargestellten Gebiete werden als Merkmalmuster aufgefaßt, daraufhin analysiert, wie weit sie oder ihre Teile der Lehre der Medizin angemessen sind, und jeweils am Beispiel *Dermatologie* erläutert.

1.2. Welchen Stellenwert hat die Universitätslehre?

Trotz der hohen Bedeutung der Lehre, die wir oben darstellten, geben fast alle Universitäten der Forschung den Vorrang. Fast ausschließlich beurteilen die Fachbereiche den Hochschullehrernachwuchs nach der Forschungsleistung; Kolloquien und Antrittsvorlesung waren nach Inhalt und Form noch vor kurzem rein wissenschaftliche Fachvorträge, und erst in jüngster Zeit zeichnet sich ab, daß man didaktische Kenntnisse, Lehrbefähigung und Lehrerfahrung verantwortungsbewußter bewertet.

Dieses Primat der Forschung vor der Lehre spiegelt sich in der Alltagssituation wider: der Hochschul„lehrer" empfindet jegliche etwas intensivere Beschäftigung mit didaktischen Problemen als „unverzeihlichen Luxus" (BORNEMANN) und widmet sich ihnen nur soweit als unumgänglich; vielfach steht er der didaktischen Terminologie hilflos gegenüber und sieht die Integrität seines Fachwissens durch didaktische Fragestellungen gefährdet; und oft, ausgehend von der Konzeption der deutschen Universität als Institution der „reinen Wissenschaft", empfindet er wie KARL JASPERS: „Die künstlichen Gängelbänder, die Studienpläne und alle die anderen Wege der Verschulung widersprechen der Universitätsidee und sind aus Anpassung entstanden" (1961).

1.3. Was kennzeichnet die Lehre an der Hochschule?

Mancher Akademiker, der sich für eine Hochschullaufbahn entscheidet, wird so die Lehre als eine zunächst unbedachte, später oft lästige, wenn nicht ungeliebte, und schließlich gewohnheitsmäßige Belastung empfinden. Niemand leitet ihn an, *wie* man lehrt; er entscheidet weitgehend allein, *was* er lehrt; seine Ansichten über die Techniken, Lehrmethoden und Hilfsmittel sind die Summe aller *Erfahrungen,* die er im Unterricht der Schule und des Studiums hat sammeln können; über *Lernziele* hat er meist nur unklare Vorstellungen; und falls er Ziele und *Beurteilungsmaßstäbe* definiert hat, scheitert er vielfach daran, daß sie nicht als allgemein gültig akzeptiert werden.

Diese unzureichenden Voraussetzungen verhindern jedoch nicht, daß man dem Hochschullehrer wie einem didaktischen Universalgenie die verschiedensten Vermittlungsfunktionen, die im Rahmen differenzierter Lehr-, Lern- und Studienprozesse anfallen, ziemlich unreflektiert aufbürdet (DOHMEN, 1971): er soll

- Informationen, Kenntnisse und Einsichten vermitteln,
- Studienberatung und Arbeitsanleitungen geben,
- Studienprozesse planen, organisieren, lenken, koordinieren und überwachen,
- Studienfortschritte kontrollieren und beurteilen,
- Gruppenarbeit planen, anregen, mitgestalten,
- Diskussionen veranstalten, leiten und steuern,
- sich in kritischer Konfrontation mit Fachkollegen, Mitarbeitern und Studenten behaupten,

● zugleich aber die Fachliteratur lesen, selbst forschen und publizieren, daneben auch in den verschiedenen akademischen Selbstverwaltungsgremien mitwirken und gegebenenfalls noch ein Institut oder eine Abteilung leiten.

Diese Verhältnisse führten zwangsläufig zu einem „Allround-Dilettantismus" (DOHMEN); seine Folgen sind um so schwerer, als das Eingangsverhalten vieler Studienanfänger zu wünschen übrig läßt:

Die Universität übernimmt junge Menschen aus Schulen, in denen 30 bis 40 Prozent aller Schüler verhaltensgestört sind und Lernschwierigkeiten zeigen. Die Schulpsychologie könnte abhelfen, jedoch fehlen bei einem Soll von 1 : 2000 zur Zeit etwa 95 Prozent aller Schulpsychologen. Darüber hinaus ist kaum einer der Studienanfänger in Diskussion oder Teamarbeit geübt (LIEFMANN-KEIL). Nur eine kleine Minderheit hochmotivierter Studenten, die die Techniken der wissenschaftlichen Arbeit und Kommunikation bereits beherrscht, „lernt" im herkömmlichen akademischen Unterricht; denn dieser Unterricht motiviert nicht intrinsisch und vermittelt weder selbständige Arbeitstechniken noch stoffbezogene Planungen, sondern setzt sie vielmehr voraus. Dem Bedürfnis nach Kommunikation und Affiliation wird zumeist nicht entsprochen; daher passen sich die Studenten entweder unreflektiert der Lehrer-Schüler-Situation an oder weichen in extremen Fällen in studentische Subkulturen aus (KEIL et al.).

Ein derartiger, von jedem Hochschullehrer individuell interpretierter Hochschulunterricht, eher kontrollierend als emanzipierend, rezeptiv statt kreativ, prägt entsprechende Rollenerwartungen: „Trotz aller revolutionären Tendenzen neigt auch der heutige Student unwillkürlich dazu, sein Unverständnis (in der Vorlesung) der eigenen Insuffizienz statt eventuellen didaktischen Mängeln der Vorlesung anzulasten" (ECKSTEIN). Der Hochschullehrer wiederum sieht sich vielfach in der Rolle des Allwissenden, Unfehlbaren; da er indes unreflektiert lehrt, übersieht er, daß möglicherweise seine eigenen Lehrgepflogenheiten Nicht-Verstehen und Lernschwierigkeiten bedingen, empfindet daher echte Fragen als Kritik an seinem Unterricht, reagiert darauf aggressiv oder autoritär und verhärtet derart die ohnehin bestehenden Kommunikations- und Kontaktsperren (ECKSTEIN).

Die geschilderte Situation des Hochschulunterrichts ist indessen erst vollends umrissen, wenn man berücksichtigt, daß die Studentenzahlen sprunghaft ansteigen, daß die Lehre zunehmend in anonymen Massenveranstaltungen erfolgt, daß die wissenschaftliche Forschung sich überstürzt und das Wissen stetig zunimmt. „Wir müssen uns darüber klar sein, daß wir an den deutschen Hochschulen erst am Beginn unserer Schwierigkeiten stehen. Abhilfe ist nicht allein durch großzügige Investitionen und durch Umstrukturierung der Hochschulselbstverwaltung zu erwarten — so notwendig diese auch sein mögen —, die derzeitige Universitätskrise setzt vor allem neue hochschulpädagogische und hochschuldidaktische Konzeptionen voraus und erfordert zu ihrer Überwindung, daß auf neuen Wegen ein neuer Typus des Hochschullehrers herangebildet wird" (BORNEMANN).

1.4. Welchen Beitrag leistet die vorliegende Arbeit?

Wir haben die Grundlagen der medizinischen Didaktik mit doppeltem Zweck erarbeitet:
1. *Als Forschungsstudie* vereinigt die Arbeit in sich alle bisher bekannten Variablen, die für die Didaktik an der Universität bedeutsam sind, gewichtet sie für die Bedürfnisse der Medizin und analysiert sie für die Dermatologie;
2. *Als Basistext* vermittelt sie dem Hochschullehrer oder Tutor das notwendige didaktische Wissen oder erlaubt ihm, seine Unterrichtstechnik kritisch zu überprüfen.

2. Die Lernmotivation

2.1. Begriffsbestimmung

Definieren wir „Lehre" als die „Vermittlung von Kenntnissen und Fähigkeiten", so müssen wir gleichzeitig als Zielobjekt den „Lerner" und als Zielhandlung den „Erwerb von Kenntnissen und Fähigkeiten", also das Lernen, benennen. Jegliches Lernen aber erfordert Motivation.

Unter Motivation versteht man die Wünsche, Strebungen und Bedürfnisse, die ein Individuum zum Handeln veranlassen; von diesem Handeln wiederum erwartet das Individuum Erfüllung seiner Wünsche und Befriedigung seiner Bedürfnisse.

Soll also ein Individuum lernen, so muß es zuvor zum Lernen motiviert sein; nur so wird es sich überhaupt für den Lehrstoff interessieren und ihn sich aneignen. Wir können ein solcherart motiviertes Lernen, indem wir uns im folgenden auf die erschöpfende Arbeit von PORTELE (1970) stützen, gliedern in intrinsisch (primär) motiviertes Lernen und extrinsisch (sekundär) motiviertes Lernen.

Intrinsisch motiviertes Lernen ist in der Psychologie unter zahlreichen älteren Synonymen bekannt: „*Neugier*", „*Wunsch nach Lernen*", „*Funktionslust*", „*Explorationstrieb*", „*zweckfreie Motivation*", „*Kompetenzmotivation*". Man kann bereits bei sorgfältiger, rein verbaler Analyse dieser Synonyme erkennen, was primäre Motivation fürs Lernen bedeutet: ohne jeglichen Ansporn von außen schaffen die Informationen selbst die günstigsten Anregungen, der Lerner plant z. B. aus „Neugier", aus innerem „forscherischem" Antrieb eine Untersuchung, führt sie allein durch und wertet sie aus: „Forschendes Lernen" (BAK-Schriften Heft 5). *Intrinsisch motiviert* ist also ein Individuum, „das eine Tätigkeit aus Interesse an dieser Tätigkeit selbst ausübt und nicht auf die Folgen dieser Tätigkeit für sich sieht . . . . . . *Intrinsisch motiviertes Lernen* ist das Lernen, bei dem die Aktivation (s. unten) hauptsächlich durch die Lernstoffreize bewirkt wird" (PORTELE).

Extrinsisch motiviertes Lernen hingegen ist dadurch gekennzeichnet, daß die Informationen selbst keinen direkten Einfluß haben; die günstigsten Anregungen schaffen vielmehr verschiedene andere Bedingungen, wie Ehrgeiz, Angst vor Versagen oder Angst vor Strafe. *Extrinsisch motiviert* ist also ein Individuum, „das eine Tätigkeit ausübt, um eine Belohnung zu erhalten oder eine Bestrafung im weitesten Sinne zu vermeiden . . . . . . *Ex-*

trinsisch motiviertes Lernen ist das Lernen, bei dem die Aktivation hauptsächlich nicht durch die Lernstoffreize bewirkt wird, sondern durch andere Reize, z. B. durch Belohnungsversprechen oder Strafandrohung" (PORTELE). Will man den „Mechanismus" dieser beiden Motivationen erläutern, so bedient man sich des Konzepts der *Aktivation;* man versteht Aktivation als Erregung des Zentralnervensystems. Das bedeutet, daß jede Aktivation durch *Reize* (Stimuli) bewirkt werden muß; diese Reize können exogenen oder endogenen Ursprungs sein.

Jedes Individuum strebt nun danach, ein Optimum-Niveau an Motivation zu erreichen und zu erhalten; eine zu geringe Aktivation versucht es zu vermehren, eine zu hohe sucht es zu verringern. Für jeden Reiz ist daher entscheidend, welche Ausgangssituation er vorfindet: bei einer geringen Aktivation, die das Individuum ja zu erhöhen trachtet, besitzt der Reiz ein hohes Aktivationspotential, dagegen ist es gering bei bereits hoher oder gar zu hoher Aktivation. Es ergibt sich daraus die für jede Unterrichtsplanung und Unterrichtsdurchführung außerordentlich wichtige Erkenntnis, daß *gleiche Lernreize* beim *gleichen Individuum unterschiedliche Aktivation* bewirken, je nachdem, welches Aktivationsniveau sie vorfinden: „Das Aktivationspotential eines Reizes ist keine konstante Eigenschaft des Reizes, sondern eine Funktion des Adaptationsniveaus des Individuums (grob übersetzt: der „Erwartung des Individuums"; PORTELE).

Dieses *Adaptationsniveau* (HELSON) ist eine Funktion dreier Reize:

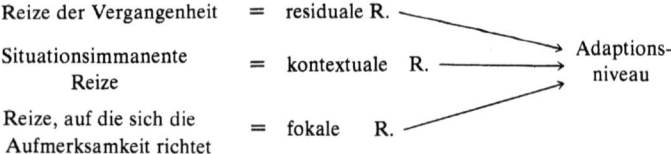

Reize der Vergangenheit	= residuale R.	
Situationsimmanente Reize	= kontextuale R.	Adaptionsniveau
Reize, auf die sich die Aufmerksamkeit richtet	= fokale R.	

Im folgenden stellen wir die gesetzmäßigen Beziehungen zwischen Reiz, Adaptationsniveau, Aktivationspotential und Optimum-Niveau dar. Wir wollen damit keineswegs nur die theoretische Darstellung abrunden, sondern vielmehr wiederum zeigen, welche außerordentliche Bedeutung diese Beziehungen für Unterrichtsplanung und Unterrichtsdurchführung haben. Zuvor sei der mehrfach auftauchende Begriff *Anpassung* definiert: Anpassung ist jede Verschiebung des Adaptationsniveaus, so daß das Aktivationspotential eines Reizes sich verringert.

Zwischen Reiz und Adaptationsniveau bestehen folgende Beziehungen:
a) Jeder Reiz besitzt, bezogen auf das augenblickliche Adaptationsniveau, ein bestimmtes Aktivationspotential.
b) Je weiter ein Reiz vom Adaptationsniveau entfernt ist, desto größer ist sein Aktivationspotential.

c) Wird ein unerwarteter Reiz mehrfach dargeboten, so verschiebt sich das Adaptationsniveau in Richtung auf diesen Reiz (Anpassung): zunächst unerwartet, wird er nun bekannt, später langweilig.

Für Reiz und Optimum-Niveau gelten ähnliche Gesetzmäßigkeiten:
a) Bewirkt ein Reiz eine Aktivation *unter* dem angestrebten Optimum-Niveau, so sucht das Individuum weitere Reize.
b) Bewirkt ein Reiz eine Aktivation *über* das angestrebte Optimum-Niveau, so sucht das Individuum
   - durch Anpassung das Aktivationspotential des Reizes zu reduzieren und
   - sich weiteren Reizen zu entziehen.
c) Bewirkt ein Reiz eine Aktivation *auf* das angestrebte Optimum-Niveau, so sucht das Individumm
   - durch Anpassung das Aktivationspotential des Reizes zu reduzieren und
   - neue Reize zu empfangen. Fehlen diese, so sinkt das Optimum-Niveau!

Ein Modell, den oben genannten theoretischen psychologischen Ansatz über die gesetzmäßigen Beziehungen als kybernetisches System darzustellen, zeigt Abbildung 1.

2.2. Wie steuert man „Motivation zum Lernen"?

Wiederholte Experimente bestätigen, daß der Mensch zur Informationsaufnahme und Informationsverarbeitung, also zum Lernen motiviert ist, weil er dies als angenehm empfindet. Wir haben oben dargestellt,
- daß Lernreize dieses Lernen bewirken und steuern,
- daß zwischen den Reizen und anderen Variablen gesetzmäßige Beziehungen bestehen,
- und daß wir unterscheiden müssen zwischen Reizen des Lehrstoffes beim *intrinsisch* motivierten Lernen und anderen situativen Reizen beim *extrinsisch* motivierten Lernen (Lohn, Strafe, Lärm, Hunger).

Um nun zu erläutern, *was* die einzelnen Reize beim Lernen bewirken können, übertragen wir das Modell auf praktische Unterrichtssituationen und zeigen damit die Steuer(= Aktivations)-Wirkung eines jeweiligen Reizes:

2.2.1. Intrinsische Motivation

a) Reize mit längst bekanntem, also geringem Informationsgehalt rufen Langeweile und Abwendung hervor.
b) Reize mit hohem Informationsgehalt werden aufgenommen, aber möglicherweise nicht verarbeitet.

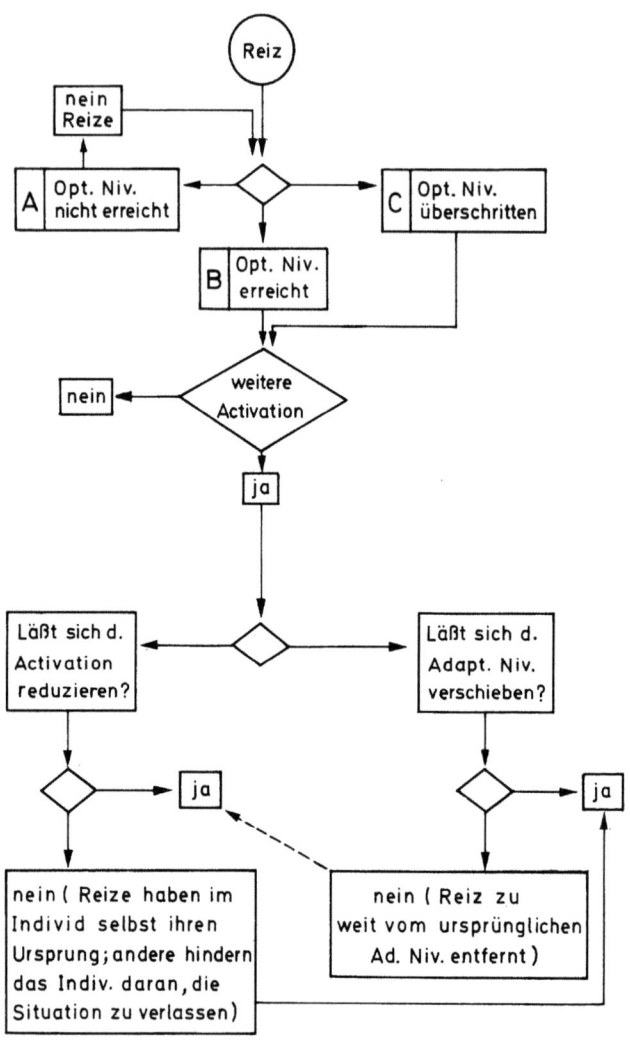

Abb. 1. Die Beziehungen zwischen Reiz, Optimum-Niveau und Adaptationsniveau

c) Reize mit zu hohem Informationsgehalt werden gemieden und deshalb nicht verarbeitet.
d) Geeignet sind Informationen, die bereits Bekanntes neu strukturieren oder Neues mit Altem kontextual verknüpfen.
e) Leichter Lernstoff erfordert hohe Motivationstärke (= Aktivationspotential), schwieriger Lernstoff erfordert geringe Motivationsstärke (YERKES-DODSON).
f) Bei schwierigem Lernstoff bewirkt hohe Motivationsstärke (= Reizüberflutung) geringere Leistung als niedrige (BROADHURST).
g) Besonders schwierige Aufgaben erfordern daher ein Fernhalten jeglicher extrinsischer Motivation, denn die Aufgabe schafft bereits selbst Aktivation (LANZETTA).
h) Jeder Lehrstoff muß vor der Darbietung, wenn irgend möglich, in einzelne Reizeinheiten zerlegt werden. Da meist jeder Lerner sein individuelles Adaptationsniveau besitzt, muß der Informationsgehalt dieser Reizeinheiten dem Durchschnitts-Adaptationsniveau der Gruppe entsprechen. Dabei läßt sich nicht vermeiden, daß eine Information einem Teil der Gruppe schwierig, einem anderen langweilig, einem dritten interessant erscheinen wird.
i) Der Feedback des Lerners zeigt dem Lehrer, ob die Motivationsstärke für eine Information richtig gewählt war.

2.2.2. Extrinsische Motivation

a) Während also die genannten *positiven Stimuli* die Informationsaufnahme und Informationsverarbeitung fördern, behindern die *negativen Stimuli* sie: der Lerner vermeidet intrinsische Lernstoffreize, sobald zusätzliche extrinsische Reize hinzutreten wie Angst, Lärm, Hoffnung, Hunger, Aufregung, Lohnerwartung.
b) Hindert man den Lerner durch Zwang daran, dergestalt „über"-reizten intrinsischen Lernstoffreizen aus dem Wege zu gehen, so erlebt er die Situation als unangenehm und versucht, sich ihr zu entziehen (Zwang einer scheinpflichtigen Vorlesung; Stehen in heißen, überfüllten, schlecht gelüfteten Räumen; Angst vor dem Aufgerufenwerden und Praktizieren; Angst vor einer folgenden Prüfung).
c) Danach hat „Streß" zwei Hauptursachen:
   - Informationen werden gemeinsam mit negativen Stimuli angeboten. Reaktion des Lerners: *Abwendung vom Stoff*.
   - Diese Abwendung vom Stoff wird verhindert durch Angst oder Hoffnung. Allerdings wird eine solche Abwendung nur scheinbar verhindert: in Wirklichkeit stellen Angst und Hoffnung *verstärkende* negative Stimuli dar!

2.3. Welche Art der Motivation bietet die Hochschule?

„Mit großer Wahrscheinlichkeit sind in der Hochschule die Informationen, die übermittelt werden sollen, für die meisten Studenten sehr neu und schwierig. Allein die Furcht vor einem sozialen Abstieg, bzw. die Hoffnung auf hohes Sozialprestige verhindern, daß sie sich der Lernsituation entziehen, d.h. die Universität verlassen. Die Anregungen sind folglich viel zu hoch (Streß), das Lernen wird mühsam (Büffeln), die Konzentration leidet, psychologische Konflikte nehmen zu etc. Welches sind die Folgen? Es wird nicht nur ineffizient gelernt, sondern es wird auch das Lernen verlernt. Man bereitet sich gerade eben mit allem Zwang auf Klausuren vor, lernt das Allernotwendigste, und wenn das Examen bestanden ist, ist man froh, daß man sich mit den Stoffen hinfort nicht mehr abquälen muß — und man tut es auch kaum."

PORTELE steht mit diesem Urteil nicht allein, sondern faßt die Erkenntnis zahlloser Hochschuldidaktiker, Hochschullehrer und Studenten zusammen. Sekundäre Motivation oder, überspitzt ausgedrückt, Angst steuert bisher unbrauchbar den ganzen Studienprozeß.

Wir wollen dabei nicht bezweifeln: Mancher Lernstoff ist zwar uninteressant, jedoch notwendig und unvermeidbar; er wird sich auch künftig nur extrinsisch motivieren und vermitteln lassen. Extrinsische Motivation kann also ein legitimes Mittel der Hochschullehre sein.

Kritisiert werden muß hingegen die absolut dominierende und unreflektierte Rolle, die die extrinsische Motivation heute an der Universität spielt. Als sekundäre Leistungsmotivation ist sie ein schlechter Ersatz für primäre Leistungsmotivation, denn erst diese identifiziert den Lerner mit seinem Arbeitsbereich.

Es ist also notwendig, die Studienziele neu zu motivieren. Das gelingt aus dem Gesagten nur, indem man die intrinsische Motivation, also die sachimmanente Lernmotivation fördert; dies wiederum setzt voraus, daß Studenten, Lehrer und Forscher selbständiger und freiwilliger werden und mehr Eigenaktivität zeigen. Zu diesem Zweck hat die Bundesassistentenkonferenz einen *Zielkatalog* erstellt; er soll in der Ausbildung des Studenten die Richtung weisen:

- Flexibilität im Denken und Handeln
- Kritikfähigkeit
- Fähigkeit, Probleme zu sehen und zu lösen
- Fähigkeit, immer wieder neues zu lernen (Life-Long Learning)
- Methodenkenntnisse und methodenkritisches Bewußtsein
- nur das notwendigste an Faktenwissen
- Fähigkeit, die gesellschaftlichen Konsequenzen des Denkens und Handelns zu beachten
- Fähigkeit zur Kooperation und Kommunikation
- Kreativität

2.4. Wie verändert intrinsische Motivation den Lerner?

Bewirkt nun, wie behauptet, intrinsische Motivation wirklich ein effizientes Lernen? Es seien nach PORTELE verschiedene Kriterien aufgeführt, wobei intrinsisch Motivierte extrinsisch Motivierten gegenübergestellt werden; vergleicht man die Ergebnisse mit dem Zielkatalog der BAK, so finden sich erstaunliche Parallelen; fast alle Bedingungen sind erfüllt:

Intrinsisch Motivierte

- lassen sich weniger ablenken (DEMBER und EARL 1957)
- diskriminieren mehr und sind sensitiver gegenüber geringen Variationen (CHARLENS 1966)
- machen bei Diskriminierungsaufgaben weniger Fehler (MITTMANN und TERRELL 1966)
- sind in der Wahrnehmung weniger rigide (SMOCK und HOLT 1962)
- sind kreativer (PELY und ANDREWS 1966, HOUSTON und MEDNICK 1963
- fragen mehr und wollen mehr und genaueres wissen (BERLYNE 1965, SKOWRONEK 1968)
- nehmen pro Zeiteinheit mehr Informationen auf (MAW und MAW 1961)
- sind flexibler im Denken, weniger rigide und neigen weniger zum stereotypen Denken (COWEN 1952, ZUCKERMANN et al. 1964)
- leisten bei komplexen neuartigen Problemlösungsaufgaben mehr (RAY 1967)

Doch nicht nur das Lernen des Einzelnen beeinflußt die intrinsische Motivation; sie verändert auch die soziale Situation im Unterricht und in der Gruppe:

Affiliation (Sicherheit in der Gruppe) reduziert die Angst des Einzelnen, sofern nicht Wettbewerbsbedingungen bestehen.

Partizipation des einzelnen Studenten oder der Gruppe reduziert Angst und Streß; sie kann erfolgen als *Mitentscheidung* (Lernziele erstellen, Probleme formulieren, Unterricht mitgestalten oder über geplante Unterrichtsalternativen entscheiden) wie als *Gemeinsamkeit* (Gruppen bilden, Kontakt mit dem Lehrer in und außer der Lehrveranstaltung pflegen).

Examensdruck als Auslöser von Angst und Streß: siehe dazu das Kapitel „Test und Prüfung".

Freiwilligkeit: Pflichtvorlesung, Scheinzwang usw. motivieren extrinsisch. Diese so institutionalisierten Unterrichtsveranstaltungen können nur im Rahmen einer Studienreform geändert werden; das ist jedoch nicht Thema dieser Arbeit.

Eigenaktivität wie Dialog, Praktikum, Diskussion senken die Angst und steigern die Expressivität des Einzelnen und der Gruppe.

Tabelle 1

	Monolog	Dialog	Arbeitsgemeinschaft kleine Gruppe u. ä.
relative Häufigkeit der Kommunikationsform	85 %	15 %	?
Partizipation	(+)	+ +	+ +
Angst	+ +	(+)	(+)
intrinsische Motivation: Aktivation	(+)	+ +	+ + +
Expressivität	(+)	+ +	+ + +
Möglichkeit zur Affiliation	(+)	+ +	+ +

Über die *Kommunikationsstruktur* in unterschiedlichen Lehrveranstaltungen orientiert die Tabelle 1 (Einzelheiten bei PORTELE).

Außerordentlich bedeutsam ist die Beobachtung, daß diese Kommunikationsformen nicht nur für die Dauer der jeweiligen Unterrichtsveranstaltung gelten, sondern daß sie auch darüber hinaus das Sozialverhalten verändern: Je mehr ein Student in einer der Kommunikationsformen lernt, die in der Tabelle rechts stehen, desto mehr Kontakt hat er auch außerhalb des Unterrichts mit seinen Kommilitonen. Dieser Gruppenkontakt senkt die Angst und steigert die Expressivität.

Selbststudium: Die intrinsische Motivation des Lerners ist
- gering, wenn er fürs Examen lernt,
- höher, wenn er eine Unterrichtsveranstaltung nacharbeitet,
- am höchsten, wenn er ohne Anlaß wissenschaftlich arbeitet.

2.5. Analyse für die Dermatologie

Die Folgerungen, die sich aus dem Primat der intrinsischen Motivation ergeben, werden gezogen bei der Abhandlung der Gebiete Lernzielerstellung, Unterrichtsplanung, Unterrichtsformen, Lehrerausbildung, Prüfung und Examen, Medienkunde.

3. Erkenntnisse der Lernpsychologie und der experimentellen Unterrichtsforschung

3.1. Was ist Lernen?

Bisher hat für unsere Überlegungen genügt, daß wir Lernen im Sinne der Pädagogik definierten als den „Erwerb von Kenntnissen und Fähigkeiten" oder im Sinne der Informatik als „Aufnahme und Verarbeitung von Informationen". Diese Definitionen genügen jedoch nicht mehr, wenn man im Experiment die Gesetzmäßigkeiten von Lernprozessen erforschen will.

Das Material für eine derartige Analyse des Lernens liefert die experimentelle Psychologie; sie bestimmt *Verhalten* (jegliche Art beobachtbarer Aktivität) und *Verhaltensänderung* in exakten, kontrollierbaren und reproduzierbaren Experimenten; wie in physikalischen, chemischen und anderen Experimenten ist diese „Verhaltensbeobachtung" eine „Fremdbeobachtung". Zur Validität derartiger Experimente führt SKINNER aus: „Zwar waren die untersuchten Lebewesen allesamt Wirbeltiere, aber doch von höchst verschiedener Art. Vergleichbare Ergebnisse erzielten wir mit Tauben, Ratten, Hunden, Affen, Kindern und in letzter Zeit auch mit psychisch Kranken. Trotz großer stammesgeschichtlicher Unterschiede zeigt der Lernprozeß dieser Lebewesen erstaunlich ähnliche Eigenschaften." „Lernen" läßt sich also definieren als „Verhaltensänderung", oder, mit LEWIN: „Lernen bedeutet: etwas besser können als vorher" (ähnlich auch SKINNER u. a.). Das heißt: Der Lerner muß schon immer etwas getan haben, bevor er etwas anders tut; das Anfangsverhalten muß also einmal, meistens sogar öfter vorher effektiv aufgetreten sein: erst dann läßt es sich (für den Lerner günstig) verändern.

Lernen zielt mithin auf eine Verhaltensänderung, die durch Lernanreize motiviert (siehe Motivation) werden muß, damit sie *jetzt* weit wahrscheinlicher als vor dem Lernen auftritt. Zu diesem Zweck fordern die meisten Lerntheorien, diese neue Reaktion, die „Verhaltensänderung", zu bestätigen, zu „verstärken"; man nennt diese Verhaltensverstärkung auch „Reinforcement".

Von den zahlreichen Lerntheorien werden wir die wichtigsten weiter unten skizzieren; sie sind unter anderem deswegen von besonderer Bedeutung, weil sie die Basis für programmierten Unterricht und Unterrichtsprogramme darstellen. Man halte sich vor Augen, daß sie nicht streng isoliert betrachtet werden sollten, sondern daß sie erst, in ihren Berührungspunkten vernetzt, eine gebrauchsfähige „Ausgangstheorie" bilden (FUCHS 1969). Eine jede Lerntheorie ist begrenzt gültig, doch zeigen sich immer wieder Ähnlichkeiten, die sie einander annähern.

Will man das Verhalten, welches in Lernprozessen angestrebt wird, klassifizieren, so bieten sich die 3 *Kategorien von* BLOOM (1956) an:
a) Kognitives Verhalten (intellektuelle Fähigkeiten, Wissen, Denken)
b) Affektives Verhalten (z. B. Motivation)
c) Psychomotorisches Verhalten (Muskelbewegungen)

Indes sagt diese Taxonomie allein noch nicht genug aus: Lernleistungen aus dem Bereich dieser Kategorien können primitiv (Auswendiglernen von 10 Begriffen) oder hochentwickelt sein (Anwendung einer zum Beispiel analysierten Forschungsmethode bei einem unerforschten Gegenstand).

Derartige Stufen des Lernprozesses hat ROTH (1971) aufgestellt:
a) Reproduktion   Einfaches Tradieren des Gelernten

b) Reorganisation   Bewußt gestaltete Erneuerung von Gedächtnisinhalten

c) Transformation   Übertragung des Gelernten auf neue Aufgaben und Situationen

d) Innovation   Fähigkeit, durch das Gelernte über das Gelernte hinaus neue Aufgaben und Probleme zu sehen und zu lösen.

Die Lernziele Transformation und Innovation lassen sich nur durch geleitete Kreativität erreichen.

Im Folgenden nun die Darstellung der wichtigsten Lerntheorien, unter denen wiederum die von SKINNER und GUTHRIE hervorgehoben seien.

3.2. Lerntheorien

3.2.1. SKINNER

SKINNER (1965) bezeichnet jegliche Art beobachtbarer Aktivität als „instrumentales" oder „operatives" Verhalten. Er definiert damit „diejenige Form des Verhaltens, die durch ihre *Folgen* bestimmt wird".

Der Lernakt beginnt damit, daß der Lerner zu einer *Eigentätigkeit* aufgefordert wird. Dabei muß die auffordernde Frage so gestellt sein, daß der Lerner mit großer Wahrscheinlichkeit richtig antworten kann: „Aufgaben, die eine falsche Antwort hervorrufen, wirken als Strafe" (HOLLAND). Dieses Vorgehen erfordert exakte, übersichtliche, kleine Lernschritte (small steps), die sich im Rahmen eines Unterrichts kettenartig, in logischer Abhängigkeit, aneinanderreihen, und als deren Ende das Endverhalten erwartet wird. Der Lerner antwortet sodann auf die auffordernde Frage mit einer selbstformulierten Antwort (Constructed Response).

Unmittelbar anschließend an diese Verhaltensäußerung folgt nun die Verstärkung (bereits wenige Sekunden Verzögerung können die Effektivität dieser Verhaltensverstärkung beträchtlich verringern). Sie besteht — analog dem Futter im Tierexperiment — in einer sachgemäßen Belohnung, wie
a) Bestätigung, Erfolgsmeldung: „Ja!" „Richtig!"
b) Aufgehen einer Aufgabe
c) Ermunterung; Auskunft über den „Stand" des Lernens
d) Hilfe: Klärung einer vorübergehenden Verwirrung
und hat den Charakter einer Erfolgsmeldung (Feedback). Natürlich darf unter zahlreichen möglichen Verhaltensweisen (z. B. Antworten) stets nur die brauchbare, zweckmäßige verstärkt werden. Die positive Wirkung auf den Lernerfolg läßt sich experimentell nachweisen, denn die erwünschte Verhaltensänderung ist ja objektiv feststellbar: das neue Verhalten tritt häufiger ein als zuvor.

Die Forderung, daß die Verstärkung unmittelbar der Verhaltensäußerung folge, wird noch dadurch präzisiert, dem Lerner solle möglichst wirkungsvoll recht gegeben werden. „Zum Lernen gehört nicht nur, daß die richtige Antwort gegeben wird. Es ist zudem erforderlich, daß es häufig geschieht" (HOLLAND). Solch beständiges, kontinuierliches Verstärken kann jedoch den Lerner zu übersteigertem Selbstgefühl bis hin zum Überdruß führen. Um dem vorzubeugen, entzieht man die Verstärkungen schrittweise, indem man z. B. zunächst nur jede vierte richtige Antwort belohnt. Da diese Verstärkung nach einer gewissen Quote (Anzahl) von Reaktionen (Verhaltensformen) erfolgt, spricht man von einer „Reaktionsquotenverstärkung" (RQV), in unserem genannten Fall RQV = 1 : 4.

In dieser Schwundtechnik baut nun der Lehrer die Verstärkungsintensität allmählich ab bis zu einer RQV von 1 : 20 oder mehr. Für diese Schwundtechnik erwiesen sich zwei Verfahren als geeignet:
a) Die optimale RQV wird experimentell ermittelt.
b) Die RQV erfolgt nach dem Gesetz des Zufalls
(Variablenschaltung = „Würfeltechnik").

Steigert man die RQV hingegen zu rasch, so daß die Aufgaben zu schwer werden, dann gibt der Lerner nur noch wenige richtige Antworten und empfindet dies als *Strafe* (HOLLAND, s. o.). Ein derartiges Gefühl des Gestraftseins durch falsche Antworten frustriert den Lerner und kann aggressives Verhalten auslösen; jedoch muß man bei jedem Lerner eine gewisse Frustrationstoleranz (F) voraussetzen (FUCHS):

$$F = \frac{\text{Erfolg}}{\text{Mißerfolg}}$$

Nicht zu verwechseln mit der obengenannten Schwundtechnik (RQV) ist das „Fading" (Weaning, Vanishing): der allmähliche Abbau der Lernhilfen (Cues). Im Abschnitt „Anschauung" werden zwei Beispiele für das Fading in graphischen Darstellungen gegeben; im Folgenden (Tabelle 2) ein textliches Beispiel (die als Cues zu wertenden Teile sind jeweils kursiv gesetzt).

Tabelle 2

A	Bläschen und Blasen sind morphologisch (gestaltlich) Hohlräume, die mit .... gefüllt sind.	Flüssigkeit
B	Die Morphologie unterscheidet nach .... in *Blasen*grund, *Blasen*inhalt und *Blasen*decke	sinngemäß: dem Aufbau, der Schichtung
C	*Je tiefer die Blase liegt* und je dicker ihre Decke ist, desto mehr .... kann sie aufnehmen, bis sie platzt,	Flüssigkeit
D	Große Blasen haben also meist eine .... Decke als kleine Blasen	dickere

Das Beispiel zeigt neben dem Fading, wie der Lernverlauf dem Prinzip von Meldung und Rückmeldung folgt (siehe später bei „Programm"). Es zeigt außerdem das Wesen der formulierten Antwort des Lerners: die Constructed Response.

Während andere Lerntheorien auch für den Lernprozeß eine *Antwortwahl* (Multiple Choice) anerkennen, lehnt SKINNER diese Methode zugunsten des Constructed Response ab, da die Antwortwahl die Gefahr in sich birgt, daß der Lerner sich *Falsches aneignet* (behält), auch wenn die nachfolgende Verstärkung ausbleibt. Beim Multiple Choice, besonders wenn Lernmaschinen verwendet werden, erzielt der Lerner nur durch „Trial and Error" (Versuch und Irrtum) Erfolge. Er zeigt also nicht das erwartete nützliche Verhalten, sondern es bleiben die Verstärkungsverbindungen dem Zufall überlassen. SKINNER erkennt das Multiple-choice-System jedoch dann an, wenn der Lerner zeigen soll, was er behalten hat (Behaltenstest = Retentionstest).

Aus dem Primat der Eigentätigkeit des Lernens, dem „operativen"Verhalten, ergibt sich SKINNERs

Gesetz der Konditionierung: wenn die Darstellung eines operativen Verhaltens von einem verstärkenden Stimulus gefolgt wird, dann nimmt seine Stärke zu

Andererseits kann der Lehrer Verhaltensäußerungen, die unerwünscht sind, dadurch ignorieren, indem er ihnen keine Verstärkungen folgen läßt: sie treten dann nachweislich weniger häufig auf und schwinden schließlich ganz.

Daraus folgt SKINNERS

Gesetz der Extinktion: Wenn die Darstellung eines operativen Verhaltens, das bereits verstärkt ist, *nicht* von einem verstärkenden Stimulus gefolgt wird, dann nimmt seine Stärke ab

Neben den erwähnten positiven Verstärkungen gibt es natürlich auch negative, die „aversiven" Stimuli (Drohung, Schreien, Schläge usw., s. extrinsische Motivation). Sie sind zwar in der Lage, unerwünschtes Verhalten zu unterdrücken, bewirken jedoch *keine* Extinktion, so daß das unerwünschte Verhalten später wieder geübt wird. Das bedeutet: Will der Lehrer unerwünschtes Verhalten ausschalten, so gelingt ihm das nur über das Gesetz der Extinktion, nicht jedoch durch Einsatz aversiver Stimuli (= Bestrafung).

3.2.2. THORNDIKE

Im „Trial-and-Error"-Experiment gibt der Lerner eine Antwort (Response, Reaction) auf einen Reiz (Stimulus); nach THORNDIKE werden beim Lerner am Ende des Experiments dann Stimulus-Response-Verbindungen (S-R-Verbindungen; connections; entsprechend auch die „Assoziationen" z. B. Pawlows) aufgebaut. Seine Stimulus-Response-Theorie folgert: wenn der Lerner im Multiple-choice-System nach dem Prinzip des Trial verfährt und probiert, dann wird er neben erwünschten auch unerwünschte Verhaltensweisen zeigen. Er „behält" jedoch nicht gleichwertig alle beide, sondern — nach dem „Effektgesetz" von THORNDIKE —: „Erfolgreiche Verhaltensweisen werden behalten, erfolglose dagegen vergessen".

Das bedeutet:
a) Positive Nacheffekte verstärken die S-R-Verbindungen, verstärken also die „Assoziation" zwischen Stimulus und Reaktion.
b) Erfolglose S-R-Verbindungen werden nicht durch Mißerfolge geschwächt, sondern durch immer zahlreichere erfolgreiche ersetzt.

Vergleicht man SKINNER und THORNDIKE, so sieht man hier die Bedeutung der constructed response, dort die Aufgeschlossenheit gegenüber dem Multiple-choice-System. Was das unerwünschte Verhalten betrifft, so wird gleicher Effekt unterschiedlich gedeutet:

SKINNER: Fehlende Verstärkung führt zur Abschwächung des unerwünschten Verhaltens *(Extinktion)*
THORNDIKE: Zahlreiches erwünschtes Verhalten ersetzt das unerwünschte Verhalten *(Substitution)*

THORNDIKE leitet aus seiner Stimulus-Response-Theorie folgende „Lehrsätze" ab: „Assoziiere miteinander, was du beisammen haben möchtest! Halte dagegen auseinander, was nicht verbunden werden soll! Belohne die guten Lernvollzüge! Richte es ein, daß unerwünschte Lernvollzüge dem Lernenden Mißvergnügen bereiten! Verhindere, wann immer möglich, daß Falsches gelernt wird!" (FUCHS).

3.2.3. GUTHRIE

Wie bei THORNDIKE stehen bei GUTHRIE die S-R-Verbindungen im Mittelpunkt; GUTHRIE setzt allerdings den Schwerpunkt darauf, daß Stimulus *und* Response *zugleich* wahrgenommen werden: dann (und nur dann gilt dieses Alles-oder-Nichts-Gesetz) ist die S-R-Verbindung in diesem Augenblick geknüpft, die Assoziation „sitzt".

Er formuliert seine Theorie:

„Eine Reizkombination gewinnt ihre volle assoziative Stärke bei der ersten Kopplung mit einer antwortenden Reaktion"

In seiner Vorstellung sind die Assoziationselemente Stimulus und Response also innig, d.h. untrennbar eng benachbart (contiguous); diese „Kontiguität von Stimulus und Response" gab seiner *„Kontiguitätstheorie"* den Namen.

Nach GUTHRIE hat ein mehr oder weniger häufiges Auftreten keinerlei Einfluß auf die Stärke einer S-R-Verknüpfung, da sie ja nach dem Alles-oder-Nichts-Gesetz entweder geknüpft oder nicht geknüpft wird; eine anschließende Belohnung oder Verstärkung oder ein Erfolgserlebnis des Verhaltens ist völlig bedeutungslos. Indes akzeptiert er das Fading, wenn auch mit anderer Deutung als SKINNER oder THORNDIKE.

Die Kontiguitätstheorie räumt nun aber ein, daß sich auch unerwünschte S-R-Verbindungen genauso schlagartig als Assoziation einprägen wie erwünschte und damit das „Lernen" beeinträchtigen; daher muß der Lehrer entscheidend steuern, daß der Lerner bereits beim ersten Versuch richtig antwortet. Zumindest jedoch soll er dafür sorgen, daß die richtigen S-R-Verbindungen gegenüber den unrichtigen quantitativ deutlich überwiegen.

Aus der Kontiguität von Stimulus und Response folgert GUTHRIE: Der Lerner darf seine Antwort *gedanklich* formulieren (Covert Response) und damit die Assoziation herstellen; er darf als Hinweis Teile der Antwort nachlesen; er lernt also selbst dann, wenn er zu formulierten Fragen gleich die Lösung nachschlägt.

Die zwei Hauptunterschiede zwischen SKINNER und GUTHRIE sind demnach 1. die Ablehnung des Verstärkungsprinzips bei GUTHRIE, 2. die

Art der Antwort: SKINNER als radikaler Operationalist fordert eine Eigentätigkeit (sagen oder niederschreiben der Constructed Response); GUTHRIE hält rezeptive Wissensaufnahme für ausreichend, allenfalls noch die Covert Response. In dem Prinzip jedoch, nach Möglichkeit zu vermeiden, daß Falsches gelernt wird, stimmt GUTHRIE mit SKINNER und THORNDIKE überein.

3.2.4. CROWDER

CROWDER hat keine Lerntheorie entwickelt; er faßt alles Lernen als einen Kommunikationsprozeß auf: „Kommunikation ist die charakteristische Reaktion eines Organismus auf einen Reiz". Es würde den Rahmen sprengen, hier auf die mathematische Kommunikations = Informationstheorie einzugehen; es genüge der Hinweis, daß die komplizierten, stark verzweigten, durch Feedbacks gesteuerten CROWDER-Programme (s. später) mit zahlreichen Regelkreisen eine Ausdrucksform eines überaus verwickelten Kommunikationsprozesses darstellen könnten. Nach CROWDER vollzieht sich Lernen als analytischer Vorgang, Lernen aus Fehlern (durch Analyse) ist möglich. Damit entfernt seine Auffassung sich weit von den Lerntheorien von SKINNER, THORNDIKE und GUTHRIE.

3.2.5. Ausblick

Zunächst vermitteln die genannten Theorien und Auffassungen einen wenig homogenen Eindruck. Liest man jedoch Programmierte Unterweisungen oder computerunterstützte Programme, dann entdeckt man immer wieder verschiedene Bauelemente nebeneinander: Das CROWDER-Programm (verzweigt) enthält phasenweise typische (lineare) SKINNER-Programme; neben axiomatisch mitformulierter Antwort (GUTHRIE) erscheint die Aufforderung zur Constructed Response (SKINNER) oder zum Multiple Choice.

FUCHS schreibt dazu, daß die mathematisierte Präzisierung von Lernprozessen, falls sie überhaupt gelingen sollte, zu einer ungemein aufwendigen komplizierten Apparatur führen dürfte. „Es dürfte in jedem Fall zweckmäßiger sein, mit einer gewissen Anzahl von Lerntheorien einfacherer Konstruktion zu arbeiten, die dann ein „Netz von Ähnlichkeiten" bilden .....". Wie die einzelnen Lerntheorien Eingang gefunden haben in Lehrprogramme, zeigen die Kapitel über das Lehrprogramm und die Medien.

3.3. Was bedeutet „Lernen" für die Unterrichtssituation?

DÖRING definiert (1971) die Unterrichtssituation als „ein vielschichtiges Interaktionssystem, das von handelnden Subjekten konstituiert wird und sich im pädagogischen Fall struktuiert". Er visualisiert diese Beziehungen durch ein Schema (Abb. 2), in welchem jeder veränderte Faktor das ganze System verändern muß.

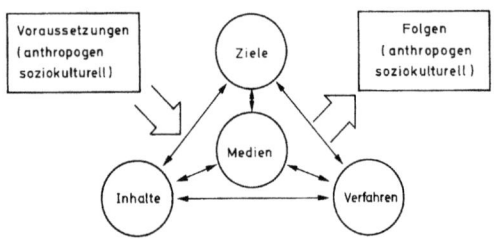

Abb. 2. Unterricht als Interaktionssystem. (Nach DÖRING)

Analog definiert HENK-RIETHMÜLLER (1971) den Unterricht als ein interdependentes Gefüge aus Intentionen, Themen, Methoden und Medien (WITTE (1970) spricht von vier „Entscheidungsfeldern") und erläutert die einzelnen Kriterien folgendermaßen:

a) *Intentionen* (Ziele): zum Beispiel allgemeine Ziele für ein Hochschul-Curriculum, wie sie etwa, vorgeschlagen von der BAK, im Kapitel „Lernmotivation" dargestellt wurden. Diese Intentionalität der modernen Didaktik ist eines ihrer hervorragenden Kennzeichen. In der Lehre vollzieht sich ein entscheidender Übergang von der *Stofforientierung* zur *Lernzielorientierung* (FLECHSIG und RITTER, 1970): „. . . . Ziel des Unterrichts ist also, nachweislich Lernprozesse der Adressaten zu beeinflussen, nicht aber, einen Stoff zu „behandeln", „durchzunehmen" oder „darzubieten"."

WITTE erläutert, in welcher Weise Intentionalität, also Zwecksetzung, für ein Unterrichtsvorhaben erfolgen soll: Aus drei möglichen „Verhaltensdimensionen" und drei möglichen Qualitätsstufen, die die Verwirklichung dieses Verhaltens ausdrücken, lassen sich neun Kriterien beschreiben, unter denen der Lehrer die angestrebten auszuwählen hat (Tabelle 3).

b) *Themen* (Inhalte)

c) *Methoden* (Verfahren):
Unterrichtsstrategie: Wir verweisen wegen der Komplexität dieses Stoffgebietes lediglich auf das genetisch exemplarische Lernen (WAGENSCHEIN

Tabelle 3. *Kriterien der Zwecksetzung (die für die Dermatologie bedeutungsvollen Kriterien sind kursiv dargestellt)*

Verhaltensdimensionen	Qualitätsstufen der		
	Anbahnung	Entfaltung	Gestaltung
kognitiv-aktiv	*Kenntnis*	*Erkenntnis*	*Überzeugung*
pragmatisch-dynamisch	*Fähigkeit*	*Fertigkeit*	Gewohnheit
affektiv-pathisch	Anmutung	Erlebnis	*Gesinnung**

* medizinisch-ärztlich

1970), das entdeckende Lernen (BRUNER 1966), das forschende Lernen (BAK 1970) sowie beispielhaft auf Simulation, Drill and Practice usw.
Sequenzierung (= Organisation) des Gesamtstoffs: Das Lernen soll nach ROTH (1965) im Idealfall aus folgenden *Lernphasen* bestehen: Motivation → Informationsaufnahme → Verarbeitung → Übung → Anwendung. Vergleiche dazu die analogen „Stufen des Lernprozesses" nach ROTH (1971), die am Anfang dieses Kapitels dargestellt wurden!
Soziologische Organisation: Die unterschiedlichen soziologischen Kommunikationssysteme, wie Vorlesung, Seminar, Arbeitsgemeinschaft und Einzelstudium sind in einem gesonderten Kapitel dargestellt.
d) *Medien:* Siehe das entsprechende Kapitel!
Das dargestellte Modell des Unterrichts als Interaktionssystem ist indes noch unvollständig; es muß noch um zahlreiche Variablen ergänzt werden, die dem Lehrer, dem Lerner und den soziokulturellen wie sozioökonomischen Voraussetzungen innewohnen (HENK-RIETHMÜLLER):
e) *Lehrer:* Persönlichkeit, Einstellung zum Lerner, Ausbildungsniveau, Rollenverständnis (= gesellschaftliches Bewußtsein).
f) *Lerner:* Motivation, Lernbedürfnis, Lernverhalten, Leistungsstand.
g) *Soziokulturelle und sozioökonomische Voraussetzungen:*
Institutionelle Studienbedingungen (personell, materiell), Autoritätsstruktur der Hochschule, gesellschaftliche Normen, Prestige der jeweiligen Disziplin.
Nachdem wir dieserart die einzelnen Komponenten des Lernens und die Lernphasen kennengelernt haben, läßt sich nun ohne Zwang der *Lehrauftrag der Hochschule* ableiten, den wir hier nach ROTH modifiziert wiedergeben:
- Anknüpfung an bisherige Lernerfahrung des Lernenden als Ausgangslage für den Lernprozeß,
- Aufstellung von Lernzielen,
- Stärkung des Lernwillens durch ständige Erneuerung der Lernmotivation,
- Übertragung des Gelernten auf die Praxis.

Damit dieser Lehrauftrag erfüllt wird, müssen Lehrer wie Lerner gleichermaßen hohe Leistungen vollbringen. Dem *Lerner* stellen sich auf dem Weg zum Lernziel zahlreiche Widerstände entgegen: seine eigene Ausgangslage und Lerngeschichte, eine etwa geringe Affinität zum Lerngegenstand, im Lernziel geforderte Gütemaßstäbe (also „Leistungskriterien"). Er wird sich nur anstrengen, die Widerstände zu überwinden, wenn die Anstrengungen sich lohnen. Was sollen wir unter „sich lohnen" verstehen? Wir haben bei der Lernmotivation wie auch bei den Lerntheorien (SKINNER: Verstärkung) gesehen, daß der Lohn aus dem Lernprozeß heraus erwachsen muß, um wieder den Anreiz zum Lernen zu geben. Wir belohnen also die Aktivitäten, aus denen die Lernprozesse bestehen: „intrinsische Motivation erfordert intrinsische Belohnungen" (ROTH). „Lohn" ist also Förderung, Selbstverwirklichung, Mitbestimmung, Teilnahme; „Belohnung" erfolgt durch die Sachkompetenz, die der Lerner erreicht, durch die Aktivitäten, die der Lernprozeß bietet, und durch die Transparenz der Lernprozesse auf ihre Bedeutung und Anwendung im Leben hin.

Vom *Lehrer* fordert Unterricht insbesondere Verhaltensreversibilität (ZIFREUND 1969): Das Verhalten des Lehrers muß in Form und Inhalt geeignet sein, daß es der Lerner übernehmen oder verwerten kann. Exponiert der Lehrer sich nicht, läßt er also nicht antworten, kritisieren oder mitmachen, so resultiert ein irreversibles, autoritatives bis autoritäres Verhalten.

3.4. Welche praktischen Regeln ergeben sich für den Unterricht?

FLAMMANN und SCHWITTMANN haben 1971 die Ergebnisse sehr zahlreicher Experimente, die als Folgerungen für den Unterricht gelten können, zusammengestellt. Wir werden uns im Folgenden — bis auf die Darstellungen unter „Visuelle Aspekte" und „Praktisches Arbeiten im Unterricht" — vielfach eng an diese Darstellung anlehnen:

3.4.1. Didaktische Aspekte

Einführungen: Führt man den Lerner zunächst ein in die wichtigsten Begriffe des Themenbereiches, die ja Stimuli darstellen, d. h.: macht man ihn mit den Stimuli vertraut („Stimulus Familiarization"), und bietet man erst dann die Unterrichtseinheit, dann liegt die Lernleistung deutlich höher. Das gleiche gilt für praktisches Arbeiten, wenn zunächst die Objekte familiarisiert werden: Die Fehlerzahl beim Diskriminieren und Kombinieren sinkt, ebenso die Arbeitszeit.

Anweisungen: Fordert man den Lerner zunächst auf, bestimmte Fakten zu beachten und sich einzuprägen, und bietet man erst dann die Unterrichtseinheit, dann liegt die Lernleistung deutlich höher.
Identifizierungen: Identifiziert und etikettiert man bei komplexen Gebilden die wichtigsten Gesichtspunkte, oder besser noch: veranlaßt man den Lerner dazu, so erscheint ihm die Aufgabe strukturierter und steigert seine Diskriminationsleistung.
Beispiele: Je mehr Beispiele man anführt, um Begriffe und Prinzipien zu erläutern, desto transparenter wird (über eine Vielzahl von Assoziationen: GUTHRIE!) das Stoffgebiet.
Motivationsgröße: Es motivieren aktive Lernverfahren mehr als rezeptive, selbstentdeckende mehr als passive, extrem herausfordernde Aufgaben mehr als routinemäßige Wiederholungen.
Untertitel: Untertitel in (Stumm-) Filmen verbessern die Lernleistung nicht! Der vom Lehrer gesprochene Kommentar leistet das gleiche.
Einführungspassagen: Auch relativ abstrakte Einführungspassagen, „Advance Organizers", „Weg-Bahner", erleichtern Erlernen und Behalten verbaler Inhalte. „Sie erleichtern bei noch unbekanntem Material die Strukturierung der nachfolgenden Inhalte und fördern die Diskriminationsfähigkeit zu ähnlichen Inhalten bei teilweise schon bekannten Material" (FLAMMANN und SCHWITTMANN).
Deduktion: Nach Untersuchungen von LATHE (1956) behält für das Erwachsenenlernen das Prinzip seine Gültigkeit, daß die theoretische Durchdringung einer Sache am besten gelingt, wenn die Anschauungsbasis geklärt ist: deduktive Methode.
Firmierung: Zur Frage der Reihenfolge der Darstellung verschiedener Anschauungen äußert HOFLAND (1957):
a) Der zuerst genannte Aspekt legt die Tendenz nahe, daß der Lerner ihn für den richtigen hält (diesen Effekt „Gefahr des ersten Eindrucks" muß der Lehrer gegebenenfalls mildern).
b) Muß man hingegen eine gewohnte und liebgewordene Meinung (M) stürzen, weil neue Erkenntnisse (E) vorliegen, dann empfiehlt sich eine Sequenzierung (M) → (E); dieses Verfahren gewährleistet einen Meinungswechsel eher als die umgekehrte Anordnung.
Retroaktive Hemmung: Folgen kürzere oder längere Unterrichtsabschnitte einander, so ist die Lernleistung um so höher, je mehr sich die aufeinander folgenden Tätigkeiten unterscheiden (z. B. Einweisung durch Kurzstummfilm — Referat — Diskussion — stilles Rekapitulieren — Test). Folgen Lernabschnitte mit jeweils gleicher Tätigkeit einander (Monolog — Monolog — Zwischenfrage ..), so wird die Effektivität der vorangegangenen Lerneinheit durch eine gleichförmig folgende „retroaktiv" gehemmt. Der Lerner lernt also mehr
a) durch eine andersartige Folgetätigkeit,

b) durch Einlegen einer
Pause: Pausen vermeiden retroaktive Hemmung und regenerieren die Energie.
Wiederholung:
a) *Im Unterricht:* Wiederholt man Unterrichtsteile (z. B. Filme), so steigert sich die Lernleistung erheblich. Dabei spielt keine Rolle, wie oft wiederholt wurde, oder ob total oder fraktioniert (Einzelabschnitte nacheinander) wiederholt wurden. Die Frage, ob eine variierte Wiederholungsform einer identischen überlegen ist, ist zur Zeit noch nicht geklärt.
b) *Beim Lesen:* Wiederholtes Lesen eines Lehrtextes allein fördert die Verständnisgenauigkeit nicht wesentlich.

Massiertes und verteiltes Lernen: Wiederholt ein Lerner ein Stoffgebiet mehrmals innerhalb sehr kurzer Zeit oder gar unmittelbar nacheinander (kumuliert), so zeigt er unmittelbar nach der letzten Wiederholung etwa gleiches Behalten wie eine Vergleichsperson, die genausooft, aber in größeren Abständen wiederholt hat. Das kumulierte Lernen vermittelt jedoch nur kurzfristiges Behalten; wer hingegen „verteilt" lernt, zeigt bei Wochen oder Monate späteren Behaltenstest wesentlich bessere Leistungen als der massierte Lernende. Diese Erkenntnisse betont, wie ineffektiv das meist übliche „Pauken" fürs Examen ist.

Zusammenfassungen nach Unterrichtsteilen scheinen das Behalten und Verständnis zu verbessern.

3.4.2. Aspekte der Aufmerksamkeitslenkung

Akzentuierung (Patterning): Unterstreicht man Wörter, die später innerhalb der richtigen Antworten eines Multiple Choice-Tests erscheinen sollen, oder Wörter, die wesentliche Informationen ohne Bezug auf den Test enthalten, so zeigt sich bei befähigteren Lernern in beiden Fällen eine größere Behaltensleistung, während weniger befähigte Lerner eher behindert werden. Das Unterstreichen scheint die Lesegeschwindigkeit nicht zu beeinflussen.

Bewegungstechniken (Animation Devices): Im Film hinzukommende Beschriftung (Pop-In-Labels), sich bewegende Pfeile, Zeichentricks (Cartoons) usw. erhöhen den Lernzuwachs erheblich.

Testankündigung: Wird ein Test angekündigt, so erhöht sich deutlich die Lesegeschwindigkeit beim Lesen eines Textes, der dem Test zugrunde liegt.

3.4.3. Visuelle Aspekte

Während das Kleinkind Informationen aus der Umwelt erfühlt und ertastet, übernimmt mit zunehmender Reife das Sehen, die „Anschauung" diese Aufgabe, um schließlich zu dominieren. Entsprechend dieser Dominanz sollte man besonders beim Lernen, also bei der Informationsaufnahme, die Anschauung besonders gewichten (und zwar, in ihrer Bedeutung potenziert, wiederum besonders in einem derart morphologisch orientierten Fach wie der Dermatologie): „Gegenstände und Ereignisse werden um so besser erinnert, je klarer die Vorstellungen sind, die wir von ihnen besitzen; die klarsten Vorstellungen aber liefert uns die Wahrnehmung = Anschauung" (DÜKER). Die Eindeutigkeit und Klarheit der Wahrnehmung wird durch keine Beschreibung erreicht.

Der Lehrer hat die Wahl zwischen drei Formen der Anschauung: zweidimensionales Bild, dreidimensionales Modell, realer Gegenstand. Da sie jedoch nicht gleichwertig sind, kann er unter ihnen nicht beliebig wählen. Er muß vielmehr vorher definieren, welche Lernziele (A) er bei seinen Schülern erreichen will; daraus ergibt sich, welche Darstellung (B) für dies Lernziel besonders geeignet ist (z. T. nach FLAMMANN):

(A) Definition des Lernziels	geeignete Darstellungsform (B)
zeichne .... !	b, c, e
Unterscheide, identifiziere ...... !	g, i, k, l
Stelle ... Prinzip dar!	b, c, e
Benenne (Terminologie) ..... !	a
Totalkriteriumstest (*alle* genannten Lernziele als Ziel)	c, g (!), i, k, l

(B) Darstellungsformen (SW = schwarzweiß, F = farbig)
(a) Gedruckte Wortsymbole; keine Illustration
(b) Abstrakte Linienillustration (SW)
(c) Abstrakte Linienillustration (F)
(d) Detaillierte, schattierte Zeichnung (SW)
(e) Detaillierte, schattierte Zeichnung (F)
(f) Foto eines Modells (Moulage) (SW)
(g) Foto eines Modells (Moulage) (F)
(h) Foto des Originals (SW)
(i) Foto des Originals (F)
(k) Modell, naturgetreu
(l) Original

Je realitätsbezogener eine Abbildung ist, desto schwerer erfaßt der Lerner relevante Details; daher begreift er in einer schematisierten Zeichnung die intendierten Einzelheiten wesentlich leichter als bei der realistischen Zeichnung und Fotografie (RYAN und SCHWARTZ). Wenn man überhaupt Details darstellen will, so lediglich dort in der Zeichnung, wo ein wesentlicher Aspekt hervorgehoben werden soll. Andernfalls besteht die Gefahr, daß der Lerner von einer gleichmäßig detaillierten Zeichnung verwirrt oder durch andere markante Details abgelenkt und zu ihnen hingezogen wird, die in diesem Lernschritt unwesentlich sind. Details sind hingegen unerläßlich, wenn sie logische, zeitliche oder räumliche Beziehungen darstellen sollen, die der Lerner in diesem Abschnitt gerade erarbeitet.

Wir analysieren im folgenden Bild, Modell und Original:

Das Bild kann in unterschiedlicher Weise angeboten werden:

- Entwicklung als Kreidezeichnung an der Tafel („dynamische" Darstellungsform);
- Projektion einer fertigen Zeichnung („statische" Darstellungsform);
- Projektion eines vorher dokumentierten (Film, Dia, Video-Recorder) realen Gegenstandes;
- „life"-Demonstration (Fernsehschirm) eines realen Gegenstandes.

Die Zeichnung. Seit jeher galt als Arbeitshypothese, daß in einem Unterricht — setzt man bei gleichen Feldbedingungen einmal die dynamische Darstellungsform ein, ein anderes Mal die statische — die dynamische Form einen größeren Lernerfolg bewirke. Man nahm an, daß sich besonders kausale oder zeitliche Zusammenhänge besser einprägten, wenn man sie Schritt für Schritt logisch entwickelt. Gleichzeitg jedoch war man sich vieler Mängel dieser Methode bewußt: eine Kreidezeichnung dauert so lange, daß die Lerner aus dem „didaktischen Feld" des Lehrers geraten, daß ihre Aufmerksamkeit nachläßt: selbst kurze Skizzen unterbrechen die Kontinuität des Unterrichtsablaufs.

Inzwischen widerlegte WUCHERPFENNIG diese Arbeitshypothese von der didaktischen Dominanz dynamischer Darstellungsformen; er bewies in Feldtests, daß beide Darstellungsformen den gleichen Lernerfolg bewirken. Er errechnete überdies, daß der zeitliche Mehraufwand für eine Tafelzeichnung bei etwa 50 % liegt; bezieht man diesen Zeitfaktor jedoch in sein erstes Ergebnis mit ein — daß nämlich der „reine" Lernerfolg bei dynamischer und statischer Darstellungsweise gleich sind —, dann ergibt sich: der Wissenszuwachs bei statischer Darstellung liegt pro Zeiteinheit um 50 % über dem bei dynamischer Darstellung!

Aus diesen Ergebnissen ist zu folgern: Die Skizze, als Diapositiv dokumentiert und projiziert, ist effektiver als die Tafelzeichnung. Das Diapositiv ist beliebig oft reproduzierbar (am Ende der Vorlesung als Zusammenfassung; in künftigen Vorlesungen) und spart damit dem vorbereitenden Lehrer weitere Zeit ein. Legt der Lehrer Wert darauf, logische oder zeitliche Zusammenhänge wie an der Tafel zu entwickeln, so hat er diese Möglichkeit im Dia auch: er fertigt von der *entstehenden* Zeichnung phasenweise Diapositive an und projiziert sie im Unterricht nacheinander.

Gerade diese letztgenannte, außerordentlich lernwirksame Methode (sie entspricht einer Stoffaufgliederung in frames) ist leider wenig bekannt und kaum geübt; ihre Technik sei an zwei Zeichnungen (Flußdiagramm und Hautschnitt-Skizze) dargestellt:

a) Flußdiagramm

Lernziel: Die mineralischen Salbengrundlagen aus dem Erdöl ableiten; sie benennen; sie miteinander kombinieren.

Falsch und verwirrend wäre, den Lerner mit folgendem Totaldiagramm zu überrumpeln (Abb. 3).

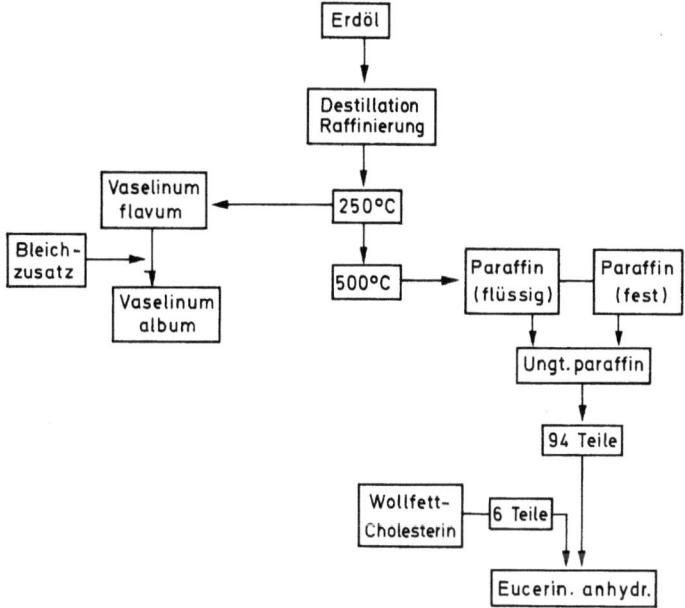

Abb. 3. Totaldiagramm

Besser formuliert man zunächst das *Grundprinzip* im 1. Diapositiv (Abb. 4).
Die Vaselinegruppe erläutert sodann das 2. Diapositiv (Abb. 5).
Die Paraffinabkömmlinge zeigt das 3. Diapositiv (Abb. 6).
Weitere Einzelschritte werden dann analog dargestellt. Hat man dergestalt in Einzelschritten die Zusammenhänge entwickelt, *dann* kann man sich überlegen, wie man nun das Totaldiagramm als abschließende Übersicht projiziert. Allerdings ist jetzt die erstgenannte Form nicht mehr geeignet; nach dem Prinzip des „Fading" können jetzt zahlreiche „Cues"

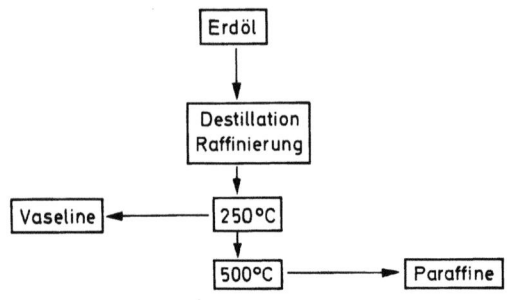

Abb. 4. 1. Diapositiv

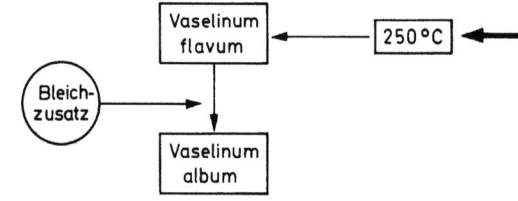

Abb. 5. 2. Diapositiv

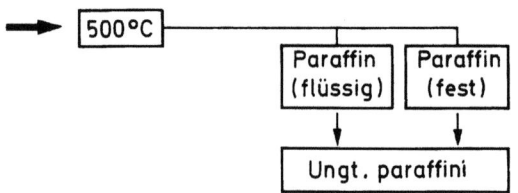

Abb. 6. 3. Diapositiv

(Lernhilfen, s. bei „Lerntheorien") entzogen werden. Da der Lerner mittlerweile gelernt hat, daß es sich um einen Prozeß „Destillation/Raffinierung" handelt, der sich bei „250°" und „500°" vollzieht; da er die Paraffine als „fest" und „flüssig" kennt usw., vereinfacht sich die eingangs gezeigte Darstellung zum 4. Diapositiv (Abb. 7).

Wie man sieht, macht das Fading auch bei den Termini nicht halt: sie erscheinen jetzt so abgekürzt, wie sie im Rezept formuliert werden. — Näheres zur Technik s. bei den Lerntheorien!

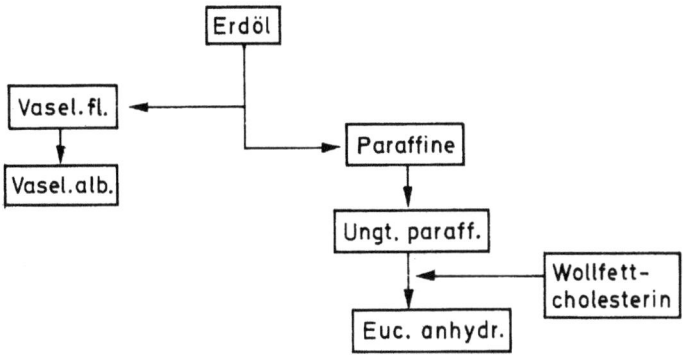

Abb. 7. 4. Diapositiv

b) *Hautschnitt-Skizze*
   Lernziel: Das Schicksal einer Blase beschreiben, alle Stufen und Veränderungen benennen (Abb. 8, 9, 10, 11).

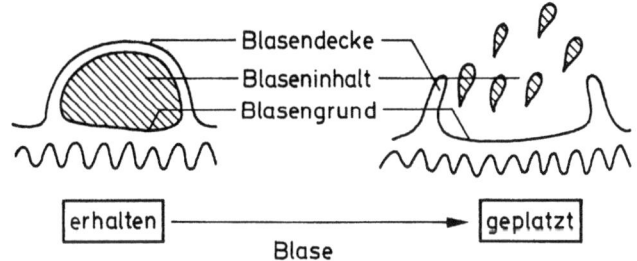

Abb. 8. 1. Diapositiv

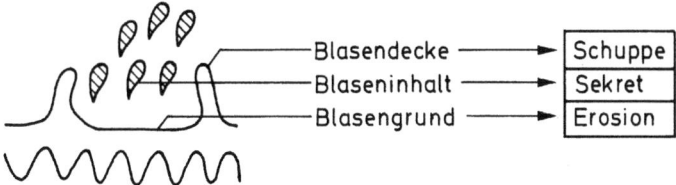

Abb. 9. 2. Diapositiv

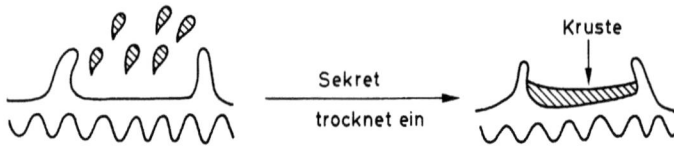

Abb. 10. 3. Diapositiv

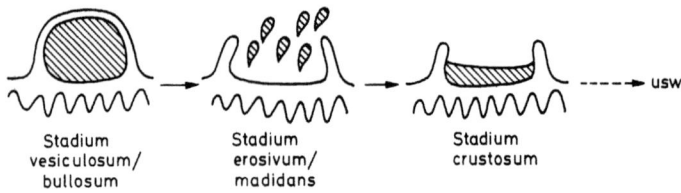

Abb. 11. 4. Diapositiv

Auch hier werden die Cues Schritt für Schritt entzogen; die zeitliche Abhängigkeit wird im 4. Diapositiv (Abb. 11) noch einmal zusammengefaßt, jedoch *müssen* jetzt die erläuternden Termini fehlen. Da das Lernziel erreicht ist, sollten jetzt allerdings noch ein oder mehrere Testdias folgen, z. B. das 5. Diapositiv (Abb. 12).

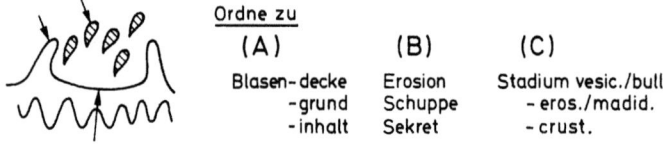

Abb. 12. 5. Diapositiv (Testdia)

Die gezeigten (↗) Veränderungen benennt dann ein Lerner durch Zuruf.

Die Originalaufnahme. Die fotografische Aufnahme einer Effloreszenz/Dermatose und Wiedergabe als Diapositiv erzielt wie die Zeichnung eine nur geringe Behaltensleistung beim Lerner (s. weiter unten). Sie kann zwar von Nutzen sein, wenn der Lerner den realen Gegenstand bereits kennt und ihn zur Rekapitulierung nun erneut vor Augen sieht; als Basislernstoff ersetzt sie das Original nicht. Ähnliches gilt für
Das Farbfernsehen. Auch das auf dem Fernsehschirm erscheinende Bild ist zunächst nichts anderes als eine zweidimensionale Wiedergabe; nicht immer reicht seine Qualität an die eines Diapositives heran.

Weder der Erfahrene kann in Zweifelsfällen am Bildschirm eine Diagnose stellen, *noch der Student* eine Effloreszenz benennen oder sich zu etwas schwierigeren Differentialdiagnosen äußern: beide müssen dazu unmittelbar an den demonstrierten Patienten herantreten. Diese Möglichkeit des unmittelbaren Kontaktes macht den elementaren Unterschied zwischen Diapositiv und Fernsehen aus; die Kunst besteht nun allerdings darin, daß der Patient die „Hauptsache" bleibt, die durch das Hilfsmittel „Fernsehen" erläutert wird. Demgegenüber überwiegt leider der häufige Fehler, das Fernsehbild als zentrales Geschehen in den Mittelpunkt zu stellen, wobei der Patient dann lediglich eine notgedrungene Appendix darstellt.

Das Argument, durch Fernseheinblendungen steige Interessantheitsgrad und Attraktivität einer Vorlesung, ist zwar bedingt richtig; er ist jedoch durch zahlreiche Tests erwiesen, daß interessante oder attraktive Darbietung eines Stoffes keinerlei Einfluß auf die Behaltensleistung des Lerners haben (FUCHS).

Wird daher das Farbfernsehen im (z. B. dermatologischen) Praktikum eingesetzt, so hat zu gelten: die Darstellung des Kranken und der kranken Haut ist nicht so optimal wie im Gruppenunterricht (s. unten: Realer Gegenstand); der Lerner findet zunächst wesentlich schwereren und unpersönlicheren Kontakt zum Kranken und zur Krankheit. Er *muß* daher die Möglichkeit haben, in den Pausen an den Patienten heranzutreten und selbst zu untersuchen. Ein großer Vorteil gegenüber dem Gruppenunterricht besteht jedoch darin, daß der jeweilige Tutor seinen Fall erheblich besser und didaktisch ausgefeilter vorstellen kann, wobei er alle Möglichkeiten hat, Hilfspersonal und Medien (Wandtafeln, Hautschnittmodelle, Moulagen, Diapositive) großzügig zu moderieren.

Das Modell

Das Hervortreten einer Gestalt in ihrer dreidimensionalen Beschaffenheit bessert die Behaltensleistung erheblich (s. u.); hier wiederum um so mehr, je intensiver der Lerner sich damit befassen kann (Betrachtung aus der Nähe, von allen Seiten). Ist es nicht möglich, dem Lerner derartige dermatologische Modelle = Moulagen *in* die Hand zu geben, so sollten sie zumindest gut sichtbar, gut beleuchtet und von allen Seiten betrachtbar aufgestellt oder aufgehängt werden. Vielleicht erheben diese hervorragenden Lernmittel dadurch wieder eine Renaissance.

Der reale Gegenstand

Kein Lernmittel erreicht didaktisch annähernd das Original, hier: die Inspektion der erkrankten Haut. DÜKER verglich in umfangreichen Studien Bild, Modell und realen Gegenstand miteinander und publizierte (1957) die folgenden Ergebnisse:

Setzt man die Behaltensleistung einer Vp, die während der Behandlung eines Themas das entsprechende *Bild* vor Augen hat, mit 1 an, dann erzielt die *Modell*-Veranschaulichung eine mehr als doppelt so hohe, die Veranschaulichung durch den *realen* Gegenstand sogar eine mehr als vierfache Behaltensleistung!

Techniken zur Steigerung der Lernwirksamkeit

Schwarz-Weiß oder Farbe? Im Grunde besteht keine zwingende Notwendigkeit, Bilder farbig anzubieten (HOFER, 1972); der beabsichtigte Effekt kann sogar ins Gegenteil umschlagen, wenn eine elementare Skizze, die auf einen Blick alles wesentliche darstellt, durch viele Farben überladen wird. Hingegen ist der Einsatz von Farben vorteilhaft, wenn die Farben diskriminierende oder identifizierende Funktionen zu erfüllen haben.

Farbfilme bewirken nach FLAMMANN unmittelbar und nach dem Vorführen keinen höheren Lernerfolg als Schwarzweißfilme; führt man jedoch Wochen oder Monate später Behaltensteste durch, dann sind die Ergebnisse beim Farbfilm wesentlich besser.

Diagramme und Graphiken. Grundsätzlich gilt für Diagramme und Graphiken, daß sie ausreichend erklärt werden: sie dürfen nie im leeren Raum stehen, sondern im Unterricht muß der Lehrer oder das Programm sie erläutern; im Buch muß der Lerner sie aus dem Textzusammenhang begreifen und durch eine Legende ausreichend erläutert finden. Nicht jede Darstellung wird gleich gut verstanden: Will man *Prozentsätze* sichtbar machen, so läßt sich die Kreisgraphik am genauesten ablesen (PETERSON); mehrere Balken zur Darstellung der Prozentsätze hingegen vermitteln einen sehr ungenauen Eindruck. Die „Balkentechnik" ist indes vorteilhaft, wenn man *Quantitätsvergleiche* anstellen will; hier ist die Lernwirksamkeit vertikaler Balken („Säulendiagramm") wesentlich höher als bei horizontaler Anordnung der Balken. Setzt man an die Stelle der Balken nur Linien, so ist die Lesbarkeit erschwert.

3.4.4. Aktives Verhalten des Lerners

Um nach dem Prinzip des „Learning by doing" möglichst effektiv zu lernen, muß der Lerner Eigenaktivitäten entwickeln, also insbesondere Fragen beantworten; die Antwort kann als Constructed Response ausgesprochen oder niedergeschrieben (SKINNER) oder als Covert Response in Gedanken formuliert werden (GUTHRIE). Ein Effektivitätsunterschied zwischen Constructed Response und Covert Response konnte noch nicht festgestellt werden; das gilt für das Arbeiten mit allen Medien.

Nach FLAMMANN und SCHWITTMANN soll der Lerner besonders dann Eigenaktivitäten entwickeln, wenn er neue Reaktionsmuster erlernt, auswendiglernt, ermüdet, abgelenkt oder gelangweilt ist; seine Erwartung, an bestimmten Punkten gefragt zu werden, erhöht auch die Effektivität in anderen Unterrichtsabschnitten. Eigenaktivität ist hingegen von geringem Wert, wenn er Bedeutungszusammenhänge lernen oder Assoziationen zwischen einem Reiz und bereits bestehenden Reaktionsmustern aufbauen soll.

In diesem Zusammenhang hat auch das spontane oder geforderte *Verbalisieren* von etwas gesehenem positiven Einfluß auf die Lernleistung: Wer den Inhalt von Bildern *verbalisieren* muß, behält ihn wesentlich besser als der, welcher sich *nur* die Inhalte (anhand eines Glossars) merkt. Aktives Mitgehen bei Filmen usw. fördert also die Behaltensleistung; der Lehrfilm sollte daher zu Zuruf, Constructed Response oder Covert Response animieren.

3.4.5. Arten des Aktiven Verhaltens des Lerners

Unterstreichen im Text: Nicht besonders effektiv: der Leser sieht das Material nur nach relevanten Punkten durch, ist aber nicht gezwungen, sich auch den Inhalt eines Textes voll zu vergegenwärtigen.

Durchgliedern des Textes: Die Technik fordert zwar gewisse Einarbeitungszeit, begünstigt bei Beherrschung jedoch Lernen und Behalten wesentlich.

Beantworten von Fragen: Stellt man Kapiteln oder Abschnitten keine Überschrift voran, sondern eine Frage (oder Fragenkomplexe), so motiviert man den Lerner, den folgenden Text auf die Wesensbestandteile der richtigen Antwort durchzusehen und steigert damit die Lernwirksamkeit; vgl. Ernst Moritz ARNDT im „Geist der Zeit":
1. Was wollte und was tat Bonaparte? Wie kam er nach Rußland und wie kam er aus Rußland heraus?
2. Was haben die großen Mächte jetzt zu tun?
3. Was müssen die Deutschen jetzt tun?

Will man dem Lerner fixierte Fragen anbieten, so sind vier „Einsatzorte" im Text möglich:
a) Zu Beginn des Kapitels
b) Am Ende des Kapitels
c) Zu Beginn jedes einzelnen Abschnittes
d) Am Ende jedes einzelnen Abschnittes

Experimente haben gezeigt, daß der Lernerfolg bei (a) und (c) am größten ist.

Eigenaktivitäten synchron zum Lehrgeschehen: Die Lernleistung verschlechtert sich, wenn der Lerner während des Zuhörens oder Zusehens mitschreiben oder mithandeln muß (z. B. *während* eines Lehrfilms über den Epikutantest selbst Testmaterial anfertigen und aufbringen).

Praktisches Arbeiten im Unterricht: Hat man mehrere Methoden der Unterrichtsgestaltung zur Verfügung, so wird man sich stets für diejenigen entscheiden, die den größten Lernerfolg gewährleisten. Der Lernerfolg nimmt zu, je mehr sich der Lerner von passivem zu aktivem Lernen zuwendet: Lesen/Hören → Sagen → Schreiben/Zeichnen → Tun, z. B. experimentieren (DÜKER). 1969 stellten WELTNER et al. Untersuchungen an bei gleichen Stoffgebieten, die einmal als Schülerexperiment (S), dann als Demonstrations-Unterricht (D), schließlich als Informierender Unterricht (I) konzipiert waren. Es ergab sich für die Beurteilungskriterien „Interesse", „Spaß" und „am meisten gelernt" ein hoch signifikanter Abfall von S nach J (Abb. 13).

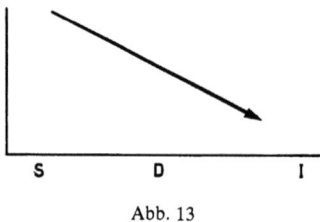

Abb. 13

Setzt man voraus, daß dem Lerner an freiwilliger Mitarbeit gelegen ist und daß der Unterricht das Interesse *für* den Unterricht erzeugt, und folgt man dem genannten Beweis, daß Schülerexperimente zu besonderem Lernerfolg führen, darüber hinaus aber noch mehr das Interesse und die Freude der Lerner am Unterricht stärken (WELTNER), dann ist für die Dermatologie zu fordern: Alle Experimente und Techniken, die üblicherweise im Praktikum von Tutoren demonstriert werden, sollten den Studenten übertragen werden, sofern keine ärztlich-rechtlichen Bedenken entgegenstehen; erhöhter Zeitbedarf darf keinesfalls Hinderungsgrund sein!

Der Student muß diese Techniken in einem Untersuchungskurs, den die neue Approbationsordnung vorsieht, erwerben. Wir halten für diesen Kurs die folgenden Lernziele für geeignet und erforderlich:

Der Student kann zu Kursende
1. eine dermatologische Anamnese erheben.
2. einen Fachbefund (Haut und Anhangsorgane) erstellen.
3. einen Patienten (klinisch) andrologisch untersuchen und beurteilen.
4. die Erreger von Epizoonosen klinisch und mikroskopisch nachweisen.
5. einen Urethralabstrich durchführen, das Material nativ auf Gonorrhö, Trichomonaden und Kandida untersuchen und beurteilen und für Gonorrhö und Kandida Kulturen anlegen.
6. luesverdächtiges Material mit dem Dunkelfeldmikroskop untersuchen und beurteilen.
7. pilzverdächtige Haut im Woodlicht beurteilen; Material entnehmen, nativ untersuchen und beurteilen und zur Kultur ansetzen.

8. die phlebologischen Funktionstests nach Perthes und Trendelenburg durchführen und beurteilen.
9. einen Epikutantest und einen Intrakutantest im Prinzip durchführen und die typischen Reaktionen beurteilen.

Verzögerungen und „Längen" im Experiment lassen sich weitgehend vermeiden, wenn der Tutor den experimentierenden Studenten rechtzeitig benennt und einen Hilfstutor übergibt, der die Technik ausreichend vorüben läßt (Vorraum!); das gewährleistet dann am Patienten eine reibungslose, einwandfreie Technik, in der der Lerner nicht fürchten muß, bloßgestellt zu werden.

Antwortformen: Lernt der Lerner mit einem zeitadaptiven Medium (s. u.), so zeigt sich, daß Constructed Response, Covert Response und Antwortwahl gleichwertig sind. Werden jedoch Fragen beschleunigt und schließlich unter Zeitdruck angeboten, dann steigen Fehlerhäufigkeit und/oder Angst besonders bei der Constructed Response.

3.4.6. Kenntnis des Lernerfolgs

Indem man den Lerner verstärkt, motiviert man ihn und gestaltet damit das Lernen effektiver. Indes sind nicht alle Verstärkungen gleichwertig, sondern stellen unterschiedliche Reizintensitäten dar; unter den drei dargestellten Formen nimmt die Verstärkung, also das Aktionspotential, von (a) nach (c) ständig zu:
a) Bestätigung: „Richtig"!
b) Antwort wiederholt: „Stimmt: Eine Pustel enthält Leukozyten"!
c) Frage *und* Antwort wiederholt: „Was enthält eine Pustel? Eiter, also Leukozyten!"

Man darf nun aber Testprogramme nicht mit Verstärkungen der Art (c) überstrapazieren: eintönig immer wieder dargeboten, also auch bei einfachsten Fragen, machen sie das Lernen zum Überdruß; das Prinzip der Reaktionsquotenverstärkung (RQV) ist überdies nicht gewahrt; schließlich geraten solche Tests zu umfangreich.

Wo ist nun der didaktische Ort des Tests? Experimente zeigen, daß ein Test, unmittelbar anschließend an die Vermittlung des Lehrstoffs, dazu führt, daß die Behaltensleistung auch bei sehr viel späteren Kontrolltests wesentlich größer ist, als wenn dieser erste Test erst Tage nach der Lehrstoffvermittlung durchgeführt wird. Tests gehören daher periodisch ans Ende jeder Unterrichtseinheit, gleichviel durch welches Medium vermittelt.

3.4.7. Lob und Tadel

Ist ein Lehrstoff bereits angeboten worden, dann beeinflussen Lob oder Tadel einen anschließenden Test nicht (es sei denn, der Tadel bewirkt als extrinsische Motivation Angst und damit Denkhemmung). Wird jedoch zunächst gelobt/getadelt, danach der Lehrstoff angeboten und schließlich getestet, so zeigt sich der beste Lerneffekt bei den Getadelten, dann bei den Gelobten. Den geringsten Lerneffekt lassen Lerner erkennen, die weder gelobt noch getadelt wurden: sie sind durch die indifferente Haltung des Mediums verunsichert.

3.4.8. Steuern des Lernverhaltens

Bisher faßten wir die Frage an den Lerner so auf, daß er sie beantwortet und *danach* die richtige Antwort als Verstärkung erfährt (Confirmation). Eine weitere Möglichkeit bietet das *Prompting:* hier wird die Frage gestellt und die Antwort dazugeboten, *bevor* der Lerner antwortet.

Prompting ist — neben anderen Einsatzmöglichkeiten — besonders geeignet, wenn man *visuelle Muster* zur Beantwortung darbietet: hier zeigt sich ein weites Anwendungsfeld für die Dermatologie. — Gegenüber nichtfragenden Texten zeigt das Prompting — wie auch die Confirmation — deutlich verbesserte Lernleistungen. Wichtig ist hier wie bei der Confirmation ein gewisses „Fading": nicht jeder Frage darf ein Prompting folgen (Prinzip der Reaktionsquotenverstärkung — RQV).

3.5. Analyse für die Dermatologie

Aus den Erkenntnissen der Lernpsychologie und der experimentellen Unterrichtsforschung ergeben sich zahlreiche und wesentliche Folgerungen. Wir verwerten sie weiter unten, wenn wir die verschiedenen Unterrichtsformen beschreiben und darstellen, wie man Unterricht und Unterrichtsteile plant und entwickelt. Wir verwerten weiterhin die Lerntheorien, wenn wir die verschiedenen Formen des Lernprogramms erläutern und die Entwicklung von Tests ableiten. Wir verwerten besonders alle Arten der Visualisierung im Unterricht noch über das übliche didaktische Maß hinaus, da ein morphologisches Fach wie die Dermatologie nur auf einem „optischen Fundament" aufgebaut werden kann, und wir ziehen das praktische Arbeiten im Unterricht als wesentliches Merkmal heran, um der (anonymen) Massenvorlesung eine phasenweise Alternative in Form von Gruppenarbeit und anderen Gemeinschaftsformen entgegenzusetzen.

4. Das Lernziel

4.1. Begriffsbestimmung

Wir haben bereits ausgeführt, daß die Intenionalität, also der Übergang von der Stofforientierung zur Lernzielorientierung, ein besonderes Merkmal der modernen Didaktik ist (FLECHSIG und RITTER). Dabei besteht zwischen dem *Stoff* und dem *Lernziel* eine WENN → DANN-Beziehung im Sinne der formalen Logik (KAMLAH und LORENZEN): *Wenn* der Lehrer primäre Effloreszenzen gelehrt hat → *dann* soll der Lerner (z. B.) eine Papel beschreiben und aufzeichnen können.

Wir stützen uns in der vorliegenden Arbeit insbesondere auf MAGER (1971); die Modelle zur Lernzielbeschreibung von BLOOM (Taxonomie 1956), von GAGNE (Lerntypen 1969) und GUILFORD haben wir nicht berücksichtigt, da sie im Bereich der Medizin allgemein noch weniger gebräuchlich sind.

Mit Bedacht haben wir oben im Beispiel definiert, daß der Lerner eine Papel „beschreiben und aufzeichnen könne". Natürlich könnte die zweite Satzhälfte auch lauten:

..... soll der Lerner eine Papel kennen.
..... soll der Lerner eine Papel erkennen können.
..... soll der Lerner wissen, was eine Papel ist.
..... soll der Lerner über eine Papel Bescheid wissen.
..... usw.

Alle Ausdrucksweisen jedoch, die Teilmengen sind der Menge aller Worte mit dem Sinninhalt {Wissen}, lassen sich nur ungenau erfassen.

„Wissen" und „Kennen" stellt ein sehr komplexes Verhalten dar und eignet sich daher nicht für eine operationale Lernzielbeschreibung. Man muß also fordern, daß der Lerner eine Aktivität äußert, aus der wiederum wir ersehen, *daß* er weiß. Man bezeichnet jede derartige beobachtbare Aktivität[1] des Lerners als Verhalten (behavior); Endverhalten (terminal behavior) ist dasjenige Verhalten, das er zeigen soll, wenn die Einflußnahme auf ihn beendet ist.

Aus dem Gesagten — nämlich: daß der Lerner Aktivitäten zeigen können soll — ist abzuleiten: die Menge aller Worte des Sinninhaltes {Wissen} kann

---

[1] Da im Lernziel Tätigkeiten = Operationen verlangt werden, spricht man auch von „operationalen" Lernzielen.

Aktivität *nicht* ausdrücken, wohl aber die Menge aller Worte des Sinninhaltes {Tun}.

Beim Formulieren von Lernzielen sind daher adäquate (a) und nicht adäquate Begriffe (¬a) zu unterscheiden (Tabelle 4).

Tabelle 4

a) Wörter, die kaum Interpretationen zulassen (Wortcharakter: TUN)	b) Wörter, die viele Interpretationen zulassen (Wortcharakter: WISSEN)
schreiben	wissen
beschreiben	ganz genau wissen
diagnostizieren	verstehen
ertasten	beherrschen
aufzählen	vertrauen
aufzeichnen	durchschauen
auswendig hersagen	glauben
erläutern	erfassen
zuordnen	kennen
vergleichen	Bescheid wissen
unterscheiden	zu würdigen wissen
gegenüberstellen	ergründen

Die Hauptforderung lautet also:

> Das Lernziel muß das Endverhalten eindeutig benennen.

Hat ein Lehrer ein Endverhalten *eindeutig* benannt, so läßt es keine Deutung oder Auslegung mehr zu; es stellt eine absolute Größe dar, die nicht mehr an diesen bestimmten Lehrer oder an eine ganz bestimmte Gruppe von Lernern gebunden ist. Ob ein Endverhalten tatsächlich eindeutig benannt ist, läßt sich leicht an der zweiten Hauptforderung prüfen:

> Das eigene Lernziel ist dann genau definiert, wenn ein anderer Lehrer, der dieses Lernziel ebenfalls verwendet, die erfolgreichen Lerner auswählt und der Verfasser die Wahl billigt.

Wir müssen im Folgenden die Lernziele gliedern in Groblernziele und Feinlernziele. Gemeinsam ist ihnen die Operationalisierbarkeit: Sie definieren das angestrebte Leistungsverhalten der Adressaten. Hingegen unterscheiden sie sich in ihrem stofflichen und zeitlichen Umfang und in der Art der Spezifikation (LYSAUGHT und WILLIAMS, 1967):

Groblernziele (Fernziele) erstrecken sich über längere Zeiträume. Im Vordergrund steht die Integration eines Unterrichtsteils in den gesamten Erziehungsprozeß mit aufeinanderfolgenden Stadien. Ziel ist die systematische Beherrschung eines umfassenden Stoffgebietes.

Feinlernziele (unmittelbare Lernziele) zielen auf konkrete Wissenseinheiten, auf Verständnis und Fertigkeiten. Im Vordergrund steht der unmittelbare Nutzen für den Lerner. Die in den Feinzielen geforderten Einzelleistungen müssen zusammen die im Grobziel formulierte Gesamtleistung ergeben bzw. zu ihr hinführen.

Aus den bisherigen Definitionen ist abzuleiten: das Lernziel — gleichviel wer es erstellt (s. u.) — muß dem Lerner an die Hand gegeben werden. Wenn er weiß, was das Ziel eines Unterrichts ist, d.h. wenn man ihm den Unterricht transparent macht, erhöht sich seine Lernmotivation erheblich: der Lernprozeß wird intensiviert. Da es indes eine Anzahl von Lernern gibt, die das Selbststudium einer Vorlesung vorziehen, ist weiterhin *für die Dermatologie zu fordern:*

Jeder Student muß Zugang zu *allen* Lernzielkatalogen haben, die für seine Ausbildung existieren (also Lernzielkataloge für die dermatologische Propädeutik, für die Hauptvorlesung und für den Kurs für Examenssemester), auch wenn er nicht beabsichtigt, die Vorlesung zu hören.

4.2. Im Lernziel definierte Bedingungen

Jeder Lerner, der seinem Lehrer *zeigt*, daß er das Lernziel erreicht hat („Eine Papel beschreiben und aufzeichnen können"), legt damit eine Prüfung ab. Dieser folgerichtige Schritt hat erhebliche Bedeutung, denn er sagt aus: das Lernziel legt bereits die Prüfungskriterien fest; mit anderen Worten: jeder, der Lernziele formuliert, äußert damit, was er prüfen wird und, was noch wichtiger ist: *was er nicht prüfen wird,* weil das Lernziel nichts darüber aussagt.

Dazu muß das Lernziel jedoch erläutern, unter welchen Bedingungen der Lerner sein Endverhalten äußern soll, d.h. zeigen, was erlaubt und was verboten ist. Derartige im Lernziel enthaltene Bedingungen sollen etwa folgenden Charakter haben:
- Der Lernende darf den zu untersuchenden Hautkranken befragen ......
- Die Diagnose ist ohne Anamnese nur aus dem Hautbefund zu stellen ......
- Der Lernende erfährt auf Wunsch die bisherigen Untersuchungsergebnisse ......
- Der Lernende darf keine Bücher benutzen ......
- Der Lernende muß aus dem Gedächtnis ......

4.3. Im Lernziel definierte Beurteilungsmaßstäbe

Neben der *eindeutigen Benennung des Endverhaltens* und den einschränkenden *Bedingungen* muß das Lernziel schließlich ausdrücken, *wie gut* das (End)Verhalten geäußert werden muß, um als zufriedenstellend zu gelten: *Maßstab* (Criterion). Beurteilungsmaßstäbe sollen etwa folgenden Charakter haben:

a) *Zeit festgelegt:*
- Innerhalb von .... Minuten

b) *Minimum festgelegt:*
- 80 % der Fragen richtig beantworten.
- $3/4$ der Hauterscheinungen aller untersuchten Patienten einer richtigen Diagnose zuordnen.
- Aus 15 bildlichen Darstellungen von Effloreszenzen mindestens 12 richtig benennen; raten ist gestattet (die namentliche Liste aller Effloreszenzen ist beigefügt).

Die genannten Merkmale eines operationalisierten Lernzieles, wie wir sie nach MAGER (1971) dargestellt haben, faßt GAGNE (1969) in analoger Weise auf: „Lernziele sollten in der Form beobachtbaren menschlichen Verhaltens definiert werden. Eine „operationale" Definition eines Lernzieles sollte daher folgende (sprachliche) Merkmale aufweisen (Tabelle 5).

Tabelle 5

	Beispiel
a) Ein *Verbum*, das eine beobachtbare Handlung bezeichnet	Benenne ....
b) Ein Wort oder eine Wendung, die *das für die Handlung zu benutzende Objekt* (falls dies nicht bereits im Verb impliziert ist) bezeichnet	.... in einem Fachbefund ....
c) Eine Beschreibung der *Reizklasse*, auf die zu reagieren ist	.... nach klinischer Untersuchung
d) Eine Beschreibung der *Klasse richtiger Antworten*	.... alle Effloreszenzen nach Art, Verteilung und Ausbreitungsform

4.4. Das Lernziel als Prüfungslimitierung

Wie bereits angeführt, definiert das Lernziel, was der Lehrer prüfen wird, und schließt aus, was zu prüfen er nicht beabsichtigt. Gegeben sei als Beispiel ein mögliches Lernziel aus der dermatologischen Hauptvorlesung:

„Der Student soll aus einer Gruppe von 52 Hautkrankheiten jede einzelne, die der Lehrer bezeichnet, beschreiben können. Er soll in der Beschreibung Ursachen, Alters- und Geschlechtsverteilung benennen, das klinische Bild und den Verlauf schildern und mindestens einen Behandlungsvorschlag machen. Er darf sich fünf Minuten vorbereiten. Hilfsmittel sind nicht gestattet. Die namentliche Liste der 52 Hautkrankheiten hängt ab Vorlesebeginn im Hörsaal aus."

Bei einem derartig formulierten Lernziel ist es unzulässig, daß der Lehrer folgende Prüfungsfragen stellt:
- Differentialdiagnose erarbeiten.
- Beschreiben, wie ein Abstrich gemacht wird.
- Erklären, warum Fluoreszenz im Woodlicht.
- Usw.

Wenn der Lerner *diese* Aufgaben können soll, muß der Lehrer dazu vorher entsprechende Lernziele mit ihm erarbeitet haben.

4.5. Das Erstellen von Lernzielen

Leider ist der Terminus „Lernziel" eine nur unvollkommene Übersetzung des englischen Wortes „objective"; sie befriedigt nicht ganz, denn ein Lernziel stellt nicht unbedingt das Ziel des Lerners dar. Es will vielmehr in den meisten Fällen ein „Lehrerziel" benennen, von dem man allerdings hofft, daß *auch* die Lerner es als ihr Ziel anerkennen und akzeptieren. Meist findet man im deutschen Sprachgebrauch daher den Terminus „Lernziel", gelegentlich auch das Synonym „Lehrziel".

Da der Lerner berechtigte Interessen an der Gestaltung von Vorlesung und Prüfung hegt, folgt aus dem Gesagten zwangsläufig die Frage:

4.5.1. Wer erstellt die Lernziele?

Theoretisch lassen sich Lernziele vom Lehrer und von den Lernern gemeinsam erarbeiten; diese Praxis wird zum Beispiel im Elementarunterricht der Volksschulen geübt. *Praktisch* ist das für unsere Ziele — die dermatologischen Unterrichtsfächer — nicht zu verwirklichen: Nur der erfahrene Hochschullehrer weiß, was praxisbezogen ist und gewußt werden soll; er wird also die Akzente und damit die Lernziele selbst setzen, ohne die Studenten daran zu beteiligen, handle es sich nun um die Hauptvorlesung für Humanmediziner, für Zahnmediziner, für Examenssemester oder um die Propädeutik. Damit ist seine Arbeit jedoch nicht erleichtert, wie zunächst scheinen möchte: allein erarbeitete Lernziele bürden dem Lehrer ungleich mehr Verantwortung auf, als wenn er sich durch die Vorstellungen der Lerner geschützt und abgesichert weiß.

Berücksichtigt man indes weiter das Recht jedes Studenten auf Freizügigkeit, also auf beliebigen Wechsel seines Studienortes, so muß man auch gewährleisten, daß jede Hochschule die gleichen Lernziele anstrebt, oder, mit anderen Worten: daß alle Hochschulen identische Prüfungsanforderungen stellen. Das bedeutet für alle Fachbereiche und damit in diesem speziellen Fall für die Dermatologie: Nicht *ein* Hochschullehrer kann für den Bereich *seiner* Universität einen Lernzielkatalog erstellen; vielmehr müssen Lernzielkommissionen gebildet werden, denen Fachvertreter aus allen Ländern der BRD angehören. Der Lernzielkatalog, den sie erstellen, muß für die gesamte BRD Gültigkeit besitzen.

Eine Ausnahme bilden die freiwilligen Kurse, Seminare, Kolloquien oder Einführungen, die Hochschullehrer und Studenten „nach Verabredung" zusammenführen: Hier sollte die gemeinsame Lernzielbestimmung durch Lehrer und Lerner nicht nur eine Möglichkeit darstellen, sondern zur Forderung erhoben werden. Diese (meist wenig zahlreichen) Studenten nämlich formulieren ihre „Lernzielvorstellung" meist schon auffallend konkret:

- Differentialdiagnosen am Krankenbett erarbeiten können.
- Routinehistologie der Haut beurteilen können.
- Bestimmte Labortechniken durchführen können.
- Usw.

4.5.2. Wie erstellt man Lernziele?

Jeder Lehrer muß sich vor jedem einzelnen Unterrichtsabschnitt stereotyp drei Fragen beantworten:

1. Was will ich lehren?
2. Wie prüfe ich, ob ich es gelehrt habe?
3. Welches Material, welche Methode eignet sich am besten, das zu lehren, was ich lehren will?

Grundsätzlich muß die erste und wichtigste Frage *vor* der zweiten und dritten Frage beantwortet werden; die Antworten sind die Bausteine, aus denen die einzelnen Lernziele aufgebaut werden. Da sich ein Lehrprogramm aus sehr zahlreichen, meist inhomogenen Unterrichtsabschnitten zusammensetzt, wird der Lehrer entsprechend viele Lernziele formulieren müssen:

Lernzielkataloge sind oft sehr umfangreich! Im Folgenden sei als Beispiel ein Katalog der Groblernziele dargestellt, den der Verfasser seit drei Semestern den Hörern der „Dermatologischen Propädeutik" an die Hand gibt:

Lernziele der Dermatologischen Propädeutik

(in der Reihenfolge des Unterrichtsprogramms)

Der Lernende kann

1. Die einzelnen Schichten der normalen Haut und ihre Elemente aufzeichnen und benennen;
2. erläutern, welche Funktionen sie haben.
3. Die verschiedenen Effloreszenzen aufzeichnen und benennen;
4. ihre Entstehung und ihren Aufbau erläutern;
5. beschreiben, wie sie sich auf der Haut ausdehnen und verformen können;
6. die entstandenen Ausbreitungsformen und Verteilungsmuster benennen.
7. Wichtige Hilfsmittel zur Untersuchung benennen.
8. Die Gliederung eines Hautbefundes niederschreiben.
9. Eine gesehene Effloreszenz beschreiben und benennen.
10. Alle gesehenen Effloreszenzen in Form eines Hautbefundes niederschreiben.
11. Erläutern, was klassische Externa der flüssigen, festen und fetten Phase sind,
12. ihre Eigenschaften benennen,
13. sie miteinander kombinieren,
14. die Kombinationen und ihre Eigenschaften benennen,
15. zuordnen, welche Effloreszenzen mit welchen Externa behandelt werden müssen.

4.6. Eingeschränkte Lehrfreiheit durch präzise Lernziele?

Liegt ein Lernzielkatalog vor, so ist ein Abweichen von dem vorgezeichneten Weg nicht mehr möglich: im Lernzielkatalog findet das Lern„programm" (s. später) erstmals seinen Ausdruck.

Gegeben sei nochmals das Beispiel „Lernziele der dermatologischen Propädeutik": dieses Lehrprogramm setzt sich aus vier Unterprogrammen (UP) zusammen. Diese Einzelprogramme sind so gut wie unverzweigt, also linear; in ihnen findet jeweils der vorangehende Schritt seine logische Erläuterung durch den folgenden.

Die vier Unterrichtsprogramme lauten (Darstellung nach laufenden Nummern):

(UP1): 1 → 2   (normale Haut)
(UP2): 3 → 6   (Effloreszenzen)
(UP3): 7 → 10 (Untersuchung/Befund)
(UP4): 11 → 15 (Externe Therapie)

Daß diese Unterprogramme jedoch nicht isoliert nacheinander durchlaufen werden, sondern durch innere Beziehungen (gestrichelte Linien) miteinander in Verbindung stehen, zeigt das folgende Diagramm (Abb. 14).

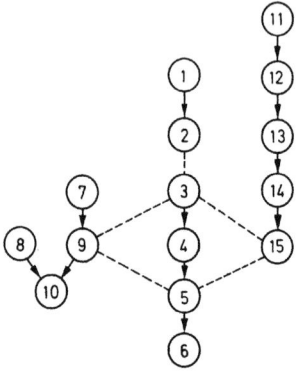

Abb. 14

Abstrahiert man dieses Diagramm noch weiter, so treten die inneren Beziehungen zwischen den vier Programmen noch deutlicher hervor (Abb. 15).

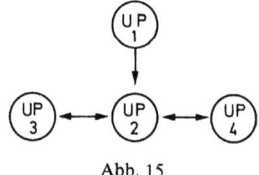

Abb. 15

Hat man nun solcherart die formalen Beziehungen innerhalb und zwischen den einzelnen Programmen deutlich gemacht, so ist es recht leicht, die einzelnen „Stationen" (1→15) nunmehr als „Lernstraßenkarte", als „Flußdiagramm" (Flow chart, s. später) auszudrücken (P = Pause) (Abb. 16).

In diesem Lernprogramm sind die Beziehungen durch gestrichelte Pfeile dargestellt; es sind Programmschleifen, die einige Lernzielstationen zurück wieder ins Hauptprogramm einmünden. Hier kann der Lerner ein Lernziel, das er bereits durchlaufen, aber wieder vergessen hat, erneut abrufen, weil er es jetzt wieder benötigt. Da die Programmschleifen sich rückschreitend verzweigen („backward branching", s. später), spricht man von einem „Rückführungsprogramm" oder „Wash-back-program" (s. später).

Dieses Rückführungsprogramm, aus den Lernzielen erbaut, stellt das Grundgerüst, das Skelet der Vorlesung dar; überdies ist es bereits in dieser

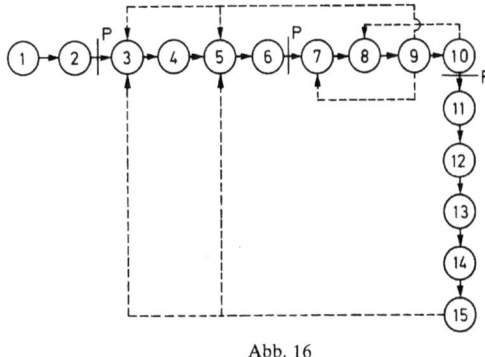

Abb. 16

Form als Basis eines Computerprogrammes unmittelbar verwendungsfähig. Es wird später dargestellt, daß nun jedes Lernziel wiederum als analoges Programm aufgefaßt und dargestellt werden muß, um endlich eine „programmierte" Unterweisung zu ergeben.

Die Darstellungen machen deutlich: ein Abweichen vom vorgezeichneten Weg ist nicht möglich, es sei denn, man verändere das ganze Programm. Das Programm schränkt also die Lehrfreiheit in der Tat ein, zumindest auf den Bereich, den man vorher im Lernzielkatalog abgesteckt hat. Der Lernzielkatalog als Produkt des Lehrers (und ggf. der Lernenden) unterliegt jedoch dessen (bzw. deren) Ermessensfreiheit; ändern sich die Informationen (neue wissenschaftliche Erkenntnisse; verkürzter oder verlängerter Zeitplan durch neue Gestaltung des Vorlesungsplanes), dann dürfen/müssen sich auch die Unterprogramme ändern; der logische Gehalt darf jedoch nicht beeinträchtigt werden.

Für Änderungen im Unterrichtsprogramm sind exakte Lernziele ein unschätzbarer Vorteil: Gerade wer etwas ändern will, muß wissen, *was genau* geändert werden soll!

4.7. Lernziel und Prüfung

Es wurde bereits erläutert, daß der Lerner, der unter bestimmten Bedingungen und nach bestimmten Maßstäben ein (End-) Verhalten zeigt, damit bereits eine Prüfung ablegt. Lernziel und Prüfung sind daher Termini, die man nahezu analog verwenden kann. Da nun schlechterdings immer „Tests und Prüfungen Meilensteine auf dem Wege des Lernens darstellen" (MAGER), liegt auch hinsichtlich der Prüfung die Erfordernis nach exakt definierten

Lernzielen auf der Hand. Sie erleichtern die Effektivitätskontrolle in der Didaktik und verhindern, daß der Lerner die „Lehrerpsyche" ergründen muß, um in einer Prüfung gut abzuschneiden. Sind Lernziele nicht eindeutig formuliert oder fehlen sie gar, so sind „Tests ungerecht oder nutzlos, in jedem Falle sagen sie nichts aus" (MAGER).

4.8. Zusammenfassung des Begriffes „Lernziel"

a) Lernziele sind Aussagen, die die beabsichtigten Ergebnisse des Unterrichts beschreiben.
b) Lernziele beschreiben, *was* der Lernende *tun* muß, um zu zeigen, daß er die Lernabsicht erfüllt.
c) Das beschriebene Endverhalten soll unter bestimmten Bedingungen geäußert und an bestimmten Beurteilungsmaßstäben gemessen werden.
d) Je mehr Einzelbeschreibungen man wählt, desto größer ist die Wahrscheinlichkeit, die Lehrabsicht deutlich zu machen.

4.9. Analyse für die Dermatologie

a) Es ist eine dermatologische Lernzielkommission zu bilden. Sie soll sich aus Vertretern der Dermatologie des gesamten Bundesgebietes zusammensetzen.
b) Die Lernzielkommission definiert die Groblernziele, die in ihrer Gesamtheit das Endziel der dermatologischen Ausbildung darstellen bzw. zu ihm hinführen sollen. Sie legt fest, welche dieser Groblernziele in der „Dermatologischen Propädeutik", welche in der „Hauptvorlesung" und welche in der „Vorlesung für Examenssemester" erreicht werden sollen. Sie ordnet dazu die Groblernziele nach ihren logischen Beziehungen und optimiert so den Informationsfluß.
Die Lernzielkommission definiert weiterhin die Feinlernziele, die in ihrer Gesamtheit das jeweilige Groblernziel ergeben bzw. zu ihm hinführen sollen.
c) Die Lernziele haben Gültigkeit für den Bereich des gesamten Bundesgebietes. Für die Lehre wie für die Prüfung sind sie verbindlich und limitierend.
d) Über die Erstellung der Lernziele hinaus ist ihre ständige Überprüfung, Verbesserung und Anpassung an die sich ändernden Voraussetzungen zu institutionalisieren.

e) Die angestrebte Transparenz der dermatologischen Ausbildung ist dadurch zu fördern, daß die Lernzielkataloge jedem Hochschullehrer, Studenten, Studienanfänger und Berufsberater jederzeit zugänglich sind.
f) Spontan gebildete Arbeitsgemeinschaften, Praktika oder Kolloquien sollten ihre Arbeit an selbstdefinierten Lernzielen ausrichten.

5. Das Lehrprogramm

5.1. Vorbemerkung

Es ist nur eine Frage der Zeit, wann Lehrprogramme erstmals im Rahmen des Moderatorsystems (s. dort) in der Dermatologie eingesetzt werden, um hier und da in geeigneten Unterrichtsphasen eine Lehrfunktion zu übernehmen, die den Lehrer von *vermeidbarer* Wissensvermittlung entlastet und optimalen Lernerfolg gewährleistet. Hält man sich vor Augen, daß Lehrprogramme nach ausgiebiger Prüfung (s. unten) so konzipiert sind, daß 90% der Adressaten (= Lerner eines Lehrprogramms) 90% der Fragen richtig beantworten sollen („Maßzahl der Lehrwirksamkeit = $^{90}/_{90}$"), so übertreffen diese Ergebnisse die Lehrwirksamkeit eines Unterrichtes selbst hervorragender Lehrer um ein Vielfaches. Die Lehrprogramme erreichen dies, indem sie den optimalen Lernweg von den Antworten des Adressaten abhängig machen (CROWDER), indem sie assoziieren (THORNDIKE, GUTHRIE), indem sie vermeiden, daß der Adressat falsche Antworten gibt (SKINNER, THORNDIKE, GUTHRIE).

Das Arbeiten mit Lehrprogrammen wird durch einen circulus vitiosus gehemmt, den zu durchbrechen mit Aufgabe dieser Arbeit sein soll: zu wenige Lehrer sind didaktisch, geschweige denn im Umgang mit Lehrprogrammen ausreichend geschult, als daß sie sie mühelos und gerne in ihren Unterricht einsetzten; wo jedoch dergestalt die Nachfrage gering ist oder fehlt, unterzieht man sich gar nicht erst der Mühe, in aufwendiger Arbeit und wiederholter Prüfung Programme zu erstellen, die dann gar nicht oder bestenfalls falsch eingesetzt werden. Der Ansatzpunkt liegt also beim dermatologischen Lehrer: seine didaktische Schulung (s. später) muß am Anfang dieses Bemühens stehen! Den Beweis zu dieser These erbringt LYSAUGHT: Lehrer, die in praktischer Unterrichtsprogrammierung ausgebildet sind, verwenden signifikant mehr programmiertes Material.

5.2. Begriffsbestimmung

5.2.1. Lehrprogramm und Lehrmedien

Das Lehrprogramm ist lediglich eine genaue Anweisung, in welcher Weise Lehren und Lernen sich vollziehen sollen. Erst wenn die Anweisungen dieses Programmes realisiert werden, kann der Adressat mit ihm arbeiten. Die Realisierung erfolgt durch geeignete Kommunikationsmittel (Medien), es entstehen dann Maschinenprogramme, audiovisuelle Programme, Buchprogramme u. a. Wissenschaftliche Kontrollen gewährleisten bei einer definierten Adressatengruppe einen in seinem Umfang definierten Lernerfolg.

5.2.2. Lehrprogramm: Prinzip, Methodik

Auf der Basis der Stimulus-Response-Theorie, der Verstärkungstheorie und der Rückkopplungstheorie der experimentellen Psychologie bedingen Lehrprogramme ein „Lernen als gesteuerte Verhaltensänderung".

Der Adressat nimmt geeignete Lehrinhalte mit kontrollierter Sicherheit auf und zeigt die Verhaltensänderung durch jederzeit abrufbares Wissensrepertoire oder als Fertigkeit.

5.2.3. Lehrprogramm: soziologische Breitenwirkung

Lehrprogramme sind reproduzierbar, damit standardisiert, damit jedermann zugänglich: die Lernchancen aller Lernwilligen werden egalisiert und demokratisiert.

CROWDER: „Automatisiertes Lehren ist eine individuell anwendbare Methode des Lernens ohne Lehrer, die den klassischen Vorgang der individuellen Betreuung durch einen Privatlehrer automatisiert."

SKINNER: „..... unter den gegenwärtigen Reformvorschlägen das programmierte Lernen nahezu einzigartig ist, weil es sich auf den Lernprozeß konzentriert und Techniken vorschlägt, die tatsächlich lehren, *nicht lediglich auslesen.*"

5.2.4. Lehrprogramm und „klassisches" Lehrsystem

Programmierter Unterricht ist nicht irgendein Ausbildungsverfahren von der Art des Repertoires herkömmlicher Untersuchungsmethoden. Die Adoption von programmierter Instruktion ist nicht als Hinzufügung von etwas, sondern als schwerwiegende systemverändernde Innovation zu verstehen (ZIFREUND).

5.3. Das Wesen des Lehrprogramms

5.3.1. Allgemein anerkannte Kriterien

Allen Lehrprogrammen ist gemein:
a) *Aufforderung zur Eigentätigkeit:* Der Adressat muß antworten (Text), zeichnen, etwas bezeichnen, eine Antwortwahl (multiple choice) treffen.
b) *Zeitadaptivität:* Die Lerngeschwindigkeit des Adressaten wird berücksichtigt; es bleibt ihm überlassen, in welcher Zeit er das Programm durcharbeitet (deutlicher Gegensatz zum Frontalunterricht — z.B. Vorlesung: nicht zeitadaptiv).
c) *Objektivierung der Lehrtätigkeit:* Jegliche Übertragung von bisheriger Lehrertätigkeit an ein durch ein Lehrprogramm gesteuertes Medium (s. dort).
d) *Statistische Überprüfbarkeit:* Während die Ergebnisse des klassischen Unterrichts nur zum Teil zahlenmäßig greifbar sind und diesen Ergebnissen noch subjektive Einflüsse von Lehrer- und Lernerpersönlichkeit anhaften, ist programmierte Unterweisung statistisch, wie jedes naturwissenschaftliche Experiment, erfaßbar. Damit „wird es schließlich gelingen, daß in der Pädagogik mit einem ‚Nutzeffekt' gearbeitet wird, der dem in den Naturwissenschaften vergleichbar ist" (FUCHS).

5.3.2. Nicht allgemein anerkannte Kriterien

Nur bei SKINNER gilt
a) *Unmittelbare Erfolgsrückmeldung* (immediate feed-back) der Eigentätigkeit des Adressaten.
b) *Small steps* (Lernen in kleinen Schritten, „Frames").

Nur bei CROWDER gilt:
c) *Wegadaptivität:* Das Lehrprogramm ermöglicht jedem Adressaten aufgrund seines Lernverhaltens einen individuellen Lernweg.

5.3.3. Das Lehrprogramm als kybernetisches System

Kybernetischen Systemen liegt eine wechselseitige Einflußnahme durch Regelkreise in beide Richtungen zugrunde. Die Regelkreise Adressat → Programm stellen die Eigentätigkeiten dar, die Regelkreise Programm → Adressat die Informationsvermittlung sowie Feedback (bei SKINNER) und „Lernstraßenwahl" je nach dem Lernverhalten (Verbleiben auf der Hauptsequenz oder Einschaltung einer Subsequenz bei CROWDER-Programmen, s. dort). Die neuerlichen Termini „kybernetische Pädagogik" oder gar „Kybagogik" sind allerdings problematisch und sollten besser vermieden werden.

5.4. Spezielle Lehrprogramme

5.4.1. Lineare Programme (SKINNER)

Synonyme: SKINNER-Programme, Gestreckte Programme, Einweg-Programme; Small Step Program, Constructed Response Program.

Lineare Programme werden konzipiert, indem der gesamte Lehrstoff nach der „cartesianischen Methode" in kleinste Einheiten (small steps, Frames) zerlegt wird. Aneinandergereiht ergeben die einzelnen Frames (F) eine durchgehende Lernstrecke, in der zwischen Frame n und Frame n + 1 jeweils eine formallogische „Wenn → Dann"-Beziehung besteht, so daß das Lehrprogramm deduktiv vom Einfachen zum Komplexen fortschreitet (Abb. 17). Gemäß der Lerntheorie von SKINNER dürfen dabei die Lernhilfen (cues) nicht zu hoch dosiert und Stichwörter nicht zu häufig soufliert werden.

(F1)→(F2)→(F3)→(F4)--------→Lernziel

Abb. 17

Jeder Lernschritt vermittelt zunächst eine *Information* und fordert dann auf zur Eigentätigkeit (constructed response): es wird eine *Frage* gestellt. Unmittelbar auf die *Antwort* des Adressaten bestätigt das Programm die Richtigkeit — *Feedback* —, der Adressat wendet sich dem nächsten Frame zu. Der Adressat vollzieht also in jedem Frame vier Schritte (Abb. 18).

Read! ⟶ Write! ⟶ Check! ⟶ Advance!

(Lies!)   (Schreib!)   (Prüfe!)   (Fahre fort!)

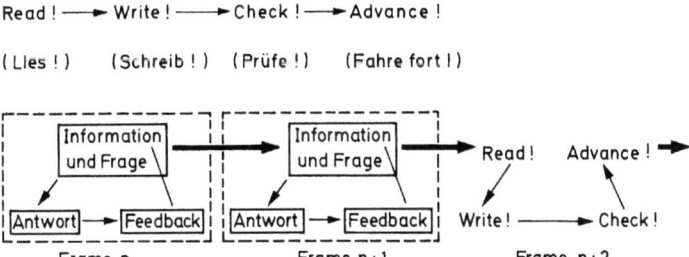

Abb. 18. (Der dicke Pfeil stellt die durchgehende Lernstrecke da, in der die einzelnen Frames sich aneinanderreihen)

Lineare Programme besitzen also eine höchst einfache Struktur, bei denen nach jedem Frame der gleiche Mechanismus von Meldung und Feedback einsetzt. Eine Korrektur dieser von zahlreichen Kontrollpunkten unterbrochenen einzigen Lernstrecke durch richtiges oder falsches Antworten ist nicht möglich: jeder Adressat fährt den gleichen Lernweg ab.

Lineare Programme sind daher mit zwei Nachteilen behaftet: Das Lernen wird auf die Dauer langweilig; bei Aufbereitung großer Stoffgebiete entstehen unüberschaubar lange Gebilde. Diese Eigenschaften begrenzen ihre Einsatzmöglichkeiten in der Dermatologie: sie dürfen keinesfalls als selbständige und längere Unterrichtseinheit verwendet werden, sondern sollen hier und da streckenweise — fünf bis maximal zehn Minuten — in den Unterricht eingebaut werden. Gezielte Vorstellungen sind dargelegt unter „Einsatzmöglichkeiten von Lehrprogrammen".

Gängige Medien für lineare Programme sind Buch- und einfache Lehrmaschinen. Während das *Buch* dem Adressaten die oft unerwünschte Möglichkeit bietet, Antworten beliebig oft nachzuschlagen, verhindern mechanische Sperren dies bei der *Lehrmaschine* (= Constructed Response Maschine, Constructed Response Device): erst auf die richtige Antwort hin wird das nächste Frame freigegeben.

5.4.2. Verzweigte Programme (CROWDER)

Synonyme: CROWDER-Programme, Mehrweg-Programme, Lernstraßennetze; Branched (Branching) Programs.

Verzweigte Programme werden konzipiert, indem zunächst der gesamte Lehrstoff in gewisse „Portionen" aufgeteilt wird, welche dann über die Länge des ganzen Programms aneinandergereiht werden, und zwar vielfach willkürlich verteilt („scrambled"). Der Adressat durchläuft innerhalb einer derartigen Lernportion zunächst mehrere relativ einfache Frames, wird jedoch hier und da vor komplexere, schwierigere Fragen gestellt. Wenn er diese auf Anhieb richtig beantwortet und damit zeigt, daß er den Stoff mühelos erfaßt, strebt er auf dem Hauptlernweg, auf der „Hauptsequenz" (main sequence) unmittelbar und linear weiter auf das Lernziel zu; versagt er jedoch (falsche Antwort), dann verweist ihn das Programm auf eine zusätzliche, erläuternde Lernportion, auf eine Hilfsspur, „Subsequenz" (subsequence). Über die Korrektur seines Fehlers leitet sie ihn später an geeigneter Stelle wieder in die Hauptsequenz (Abb. 19, dicke Pfeile) ein.

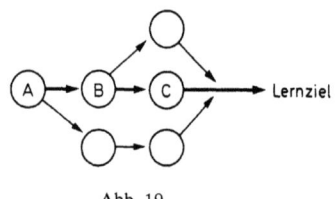

Abb. 19

Die skizzenhafte Darstellung des Programmierungsprinzips zeigt die *Wegadaptivität* eines verzweigten Programmes: jeder Adressat durchläuft seinen individuellen Lernweg je nachdem, wie seine Antworten ausfallen. Er durchläuft *nicht*, wie etwa im linearen Programm, *alle* Frames!

Weiter steht im Gegensatz zu linearen Programmen die Technik der *Fragenbeantwortung:* das lineare Programm fordert die „constructed response"; im verzweigten Programm dagegen muß der Adressat aus einem gegebenen Antwort-Repertoire die richtige Lösung wählen: „selected response" (= Antwort-Wahl-Verfahren, Multiple Choice System). Üblicherweise würfeln die Ersteller von Multiple-Choice-Fragen drei oder vier Fragen zusammen, von denen eine eben stimmen soll, die anderen aber nicht. Ganz so einfach jedoch ist, wie statistische Berechnungen ergeben haben, dies Problem nicht zu lösen: „Auswahlantworten sollten stets ‚typisch falsch', bisweilen ‚fast richtig, aber ....' und wieder stets effektiv ‚richtig' sein" (FUCHS). „Typisch falsch" heißt: es handelt sich um einen Fehler, der typischerweise immer wieder gemacht wird; was indes ein „typischer Fehler" ist, kann man nur unter experimentellen Bedingungen ermitteln: „Das Konstruktionsbüro für Auswahlantworten sollte .... ein experimenteller Psychologe leiten" (FUCHS).

Die folgende Darstellung der wichtigsten Verzweigungstechniken in verzweigten Programmen läßt sich nicht vermeiden: jeder dermatologische Lehrer, der mit programmiertem Material arbeitet, muß die Techniken im Prinzip beherrschen, da er vor Beginn des Lehrprogramms die Adressaten in das Grundsätzliche dieses Programms einweisen soll und zudem bei jeder Verzweigung weitgehend wissen muß, was sie bezweckt, nämlich: ob bei der Verzweigung ein unterstützendes Hilfsprogramm eingeschaltet oder ein großzügiges Vorausschreiten gewährleistet wird:

a) *Simple Program*

Ähnlich wie beim linearen Programm bleibt der Adressat auf der Hauptsequenz; anstelle der dort üblichen constructed response erwählt er jedoch hier im Multiple-Choice-System bei jedem Frame eine selected response (Abb. 20). Antwortet er falsch, so wird dieselbe Frage erneut gestellt, gegebenenfalls

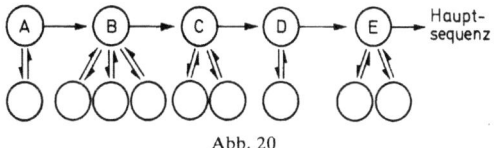

Abb. 20

mit einem Hilfszusatz. Sobald er die richtige Antwort gegeben hat, rückt er zum nächsten Frame vor. *Beispiel* (Tabelle 6).

Tabelle 6

Frame	
n	Sie haben gehört, daß Haare und Hautdrüsen der Epidermis entstammen. Aus Follikel/Ausführungsgängen kann nur eine verlorengegangene Epidermis durch Flächenwachstum ersetzt werden. Entscheiden Sie: a) Dieser Mechanismus hat an Palmae und Plantae keine Gültigkeit, da Talgdrüsen und Haare hier fehlen. b) Die ekkrinen Schweißdrüsen an Palmae und Plantae genügen zur Epithelisierung.
n + 1	Zur Epithelisierung genügt aus der Gruppe der Anhangsorgane eine Komponente (Frage b). — Wenn nun eine Verbrennung III. Grades im Korium *alle* Anhangsorgane zerstört hat: a) Kann sich der Defekt vom Rand her überhäuten? b) Kann bei einem wachsenden Organismus (Kind) auch das Korium zu Epidermis metaplasieren? c) Können sich im Defektgrund offenliegende *Endo*thelien (z. B. größerer, arrodierter Venen) zu *Ep*ithel (= Epidermis) umwandeln und den Defekt überhäuten?

b) *Rückführungsprogramm = Wash-Back-Program*

Hier und da sind in die Hauptsequenz schwierigere Fragen eingebaut. Beantwortet der Adressat sie falsch, so muß man annehmen, er habe eine entscheidende Einsicht, die das Programm vermitteln will, noch nicht gewonnen. In diesem Fall führt ihn eine Programmschleife einige Frames zurück wieder auf die Hauptsequenz, und zwar an eine Lerneinheit, die er bereits passiert hat, wo ihm ein typischer Fehler unterlief (Abb. 21).

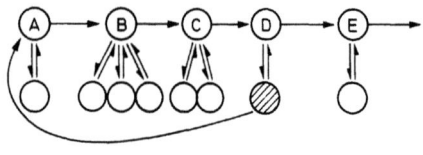

Abb. 21

Man nennt diese Technik rückwärtigen Verzweigens „backward branching"; sie kann durch Test- und Unterprogramme beliebig verfeinert werden. *Beispiel* (Tabelle 7).

c) *Sprungprogramm = Wash-Ahead-Program*

An einem elementaren Entscheidungspunkt der Hauptsequenz macht ein Adressat einen typischen Fehler; das Wesen dieses Fehlers wird ihm in den

Tabelle 7

Frame	
n	Die Urticaria ist gekennzeichnet durch das Auftreten von Urticae (Quaddeln). Urtcae sind: a) umschriebene bakterielle Lymphangitiden b) umschriebene virale Lymphangitiden c) umschriebene (toxisch-)allergische Lymphödeme d) umschriebene papulovesikulöse Plaques durch Ekzematogene
n + 1	(Wird nicht „c" beantwortet): Gehen Sie zurück auf Seite ... und wiederholen Sie die Frames A—F!

Tabelle 8

Frame	
n	Wir haben bereits mehrfach über allergische Mechanismen gesprochen. Wir wollen im Folgenden wiederholen a) Anaphylaktische Reaktion b) Arthus-Reaktion c) Spätreaktion (Zellvermittelt) Ordnen Sie diesen Reaktionstypen zu: 1. Kontaktekzem 4. Serumkrankheit 2. Urticaria 5. Periarteritis nodosa 3. Tuberkulinreaktion 6. Quincke-Ödem
n + 1	(Für den Fall der richtigen Verknüpfung): Ausgezeichnet! Sie haben alle seinerzeit behandelten Erkrankungen fehlerlos zugeordnet! Sie beherrschen also die folgenden Erläuterungen! Überspringen Sie daher Seite ... bis ... und fahren Sie fort auf Seite ... Frame L!

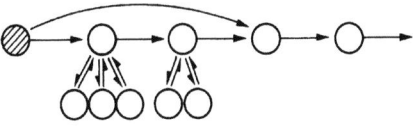

Abb. 22

folgenden Frames erläutert, wobei er jedoch auf der Hauptsequenz bleibt. Ein Adressat jedoch, dem dieser typische Fehler (Abb. 22) nicht unterläuft, überspringt diese Erläuterungen (Vorwärtsverzweigen, „foreward branching"). *Beispiel* (Tabelle 8).

Für verzweigte Programme werden ständig neue Mischtechniken erprobt; für den praktischen Didaktiker genügt die Kenntnis dieser drei „Urformen".

Gängige Medien für verzweigte Programme sind das *Buch* (Scrambled Book), die *Lehrmaschine* in jetzt allerdings wesentlich komplexerer Ausführung (Scrambled-Book-Machine) und der *Computer*.

5.4.3. Mischtechniken

Reine lineare Programme im Sinne von SKINNER sind selten: oft enthalten sie mehr oder weniger ausgeprägte Verzweigungen oder bilden Teilstrecken eines CROWDER-Programms. Verzweigte Programme wiederum enthalten oft längere Lernstrecken, die ausschließlich im klassischen Lehrbuchstil getextet sind. Diese Technik fußt auf Experimenten von PRESSEY: er wies nach, daß es durchaus nicht nötig sei, unbedingt jede Lehrstoffeinheit zu programmieren, wie das im Überschwang des Neuen oft geschehe: mancher Prosatext werde besser behalten als seine Programmform.

Gilt bei SKINNER das Prinzip der *Lernbestätigung* = Verstärkung (read! write! check! advance!), so gilt bei GUTHRIE das Prinzip der *Lernsicherung;* seine Kontiguitätstheorie fordert die Kontiguität von Stimulus und Response: Information *und* Denkanstoß *und* fertige Antwort werden gemeinsam angeboten, gegebenenfalls wird die richtige Antwort nochmals wiederholt.

Experimentell erwies sich, daß es vielfach den Lernerfolg steigert, wenn man Lernbestätigung (B) und Lernsicherung (S) miteinander kombiniert, und zwar periodisch etwa im Verhältnis 1 : 3 (Abb. 23).

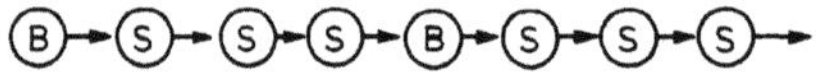

(B)→(S)→(S)→(S)→(B)→(S)→(S)→(S)→

Abb. 23

5.5. Kosten und Risiko

Lehrprogramme sind so teuer, daß es schon deshalb unrentabel wäre, sie ausschließlich in einer Klinik zu verwenden: 2 Unterrichtsstunden zu programmieren erfordert 150 Programmierstunden; das entspricht der etwa 1monatigen Arbeitszeit eines Programmierers (= DM 2 500,—). (Bei Computerprogrammen: 1 Unterrichtsstunde erfordert 400 Programmierstunden). Würde sich der Einsatz durch entsprechenden Absatz bezahlt machen, dann würden zahlreiche Verlage sich der Programmerstellung zuwenden; indes gewährt das Lehrprogramm nicht gleiche Sicherheiten wie das Lehrbuch: Beim Lehrbuch nimmt der Verlag das verlegerische Risiko auf sich, wenn er annehmen kann, daß eine hohe Auflage die Aufwendungen entschädigt. Beim Lehrprogramm hingegen trägt er ein ungleich höheres Risiko.

5.6. Die Prüfung von Lehrprogrammen

Lehrprogramme sind nichts endgültiges; sie werden stets „auf Revision hin" entworfen, da ja eine einzige neue wissenschaftliche Erkenntnis im Lernstoff die logische Abhängigkeit innerhalb des Programms zusammenbrechen lassen kann.

Bereits die Urschrift ist nicht endgültig; erst eine oder mehrere Prüfungen bescheinigen dem Programm seine Unbedenklichkeit. Jeder dermatologische Lehrer, der programmiertes Material einsetzt, muß nun das Grundsätzliche einer derartigen Prüfung kennen,
a) um bei zweifelhaften Programmen feststellen zu können, ob sie für ihn und für die Adressatengruppe überhaupt geeignet sind, und
b) um die erste Fassung eines Programmes, das in seinem Auftrag oder unter seiner Mitarbeit erstellt wurde, im Feldtest in der unten beschriebenen Weise selbst zu prüfen.

Die Prüfung soll dem Autor (den Autoren) die folgenden Fragen beantworten:
a) Ist der Lernstoff den Lernzielen, dem Stand der wissenschaftlichen Erkenntnisse und der Adressatengruppe angemessen?
b) Sind Programmierungsstrategie und Programmierungstechniken den Lernzielen des Lernprogramms angemessen?
c) Wieweit ist das Lehrprogramm fähig, eine definierte Adressatengruppe zu einem definierten Lernziel zu führen?
d) Wie kann das Lehrprogramm eingesetzt werden?

Das Lehrprogramm wird zunächst an Prüfgruppe A erprobt; die Fehler werden statistisch ausgewertet. Die Programmteile, die häufig Fehler ausweisen, werden geändert; weitere Frames werden eingebaut; die Reihenfolge der Frames wird geändert. Sodann wird in gleicher Weise bei den folgenden Prüfgruppen verfahren, bis die Maßzahl der Lernwirksamkeit sich $^{90}/_{90}$ annähert (90% der Adressaten beantworten 90% der Fragen richtig). Zum latenten Risiko des Experiments schreibt RANDOW:

„Die Qualität der Lehrprogramme läßt sich nur experimentell ermitteln. Hier steht die Pädagogik vor dem gleichen Problem wie die Medizin: Bei jeder Erprobung eines neuen Eingriffs — in den Körper wie in die geistige Entwicklung des Menschen — geht die Versuchsperson das Risiko ein, einen Schaden davonzutragen. Es ist möglich, daß ein Schüler, der an der Erprobung eines Lehrprogramms teilnimmt, Zeit verliert, daß er in dem betreffenden Fach nicht ausreichend belehrt oder gar verbildet wird. Freilich wird von jeher in den Schulen experimentiert —, und ein schlechter Lehrer richtet auf die Dauer gewiß mehr Schaden an als ein unzureichendes Programm während der relativ kurzen Zeit seiner Erprobung."

5.7. Der Umfang von Lehrprogrammen

Mehrere Beispiele in dieser Arbeit zeigen ein Dilemma, vor dem jeder steht, der Themen in didaktischer geeigneter Form oder gar programmiert darstellt: sie fordern sehr viel Raum. Wenige Zeilen eines konzisen Textes in kleinste Einheiten, „Teilmengen" zu zergliedern und diese als (Fluß-) Diagramm, als (Entscheidungs-) Tabelle, als Zeichnung auszudrücken: das bedeutet einen mehr als doppelten Platzaufwand, verglichen mit Lehrmitteln des gleichen Lehrstoffgehaltes in herkömmlicher Darstellungsweise. Mit steigendem Raumbedarf erhöht sich der Kaufpreis; und es entsteht die Gefahr, daß diese hochqualifizierten, aber leider teuren Lernmittel den Studenten zu dem verleiten, was man gerade verhindern möchte: er weicht auf billigere, aber schlechte Bücher aus, vergeudet mit dem Studium des wenig geordneten Lehrstoffes ein Mehrfaches an Zeit und erfaßt dabei nur einen Bruchteil der Zusammenhänge.

5.8. Analyse für die Dermatologie

5.8.1. Wer soll Lehrprogramme erstellen?

Grundsätzlich kann jede geeignete (s. u.) Arbeitsgruppe Programme erstellen. Man muß dabei stets einschränken: Lehrprogramme, selbst wenn es Computerprogramme sind, müssen nicht notwendig „gut" sein: ihre Qualität hängt ab vom Programmierer und vom beratenden Didaktiker. Da sie menschliche Produkte darstellen, sind sie nie absolut objektiv, sondern enthalten stets persönliche Überlegungen der Programmierer!

„Geeignet" ist eine Arbeitsgruppe, wenn sie sich zusammensetzt etwa aus
1 Programmdirektor
1 Didaktiker
... Programmierer
1 Sachverständiger des betr. Fachgebietes
... technische Hilfskräfte.

Besonders günstig liegen die Verhältnisse, wenn der Programmdirektor zugleich Didaktiker ist.

Es ist demnach erforderlich, zur Schaffung dermatologischer Lehrprogramme zunächst geeignete Teams aufzubauen. Für derartige Teams bieten sich folgende Möglichkeiten an:
a) Die an Programmherstellung interessierten Hautkliniken lassen das Programm von einem speziellen Institut erstellen, z.B. Projekt CUU Universität Freiburg; Didaktisches Zentrum in Hannover. Sie stellen lediglich den Sachverständigen dieses Fachgebietes sowie ein ausgefeiltes Prosa-Manuskript zur Verfügung.

b) Die interessierten Hautkliniken lassen einen geeigneten Mitarbeiter in Unterrichtsprogrammierung ausbilden (z.B. Projekt CUU der Universität Freiburg). Sofern diese Kliniken bereits eng an eine EDV-Anlage angeschlossen sind und über eigene Programmierer verfügen, können Programme an Ort und Stelle geschrieben werden; andernfalls hat der zentrale Rechner, dem das gesamte Klinikum zugeordnet ist, den zeitlichen und personellen Bedürfnissen zur Programmerstellung Rechnung zu tragen.
c) Die interessierten Hautkliniken schließen sich an Institute an, die bereits für Schulzwecke Lehrprogramme erstellen.

Die ersten Programme, die ein derartiges Team schreibt, sollten von äußerster Kürze sein (drei bis fünf Minuten!). Erst wenn das Team im Kleinen die Technik beherrscht, kann es sich an kompliziertere Gebilde heranwagen. Unbedingt ist davor zu warnen, daß Einzelpersonen oder nicht qualifizierte Teams Programme ausarbeiten: für die enorme Zeit, die aufgewendet werden muß, springt meist nur minderwertiges Material dabei heraus. Hier besonders gilt dann das Prinzip: ein guter Prosatext ist jedem schlechten Programm überlegen!

5.8.2. Wie soll man Lehrprogramme erstellen?

Lehrprogramme können über sehr zahlreiche Medien angeboten werden (Buch, audiovisuelle Geräte, Lehrmaschinen, Computer). Versucht man, sich auf einer Lehrmittelfachmesse — zum Beispiel auf der „didacta" — einen Überblick über geeignete Geräte zu verschaffen, so verirrt man sich nahezu in ihrer Vielzahl. Berücksichtigt man weiter, daß Lehrprogramme stets nur für ein ganz bestimmtes Medium mit all seinen Möglichkeiten und Grenzen geschrieben werden — ein Buchprogramm wird völlig anders konzipiert als ein Maschinenprogramm —, dann erhebt sich die Frage: Wie soll die Lehrprogrammerstellung normiert werden? Soll man sich von vornherein auf bestimmte Formate oder Geräte festlegen? Entsprechen die Normen, für die man sich entschieden hat, dann auch den Vorstellungen anderer Hautkliniken, mit denen man Programme austauschen will? Und sind schließlich diese Normen auch für nicht-dermatologische Kliniken annehmbar? Denn einschränkend muß hier gesagt werden: Lehrmaschinen sind, wenn man sie effizient, also in größerer Zahl, einsetzen will, doch so teuer, daß sie von vielen Kliniken gemeinsam, nach einem bestimmten Zeitplan benutzt werden sollten.

Wir werden weiter unten im Kapitel „Institutionalisierung" gesondert auf die zuletzt genannten Probleme eingehen und zeigen, daß sie sich nicht regional, d.h. isoliert an *einer* Universität lösen lassen, sondern daß sie Kooperation, Koordination und ständigen Informationsaustausch im Raum des gesamten Bundesgebietes, eventuell sogar darüber hinaus voraussetzen.

6. Die Medien

6.1. Begriffsbestimmung

REBEL definiert (1971) die didaktischen Medien folgendermaßen: „Medien in einem Lehrsystem sind Träger von Lerninhalten, Problemstellungen, Stimuli, Kontrollen und Rückmeldungen, Übungsanweisungen und Auswertungen . . . . . . Die Medien befördern alle jene Elemente . . . . . vom Kommunikator, sei dieser eine Person, ein Team oder eine Objektivierung von Lehrerfunktionen, zum Rezipienten und zurück . . . . . . Der Lernende lernt nicht vom Medium, sondern von der Struktur der Darbietung der Inhalte, Problemstellungen, Stimuli." Ein Medium kann daher folgende Funktionen wahrnehmen:
- Informationsdarbietung
- Informationsübertragung
- Informationsspeicherung
- Informationsverarbeitung

Wie man leicht erkennt, kann diese Funktionen in idealer Weise ein Computer ausüben, nichtsdestoweniger jedoch auch der Mensch. Tatsächlich kann vom informationstheoretischen Standpunkt aus auch der Mensch Medium sein, indem er im Unterricht Kommunikationsprozesse steuert, Informationen abgibt und Informationen aufnimmt. Wir vernachlässigen jedoch im folgenden die Möglichkeit, in *personale Medien* und *nichtpersonale Medien* zu gliedern, und definieren die nichtpersonalen

> Medien: Außermenschliche Systeme (optische und/oder akustische Lehrmittel, Maschinen oder Automaten), die die Lehrtätigkeit objektivieren.

Dem Einsatz von Medien im Unterricht wird immer wieder der Einwand entgegengehalten, daß der Unterricht damit entpersönlicht werde. Der Vorwurf muß jedoch gleichermaßen gedruckte Medien treffen, also z.B. Lehrbücher. Bedenkt man indes die dominierende Rolle, die gedrucktes Material heute im Medizinstudium spielt (siehe auch „Examensvorbereitungen"), und bestimmt man (weiter unten) den didaktischen Ort dieser und anderer Medien, dann erkennt man vielmehr, daß die Medien einen Lehrstoff wesentlich individueller vermitteln als herkömmliche Massenveranstaltungen und daß sie den Lehrer freisetzen und ihm erlauben, sich persönlicheren Vermittlungsformen zuzuwenden wie z.B. der Arbeit in der kleinen Gruppe.

Die Möglichkeit, Medien in verschiedenster Weise im Unterricht einzusetzen, ufert gelegentlich in unkritischen Optimismus aus wie bei MACLUHAN: „Das Medium selbst ist schon die Botschaft!" Wesentlich nüchterner und objektiver begrenzen die Informatiker die Medien; für sie ist das Kriterium das Programm, welches das Medium vermittelt, bzw. das Autorenteam, das hinter ihm steht.

Dementsprechend kann jedes Medium einen Unterrichtsabschnitt hervorragend oder unzulänglich vermitteln; die Datenverarbeiter bringen das treffend zum Ausdruck mit dem Slogan „Garbage in — Garbage out" (Wer Unsinn eingibt, bekommt Unsinn heraus).

In den letzten Jahren hat zunehmend die elektronische Datenverarbeitung (EDV) Zugang in die Didaktik gefunden und beginnt, althergebrachte Termini zu verdrängen. Man verwendet daher wie bei Rechnern für Lehrprogramme den Terminus „Software" (oft auch „Teachware", „Courseware") und für Medien „Hardware". Mittlerweile hat der Begriff „Software" den bisherigen Sinn, nämlich den eines Programms, zunehmend verloren; man subsummiert darunter Tonfilme, Diareihen u.ä. und setzt als „Hardware" Diaprojektoren, Filmprojektoren, Videorecorder und natürlich alle Lernmaschinen bis hin zum Computer dagegen.

Eine weitere begriffliche Verwirrung entsteht durch die nicht einheitliche Benennung der „Lehr- und Lernmittel". Es wird sich für die Zukunft als sinnvoll erweisen, wie folgt zu definieren:

Medien: Spezieller apparativer Bestandteil der Hilfsmittel = Hardware
Lehr- und Lernmittel: Hardware einschließlich Software (dazugehörige Programme und andere inhaltliche Ausstattung).

Die Medien lassen sich folgendermaßen einteilen (Tabelle 9).

Nun können allerdings Lehrprogramme nur über einen kleinen Teil dieser Medien angeboten werden; nur Medien, die einem Programm die vier Forderungen „Aufforderung zur Eigentätigkeit; Zeitadaptivität; Objektivierung der Lehrtätigkeit; Statistische Überprüfbarkeit" erfüllen, gestatten einen Dialog zwischen dem Programm und dem Adressaten. Man bezeichnet Medien, die den Dialog gewährleisten, als „Dialogsysteme" und stellt ihnen die rein wissensvermittelnden „Nicht-Dialogsysteme" gegenüber.

6.2. Maschinen

6.2.1. Der Computer

Die Tatsache, daß dieses „perfekteste" aller Lehrmittel an den Anfang gestellt wird, stellt keine Wertung dar, ebensowenig der erhebliche Umfang der

Tabelle 9

a) Maschinen	Computer Scrambled Book-Machine Lehrmaschine
b) Audiovisuelle Medien	Video-Recorder Electronic Video-Recorder (EVR) Tonfilm Tonbildschau Bildplatte weitere Systeme TV (Telekolleg)
c) Akustische Medien	Tonband Rundfunk (Funkkolleg)
d) Visuelle Medien	Stummfilm Diapositiv Episkop Buch Atlas Overhead-Projektor Wandpläne Demonstrationsmodelle Moulagen Wandtafel

Darstellung. Die weitgehend unkritische Begeisterung vergangener Jahre („Computer in der Lehre") ist abgeklungen, und ernüchtert durch Kosten und Fehlschläge beginnt man nun, den tatsächlichen Standort des Computers zu bestimmen (FREIBICHLER). Wer heute in einer Klinik die Lehre verantwortlich leitet, muß Kosten, Einsatzmöglichkeiten und Grenzen eines Computers sowie seiner Programmierung im Prinzip kennen; nur so vermeidet er Fehleinschätzungen und ist in der Lage, einen computerunterstützten Unterricht (CUU; synonym CAI = Computer-Aided-Instruction) im Rahmen des Gesamtklinikums oder überregional zu bewerten und sich ihm im erforderlichen Umfang anzuschließen.

Computer sind elektronische Datenverarbeitungs(EDV)-Systeme, die, auf dem Prinzip der Schaltalgebra mit nur zwei Variablen und wenigen Operationen fußend, bei geringstem Zeitaufwand große Mengen von Informationen speichern, verarbeiten und abgeben können. Sie sind daher im Prinzip für die Lehre hervorragend geeignet. Der Adressat steht an seiner Datenstation („Terminal") in unmittelbarem („on-line") Kontakt mit dem Rechner. Im einfachen Fall sind diese Terminals Fernschreiber, wobei jedoch der Adressat im Vorteil ist, nach der Instruktion sein Protokoll abreißen und dokumentieren zu können.

Aufwendige Terminals umfassen: alphanumerische Tastatur (Alphabet, Ziffern 0—9, Sonderzeichen), Spezialtasten (= Steuerknöpfe für das Programm), Kopfhörer, optische Anzeige (= Bildschirm), Lichtschreiber (mit dem Lichtschreiber können bestimmte Stellen auf dem Bildschirm markiert und so dem Computer mitgeteilt werden: Zeichnungen; Markierungen beim Multiple-Choice).

Die Programmierungstechnik ist im einfachen Fall die des Scrambled Book (s. unten); meist jedoch bietet der Computer außerordentlich komplexe Programme an, die selbst dann mit spielerischer Leichtigkeit und ohne Verzögerungen „gefahren" werden. Für die Qualität der Programme, für ihre „Lernwirksamkeit" gilt bereits an dieser Stelle: auch Computerprogramme sind nicht notwendig optimal! Jeder Lernstoff wird nur so gut behalten, wie das Programm ist!

Je nach Kernspeichergröße können 20 bis 200 Terminals an einen Computer angeschlossen werden, wobei zahlreiche Lektionen gleichzeitig gefahren werden können. Das Wissen wird dabei nicht stereotyp und pauschal, sondern absolut individuell angeboten. Der Lehrer hat in einem solchen System vollkommen andere Aufgaben als bisher; aus der Kenntnis der Programme greift er hier und da helfend und beratend ein und spielt eher die Rolle eines „Regisseurs", wobei der Programmierer dem „Dramaturgen" vergleichbar ist (FUCHS).

Daß ein derartiges System antiindividuell, ja maschinenmäßig sei, wurde und wird häufig als Vorwurf erhoben. Jedoch fragte schon SKINNER: „Warum soll das Schulzimmer weniger maschinell ausgestattet sein als die Küche?" Und SUPPES schränkte den Vorwurf durch die ständige Gegenwart des Lehrers ein: „Die wichtigste Hilfe, die ein guter Lehrer seinem Schüler zukommen läßt, ist das gesprochene Wort". Diese wichtige Rolle des Lehrers im Moderatorsystem wird weiter unten dargelegt.

Der computerunterstützte Unterricht setzt zur Zeit mit über fünfjähriger Verspätung gegenüber den USA bei uns ein; mangelndes Wissen über sein Wesen kennzeichnet die allgemeine Unsicherheit in der Beurteilung dieser Unterrichtsform. Ein Bericht der OECD formuliert die derzeitige Situation folgendermaßen: „Die Untersuchung der Möglichkeiten und Grenzen des Computereinsatzes im Unterricht scheint so weit fortgeschritten zu sein, daß wir an eine langfristige Planung herangehen können. Die Erfahrungen reichen aus, um aufzuzeigen, wie CUU-Systeme am besten entwickelt werden können, um viele Forderungen des Bildungswesens zu erfüllen."

Zur Zeit gibt es jedoch weder eine einheitliche CUU-Theorie noch stehen geeignete Unterrichts- oder Lerntheorien zur Verfügung, die die Entwicklung von CUU hinreichend beeinflussen können. Daher besitzen die nun folgenden Zusammenstellungen über die Wesenszüge des CUU zwar weitgehend endgültigen Charakter, verlangen jedoch vielleicht in der Zukunft hier und da eine Revision:

Die Interaktion zwischen Adressat und Computer

Der Adressat kann über sein Terminal unmittelbar („on-line") mit dem System arbeiten; seine Eigentätigkeiten (z.B. Antworten auf Prüfungsfragen, in einer Strichlochkarte o.ä. dokumentiert) können aber auch mittelbar („off-line") dem Computer zum Auswerten eingegeben werden. *On-line-Systeme* dienen ganz allgemein

- der Wissensvermittlung
- der Wissensvertiefung
- dem Erlernen eigener Strategien
- dem Transfer von bekannten auf unbekannte Gebiete.

Off-line-Systeme dienen der Kontrolle des Wissens (Tests), wenn dies nicht on-line möglich ist.

CUU sei also im Folgenden stets verstanden also on-line-*Dialog*system; HAEFNER erläutert dieses System durch den Terminus „Textverarbeitender CUU (= „alphanumerische Zeichenketten-verarbeitender Unterricht").

Die Ziele des CUU

CUU will dem *Adressaten* unter Berücksichtigung modernster didaktischer Einsichten objektivierten Lernstoff individuell, zeitadaptiv und wegadaptiv anbieten; dem *Autor (Lehrer)* ermöglicht CUU die Analyse der Studenteneingaben und damit eine Reflexion auf die Lernziele. Diese Studenteneingaben werden sämtlich rechnerintern gespeichert; sie können permanent kontrolliert und ausgewertet werden; entsprechende Unterprogramme gestatten eine Aussage über den Gesamtlernerfolg des Adressatenkollektivs.

Die Kontrolle kann zur Lernzielanalyse anonym erfolgen; zu Test- und Prüfzwecken kann jedoch auch personal kontrolliert werden (s. auch bei „Tests"). Derartige Kontrollen dienen überdies der laufenden Verbesserung der Courseware, da sie Fehler, Redundanzen o.ä. aufdecken.

Die Unterrichtsdialogsprachen

Unter einer Unterrichtsdialogsprache (UDS) versteht man die Gesamtheit eines Software-Paketes, das dem Autor das Erstellen eines Lehrprogrammes und dem Adressaten das Abarbeiten dieses Lehrprogrammes ermöglicht. Obwohl es zahlreiche UDS gibt, die für unser Ziel — dermatologische Lehrprogramme an der Universität in Frankfurt — geeignet wären, scheiden fast alle aus, weil sie *maschinenorientiert* sind; das bedeutet: Programme, die in manchen dieser UDS geschrieben sind, können nur auf einem bestimmten Computertyp eines bestimmten Herstellers gefahren werden.

Bis in den nächsten Jahren das Klinikum der Johann Wolfgang Goethe-Universität einen eigenen Computer erhalten wird, ist es auf das Zentrale Rechen-Institut in Bockenheim (ZRI) angewiesen; das dortige System Univac

1108 mit der beachtlichen Kernspeichergröße von 128 K Worten kann jedoch zunächst nur Programme anbieten, die in „ihrer" UDS COPI II geschrieben sind. Das engt den Einsatzkreis gewaltig ein, denn derartige Programme sind ja nicht, wie gefordert, mit anderen Hautkliniken austauschbar, weil diese möglicherweise an andere Fabrikate, z.B. von IBM oder SIEMENS angeschlossen sind.

Dieser Engpaß ist sehr schmerzlich, denn mehrere für die Medizin ausgezeichnet geeignete Sprachen, wie z.B. COURSEWRITER (IBM), entfallen damit zumindest heute noch für eine großzügige, überregionale, kooperative Erstellung dermatologischer Programmpakete.

Zum Glück wurde Mitte 1971 die UDS PLANIT (Programming Language for Interactive Teaching) fertiggestellt. Sie besitzt zwei außerordentliche Vorzüge:

1. Als Subset von Fortran ist sie *problemorientiert;* in PLANIT erstellte Programme können daher von jedem Computer gefahren werden.
2. PLANIT ist sehr „autorenfreundlich"; nach nur mehrwöchigem Einarbeiten kann der Autor (= Lehrer) Programme beliebiger Schweregrade selbst schreiben. Erforderlich ist lediglich ein Terminal mit alphanumerischer Tastatur.

Bis sich im CUU in den nächsten Jahr(zehnt)en neue, bessere und universellere UDS entwickeln werden, bleibt für dermatologische Programme PLANIT die einzige und auch durchaus gangbare Alternative, da sie weitgehend allen Forderungen gerecht wird.

Die Lehrstrategien im CUU

Die hohe Komplexität des Computers, die Möglichkeit, Daten nahezu unbegrenzt zu speichern und die kurze Zugriffszeit eröffnen mannigfache Lehrstrategien; die wichtigsten seien im folgenden dargestellt, im übrigen sei auf die Arbeiten HAEFNERs verwiesen.

Wir müssen allerdings einschränken, daß bei komplexen Lehrstrategien (z.B. Simulation, s.u.) die Hardware-Ausstattung immer mehr in den Vordergrund rückt: Sie erfordern sehr große, wenig belastete Kernspeicher. Auch an die Terminals werden größere Forderungen gestellt: alphanumerische Tastaturen müssen um Bildschirm und Plotter erweitert werden. Zur Programmerstellung schließlich sind eigene Fachteams mit geübten und gewandten Programmierern vorauszusetzen; der (Hochschul-) Lehrer als Autor ist hier überfordert. Während also unter den nun folgenden Lernstrategien die einfachen dem Hochschullehrer gestatten, in PLANIT z.B. dermatologische Programme selbst zu schreiben und beliebig zu erweitern, ist dem bei den komplexen Lernstrategien eine Grenze gesetzt.

Selbst-Test-Hilfe-Programme

a) *Definition:* Dem Programm liegen die (bekannten) Lernziele eines bestimmten Unterrichts zugrunde; durch Testfragen kann der Lerner ermitteln, ob und wieweit er die Lernziele erreicht hat (Abb. 24).

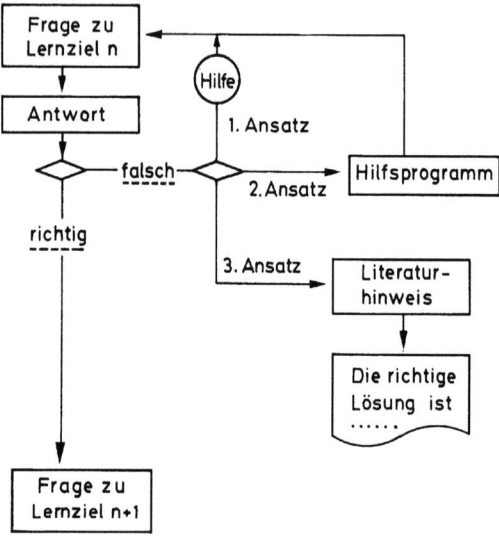

Abb. 24

b) *Analyse für die Dermatologie:* Anwendbar für jede Unterrichtsveranstaltung, die durch operationalisierte Lernziele definiert ist. Besonders wünschenswert für diejenigen Vorlesungen, die Examensstoff vermitteln (Propädeutik, Hauptvorlesung für Humanmediziner, Vorlesung für Zahnmediziner).

Übungsprogramm (Drill and Practice)

a) *Definition:* Nach der Vermittlung des Stoffgebietes schult dies Programm die Routine in Problemlösen, z.B. in Form eines geeigneten Aufgaben-Repertoires.
Beispiel: Lernziel: Die Diagnose und die Differentialdiagnosen einer dermatologischen Erkrankung erstellen können (Abb. 25).

b) *Analyse für die Dermatologie:* Anwendbar für jedes Lehrstoffgebiet. Das Programm kann komplexer Natur sein (s. obiges Beispiel); das Übungsprogramm kann aber auch sämtliche dermatologische Examensfragen enthalten, die dem Studenten zu beliebiger Wiederholung zugespielt werden können[1]. Für Übungsprogramme ist die Dialogsprache PLANIT besonders geeignet.

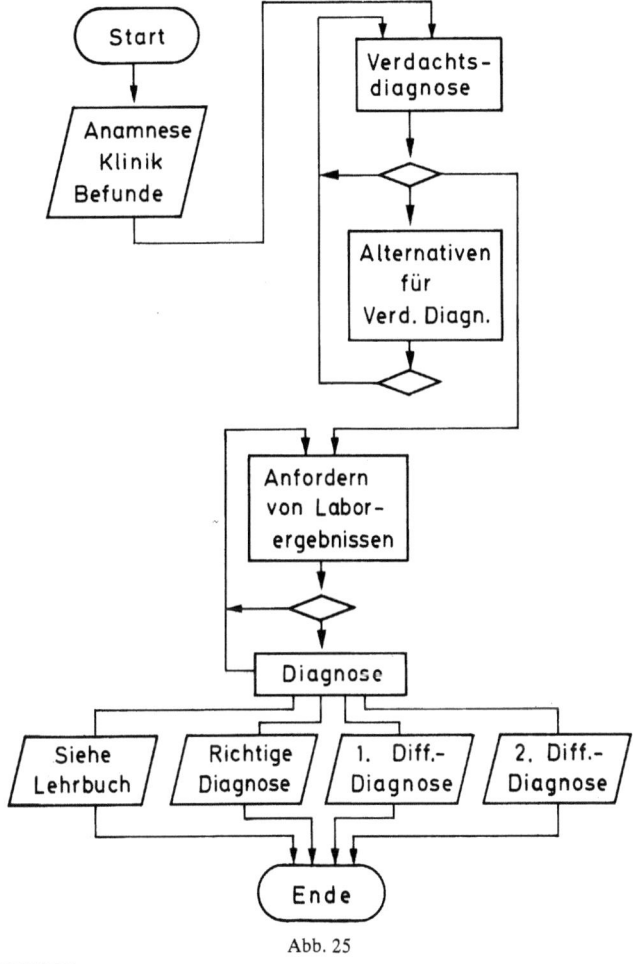

Abb. 25

---

[1] Wir (Verf.) planen, einen derartigen Fragenpool (etwa 2 000 Fragen; Multiple-Choice-Frames und Question-Frames) aufzubauen, sobald das Klinikum, besser noch die Hautklinik selbst, über ein alphanumerisches Terminal an das Zentrale Rechen-Institut in Bockenheim angeschlossen ist.

Programmierte Unterweisung (Tutorial)

a) *Definition:* Wie im programmierten Lehrbuch: Anbieten von linearen oder verzweigten oder vermischten Lehrprogrammen über den Computer, der damit zur „elektronischen Umblättermaschine" herabgewertet wird.

b) *Analyse für die Dermatologie:* Deduktion logisch gegliederter, didaktisch übersichtlich darstellbarer *kleiner* Unterrichtsabschnitte, die sich der Student beliebig oft wiederholen kann, z.B. „Stadienlehre der Syphilis". — Meist durch bessere Strategien ersetzbar.

Kontrollierte Datenbank

a) *Definition:* In großem Umfang gespeicherte Datensätze, die der Student nur nach bestimmten Regeln abrufen kann („Zugriffsfilter").

b) *Analyse für die Dermatologie:* Zur Zeit noch keine Verwendungsmöglichkeiten, da Computer mit sehr großen Kernspeichern erforderlich sind sowie Dialogsprachen wie etwa COURSEWRITER, die jedoch wiederum maschinenorientiert sind (s.o.). In den amerikanischen Medical Schools seit längerer Zeit zur Schulung der ärztlichen Interview- und Diagnose-Technik im Einsatz.

Simulation und Spiel

a) *Definition:* Ein Objekt (realer Gegenstand, „Krankheit") wird mit all seinen Variablen (V) in ein Modell (Computer) transponiert; jede Studenteneingabe führt zu einer entsprechenden Ausgabe (= Antwort) des Simulators; der Student lernt, welche Gesetzmäßigkeiten bzw. Strukturen dem simulierten Lehrgegenstand zuzuordnen sind (Abb. 26).

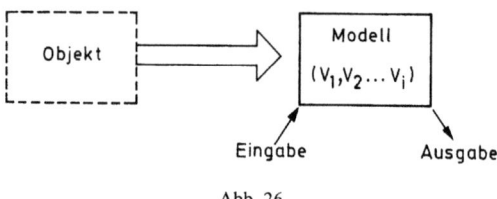

Abb. 26

b) *Analyse für die Dermatologie:* Der Student therapiert eine ins Modell übertragene Krankheit durch „Eingaben" und lernt aus den Ausgaben des Simulators die richtige Behandlungsmethode. Diese in den USA bereits erprobten Strategien (Kardiologie, Anaesthesiologie) scheitern bei uns zur Zeit noch 1. am Umfang der Programme, 2. an den sehr aufwendigen Terminals (alphanumerische Tastatur, Bildschirm mit Lichtgriffel, Plotter, evtl. Plastikmodelle: Organ; ganzer Mensch). Künftige Anwendungsgebiete neben der Therapie sind besonders alle Regelkreissysteme: Endokrinologie (Andrologie!), allergologisch-immunologische Mechanismen u. a.

Das „Lerner-Informationssystem". Während als Merkmal des CUU gilt, daß das Lehrprogramm (bzw. sein Autor) den Lerner steuert, bestimmt *hier* der Lerner selbst Ablauf und Methode der Informationsvermittlung. Dieses elementar neue System von BITZER trägt folgende Hauptmerkmale:
- Die Informationsvermittlung erfolgt on-line im Dialog.
- Informationsvermittlung und Unterweisung sind nicht mehr streng getrennt, sondern gehen ineinander über.
- Nicht das Programm, sondern der Lerner bestimmt Ablauf und Methode, zum Teil auch Inhalt und Lernziele.
- Erst im Zeitpunkt der Ausführung werden die Informationselemente (Lerninhalte) verknüpft; dadurch erreichen Variabilität und Flexibilität der Informationsvermittlung einen bisher nicht erreichten Grad.
- Das Lerner-Informationssystem orientiert sich vor allem an pädagogischen und lernpsychologischen Kriterien, bleibt jedoch in der Anwendung frei von jeder Bindung an eine Lerntheorie oder an ein Programmierungsmodell.

Natürlich läßt sich ein derartig aufwendiges Modell nur überregional verwirklichen; nur vorbehaltlose Koordination bei Vernachlässigung jeglicher Privatinteressen und Sonderwünsche führen zu einem wie von BITZER formulierten Ziel. Zur Zeit ist an eine ernsthafte Diskussion dieses Projekts jedoch in der BRD nicht einmal zu denken; die erste Lösung der nächsten Jahre wird daher der Computereinsatz sein.

Die Tendenzen im CUU

Überblickt man die fast unübersehbaren, dabei augenblicklich abrufbaren Potenzen des Computers, dann wird deutlich, daß er sicherlich *nicht* die Lehrmaschine ist, an der der Student dermatologisches Tatsachenwissen lernen sollte, also all die sicher gespeicherten und jederzeit abrufbaren Verhaltensmuster; dieses Faktenwissen, das den größeren Teil des dermatologischen Lernstoffes ausmacht, ist mit unendlich geringerem Programmieraufwand in Form einfacher Buch- u. ä. Programme oder im Rahmen des Moderatorsystems (s. später) lehrbar. Unterricht am Computer wird daher nur einen kleinen Teil der Lehre einnehmen. Allgemein bestehen folgende Tendenzen.
- Weg von der strengen Programmsteuerung, hin zu größerer Lernersteuerung.
- Weg von der Beschränkung auf Wissensvermittlung, hin zur Vermittlung von Methoden, Techniken, Strategien.
- Weg von der Beschränkung auf die Lehrfunktion, hin zur Übernahme einer *Leitfunktion:* nicht mehr CUU = CAI (Computer-Aided-Instruc-

tion), sondern CMI = Computer-Managed-Instruction (Einbeziehung anderer Unterrichtsformen und Medien).

„Der Computer wird weniger als Lehrautomat benutzt, sondern mehr als Lernhilfe, mit deren Hilfe sich der Lerner (möglichst) selbständig die verschiedenen Lerninhalte erschließen kann (natürlich werden manche Zielsetzungen auch weiterhin eine tutorielle Unterweisung erfordern). Der Computer automatisiert nicht nur konventionelle Lehrstrategien, sondern ermöglicht die Untersuchung und den Einsatz neuartiger, möglicherweise sehr effektiver Unterrichtsformen" (FREIBICHLER).

CUU im Vergleich mit anderen Unterrichtsmethoden

CUU wird bestehende Unterrichtsmethoden — wie weiter unten beim „Moderatorsystem" dargestellt — nicht einfach ersetzen oder gar verdrängen, sondern sich *neben* den bestehenden Unterrichtsmethoden durchsetzen, sie ergänzen (HAEFNER) und dürfte in der Dermatologie zwischen 15 und 20% der Gesamtunterrichtszeit einnehmen. Neben zahlreichen, wiederholt aufgeführten Vorteilen birgt er jedoch auch Nachteile, die HAEFNER wie folgt gegenüberstellt (Tabelle 10).

CUU, Time-Sharing und Datenschutz

Computerunterstützte Unterrichtsprogramme, die dem Lernenden on-line vermittelt werden, belasten die Kapazität eines Computers nur geringfügig; der Rechner wird, zumindest im medizinischen Bereich, weitgehend den Charakter einer zentralen Datenbank behalten. Die gespeicherten Daten können sachbezogene Informationen darstellen (z.B. verwaltungstechnische Daten, Diagnosen- und Syndromsammlungen) oder aber personenbezogene Informationen geheimen oder vertraulichen Charakters (Personaldaten von Kliniks- und Verwaltungsangehörigen, Krankengeschichten (!) von Patienten).

Die gemeinsame Nutzung eines Computers birgt nun die Gefahr in sich, daß derartige vertraulichen oder geheimen Informationen unbefugt und unkontrolliert von jedem, der Zugang zum Rechner hat, abgerufen und weitergegeben werden können. Sie läßt sich indes bannen, indem man die „datenschutzwürdigen" Informationen rechnerintern vercodet. Die erforderliche Codierung — Substitution von Zeichen im Verhältnis eins zu eins („scrambling") — beeinträchtigt die Leistungsfähigkeit des Rechners in äußerst geringfügigem Umfang. Die Codierungsinstruktion CALL CODE bleibt unter dem Verschluß des Datenschutzbeauftragten bzw. des Chefoperators; die Zugriffszeit zu den Informationen ändert sich praktisch nicht. Das Prinzip „Datenschutz kommt vor Datenfluß" ist daher hier eher überflüssig, denn *dieser* Datenschutz beeinträchtigt den Datenfluß nicht. Die Situation kann jedoch komplizierter werden als hier dargestellt: dann nämlich, wenn ein Rechner

Tabelle 10

Gegenüber der METHODE	ergibt CUU	
	VORTEILE	NACHTEILE
Frontalunterricht (persönlich, TV, Tonband, Film)	Hohe Individualisierung; neue Lehrstrategien; Zeitgewinn; quantitative Verbesserung; wesentlich aktivere Teilnahme am Unterrichtsgeschehen; höhere Konzentration	Keine komplizierten Rückfragen, keine Sozialkontakte
Unterricht in kleinen Gruppen	Höhere Individualisierung; „on-line"-Rechnereigenschaften, Anregung zur Diskussion	Keine freie Diskussion
Klassisches Selbststudium	Ökonomische Steuerung	Gewisse Systemabhängigkeit wird erworben; Beschränkung auf verfügbare Programme
Programmiertes Buch	„Konstruierte, freie" Antwort; Speicherung von Verhaltens- und Lerndaten; darauf basierende Lernwegsteuerung; einfache Modifizierung der Lehrprogramme. Lerner kann einfache Fragen stellen; individuelle Aufgaben	Bei Verwendung von Bildschirm kein späteres Nachschlagen möglich

bisher *ausschließlich* vertrauliche oder geheime Daten gespeichert hat und eine Codierung daher nicht nötig war. Wenn jetzt lediglich *sehr wenige* Teilnehmer computerunterstützten Unterricht on-line vermitteln wollen, dann muß der ganze bisherige Datenbestand ihretwegen codiert werden — ein wenig rentables Unterfangen. Hier wäre begrüßenswert, wenn alle anderen Disziplinen eines Fachbereichs ihren Bedarf an CUU und anderen „offenen" Programmen mit anmelden, um die Codierung effizient zu gestalten.

6.2.2. Die Scrambled Book-Maschine

Bereits bei den Lehrprogrammen wurde auf die Scrambled Book-Maschine hingewiesen. Das Programm, für welches speziell sie konstruiert wurde, ist das verzweigte Programm, also jene komplexe Struktur, die sich aus linearen

Sequenzen, aus rückwärtiger Verzweigung (Wash-Back) und Vorwärtsverzweigung zusammensetzt (Wash-Ahead) (Abb. 27).

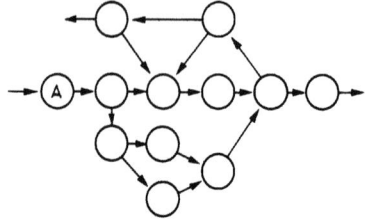

Abb. 27

Die Skizze stellt die einzelnen Frames oder größeren Lerneinheiten dar, über einen Teil derer der Adressat wegadaptiv zum Lernziel geleitet wird. Während er jedoch im echten Scrambled Book (s. unten) diese Sprünge durch Vor- oder Zurückblättern durchführen muß, nimmt ihm das hier die Maschine, die „Umblättermaschine", ab. Indes wird dem Schüler dieser Umblättervorgang nicht bewußt: Die einzelnen „Seiten des zugrundeliegenden Scrambled Book", also der schriftlich und graphisch (und akustisch) programmierte Unterrichtsstoff werden ihm optisch über eine Mattscheibe und/ oder akustisch über Kopfhörer zugespielt. Das Medium „Scrambled Book-Maschine" scheint im ersten Augenblick nichts anderes zu sein als ein audiovisuelles (AV) Medium, unterscheidet sich jedoch durch *einen* Wesenszug elementar von diesen: AV-Medien können nur lineare Programme fahren, Scrambled Book-Maschinen hingegen beliebig verzweigte Programme.

Die Informationsträger sind das Diapositiv (meist als Karussellkassette), der Film und/oder das Tonband (nicht bei allen Systemen); der Adressat ruft die Informationen durch Knopfdruck bei der Antwortwahl ab (Prinzip bei diesen Programmen ist ja die *Selected-Response,* nicht die Constructed-Response).

Je nach Fabrikat unterschiedlich haben diese Maschinen folgende Strukturen und Eigenschaften:
- Bildprojektion (Stand-, Einzelfolge-, Laufbild)
- akustische Informationsausgabe
- Richtigkeitsprüfer der Antwort und Feedback
- Protokollgerät für die Adressatenreaktion
- Eingabetasten für den Adressaten

Die Steuerung der Programme, besonders der Verzweigungen, erfordert eine Elektronik, die bei einfachsten Modellen nur kleinrechnerähnlich ist; größere Systeme sind auf einen Kleinrechner oder Prozeßrechner angewiesen. Da diese Rechner den Umgang mit der Scrambled Book-Maschine erst ermöglichen, nennt man diese Unterrichtsform *rechnergestützten Unterricht*.

Rechnergestützter Unterricht (RGU = RGS) hat gegenüber CUU den unschätzbaren Vorteil, daß die technologisch einfacheren Systeme sehr viel preisgünstiger sind. Auch die Tatsache, daß das gesamte Frame in didaktisch geeigneter Form dargebracht wird und nicht zeilenweise wie bei einem alphanumerischen CUU-Terminal, wird den Lerner motivieren. Nachteile hingegen sind:
- die lange Zugriffszeit (mechanische Speicher),
- die beschränkte Antwortmöglichkeit für den Lerner (JA, NEIN, WEITER, ZURÜCK, A, B, C, D ...),
- die weitgehend vorgeplante Lernschritt-Folge,
- die fehlende Möglichkeit zur Manipulation für den Adressaten,
- das meist nur unwesentlich änderbare Programm; sehr aktuelle Programme lassen sich nicht wie Computerprogramme verbessern oder ergänzen, sondern müssen durch neue ersetzt werden.

Analyse für die Dermatologie. Geeignet sind alle Lerngebiete, wo es um die Kenntnisnahme von Fakten und Verfahrensweisen geht und um Anleitung zu ihrer Beherrschung (LEHNERT), hier wiederum um die morphologisch gewichteten. Die Darbietung von Bildmaterial läßt einen Einsatz z.B. in Propädeutik, Mykologie und Histologie besonders geeignet erscheinen, denn es muß an dieser Stelle hervorgehoben werden, daß CUU noch keine befriedigende und vor allem erschwingliche Methode zur Darbietung von Bildmaterial entwickelt hat. Mit CUU hat RGU gemein, daß der Autor = Lehrer selbst Programme erstellen kann. Geeignete Systeme sind zur Zeit LEM — B 24, BASF System 5000, EDUCATOR sowie AUTOTUTOR (in den USA).

6.2.3. Die Lehrmaschine

Unter den „Maschinen-Medien" zeigt die Lehrmaschine im engeren Sinne einfachste, fast primitive Eigenschaften; entsprechend beschränkt sind die Möglichkeiten, mit ihr zu arbeiten.

Arbeitsprinzip. Das Lehrprogramm wird als Kartenspiel, als (optische) Textplatte, als Papierstreifen o.ä. in das Gerät eingelegt; auf diese Informationsträger sind die Frames aufgedruckt oder aufgeschrieben, durch Zeichnungen usw. beliebig ergänzt. Durch Drehen an einer Kurbel oder über einen elektrischen Apparat werden die Frames chronologisch, d.h. nacheinander, an ein Sichtfensterchen herangefahren; das begrenzt die Einsatzmöglichkeit dieser Geräte bereits auf streng lineare Programme. Der Adressat wird nun zu Eigentätigkeit aufgefordert (Selected-Response oder Constructed-Response). Bei der *Constructed-Response* hat er lediglich die Möglichkeit, die niedergeschriebene Antwort mit der erwarteten Antwort zu vergleichen, indem er das Programm weitertransportiert; bei der *Selected-Response* hingegen bekundet er durch Drücken bestimmter Knöpfe oder Setzen anderer mechanischer oder elektrischer Entscheidungsmarken, welche der angebotenen Antwortmöglichkeit er wählt: das Programm bleibt solange arretiert, bis er die richtige Lösung gefunden hat. — Da sich das Programm nur vorwärts, aber nicht rückwärts abarbeiten läßt, hat der Lerner keine Möglichkeit, gemachte Fehler zu korrigieren: der Informationsträger dient am Ende des Programmes zugleich als Protokoll, dem der Lehrer nun entnehmen kann, welche Constructed-Responses er falsch formuliert und in wie vielen Anläufen er die einzelnen Multiple Choice-Fragen gelöst hat.

Gemessen an Material- und Programmieraufwand ist die Effizienz dieses Mediums recht bescheiden.

Analyse für die Dermatologie: Keine Anwendungsmöglichkeiten, da ungeeignet; Tutorials oder Buchprogramme mit kurzen, aber häufigen Zwischentests leisten mehr.

6.3. Audiovisuelle Medien

Audiovisuell (AV) ist jede Information, die über zwei „Kanäle" synchron angeboten wird: über den akustischen und über den optischen Kanal (Abb. 28).

Vergleicht man AV-Medien mit komplexeren Maschinenmedien, so sieht man, daß ihnen einige wesentliche Vorzüge fehlen:
- Sie gestatten eine Kommunikation nur in einer Richtung, erlauben also keinen Dialog

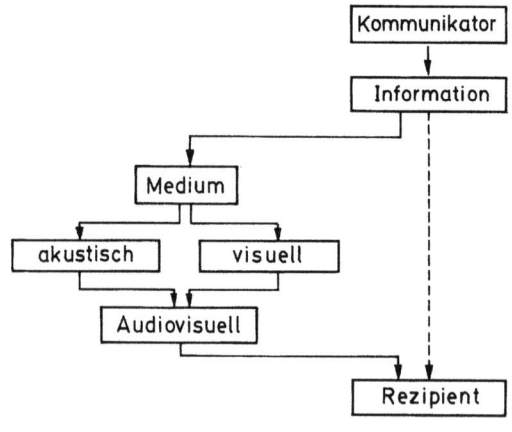

Abb. 28

- Sie sind nicht wegadaptiv
- Sie sind oft nicht zeitadaptiv
- Sie gestatten keine unmittelbare Lernerkontrolle während des Lernvorganges (die Lernkontrolle im Telekolleg ist mittelbar)
- Sie richten sich fast stets an ein Lernkollektiv, sind also antiindividuell.

In diesen Negativkatalog lassen sich die weiter unten dargestellten akustischen und visuellen (optischen) Medien mit einbeziehen.

Die Eigenschaften audiovisueller Medien. AV-Medien sollen dem Lerner objektivierte, also vorgefertigte Unterrichtsabschnitte anbieten, die an bestimmter Stelle in den Unterricht eingebaut werden. Diese Unterrichtsteile nehmen dem Lehrer im Moderatorsystem die Darbietung von Wissensstoff ab und lassen sich zur Wiederholung oder Vertiefung beliebig oft reproduzieren. Sie können Aufgaben stellen und Probleme aufwerfen. Sie sollen sich auf wesentliche und unbedingt notwendige Darstellungen beschränken, also redundanzarm sein; von ihrem Wesen her lassen sie sich zudem weitgehend befreien von störender Überlagerung durch Nebeninformationen.

Allgemeines zum Einsatz audiovisueller Medien. Der Lernstoff, den das Medium anbietet, muß neben besonders gründlicher Vorbereitung vor seinem ersten Einsatz mehrmals in Feldtests erprobt werden; denn da die Geräte einen Dialog nicht gestatten, ist die Gefahr größer, daß der Lerner mißversteht und Falsches lernt. Da sich das System antiindividuell an ein Kollektiv wendet, müssen weiterhin vor dem Einsatz im Unterricht die „Eingangsfähigkeiten" der Lerner ermittelt und definiert werden; entspricht diese Definition einem „Eingangsverhalten", welches wie das Lernziel für diesen (wie für jeden) Lernstoff beschrieben werden muß, dann ist das Medium korrekt eingesetzt.

Die für didaktische Zwecke günstigen zwei „Kanäle" bei AV-Unterrichtsteilen können überfordert, „überlastet" werden, wenn zuviele Informationen auf den Lerner einströmen: er kann nur eine bestimmte maximale Informationsmenge J pro Zeiteinheit aufnehmen und verarbeiten; wird dieser Wert überschritten, so nimmt er notwendig nur einen Teil der Gesamtinformation auf:

$$J_{(A+V)\,max} = k$$

Diese Größe ist für jeden Lerner weitgehend konstant, für ein Lernkollektiv jedoch unterschiedlich. Um zu gewährleisten, daß auch die langsamsten „Informationsempfänger" beim Abspielen eines AV-Unterrichtsteiles mitkommen, ist daher ein Informationsfluß zu wählen, der diesem langsamsten gerecht wird:

$$J_{Kollektiv} \leq J_{min}$$

Definiert man für einen AV-Unterrichtsteil das Eingangsverhalten, so sollte man daher stets die mutmaßliche maximale Informationsaufnahme pro Zeiteinheit mit einbeziehen, um das Kollektiv nicht zu überfordern.

Für den Einsatz in Elementarschulen sowie in der Sekundarstufe werden *zum* Einsatz von AV-Unterrichtsteilen Arbeitshefte gefordert, die der Lerner zum Mit- und Nacharbeiten in die Hand bekommt. Auf derartige Arbeitshefte kann in der Dermatologie unbedenklich verzichtet werden, wenn es um klinische Probleme geht; bei stark theoretischen Darstellungen und Modellen hingegen sind sie erforderlich (Immunologie, Immunchemie, Biochemie der Haut, Allergologie u. ä.).

6.3.1. Der Video-Recorder

Ähnlich wie ein Tonbandgerät speichert der Video-Recorder Bild und Ton auf Magnetband; die Informationen können über jedes handelsübliche Fernsehgerät wiedergegeben werden. Daher besitzt dieses Medium folgende

Hardware-Ausstattung: Video-Recorder
Magnetband
Fernsehmonitor(en)

Vorteile

- Das Magnetband wird wie ein Tonband abgespielt, unterbrochen, zurückgespult, gelöscht und neu bespielt.
- Der Video-Recorder kann über ein Kabel fernbedient werden: der Lehrer bleibt den Lernern zugewandt.
- Taglichtprojektion! Kein Verdunkeln erforderlich!
- Der Lehrer kann mit einer elektronischen Kamera selbst AV-Unterrichtsteile erstellen und aufnehmen.
- Magnetbänder sind — berücksichtigt man den beliebig häufigen Einsatz — vergleichsweise billig: 45 Minuten kosten etwa DM 200,—. Der gesamte *objektivierbare* Lernstoff der dermatologischen Propädeutik, soweit didaktisch relevant, ließe sich z. B. für etwa 500 DM speichern, der einer Vorlesung für Zahn- (oder Human-) Mediziner für etwa das doppelte (bzw. das dreifache) dieser Summe.
- Auf das Magnetband lassen sich Stummfilme, Tonfilme, Ausschnitte aus TV-Programmen (s. auch Telekolleg!), Diapositive oder Reproduktionen aus Büchern übertragen.

Nachteile

- Durch die zeilenweise Darstellung auf dem Bildschirm sind Schärfe und Kontrast oft mit Mängeln belastet.
- Dramaturgie und Regieführung folgen wegen der Art der Medien bei TV-Aufnahmen gänzlich unterschiedlichen Prinzipien als bei Filmaufnahmen. Daraus folgt: Filme kann man didaktisch erfolgreich nur höchst selten über den Video-Recorder anbieten; Gestalter von AV-Unterrichtsteilen müssen fernsehdramaturgisch geschult sein.

Analyse für die Dermatologie. Das vielseitige Speichermedium für Ton, Standbilder und Laufbilder besitzt von allen AV-Medien die kürzeste Zugriffszeit. Soweit gut archiviert, ist jede Information binnen Minuten abrufbar. Überall dort, wo eine zeilenweise Bild- oder Textdarstellung auf einem Monitor genügt, sollte daher der Video-Recorder als didaktisch geeignetes Unterrichtsmittel eingesetzt werden. Seine Hauptaufgabe in den „großen" Vorlesungen wie auch kleineren Kursen ist

- Demonstration von Bildmaterial (besonders Zeichnungen, Schemata, Diagramme etc.),
- Demonstration von Textmaterial (besonders Aufgliederungen, Systematiken, Flußdiagramme),
- Demonstration von filmähnlich aneinandergereihten Einzelbildern, die wie ein Film logische Entwicklungen vermitteln,
- Demonstration von Stummfilm und Tonfilm, soweit (s. o.) geeignet.

Diese objektivierten AV-Unterrichtsteile müssen kurz, höchstens minutenlang sein; sie werden an geeigneter Stelle vom Lehrer in den Unterricht eingeblendet.

6.3.2. Der Electronic-Video-Recorder (EVR)

Der Video-Recorder hat den Nachteil, daß vor dem Abspielen eines objektivierten Unterrichtsteiles das Band eingelegt, am Lesekopf vorbeigeführt, in die Leerspule eingefädelt und angespannt werden muß. Ist Unterrichtsmaterial für eine Vorlesungsstunde auf zahlreichen Bändern gespeichert, so müssen die Bänder wiederholt ausgetauscht werden: selbst bei guter Technik erlahmt bei diesen unvermeidlichen Unterbrechungen die Aufmerksamkeit der Lerner rasch.

Beim EVR wird diese Klippe umschifft: das gesamte didaktische Material wird auf Spezialfilm aufgenommen, dieser in Kassetten abgefüllt. Die Kassetten werden in ein Zusatzgerät eingelegt, daß sich an die Antennenbuchsen des Fernsehempfängers anschließen läßt. Der Vorteil gegenüber Video-Recording liegt auf der Hand: das Material wird abrufbereit, indem der Lehrer den Bildschirm einschaltet und die Kassette einlegt. Da eine Kassette gegen eine andere durch einen einzigen Handgriff ausgewechselt werden kann, zählen „Programmwechsel" nur nach Sekunden.

Zur Zeit werden Fernsehempfänger mit bereits eingebautem Zusatzgerät für die Wechselkassetten entwickelt. — Vorteile, Nachteile und Anwendungsmöglichkeiten für die Dermatologie sind die gleichen wie beim Video-Recorder.

6.3.3. Der Tonfilm

Die kulturellen Entwicklungen machen die Gegenwart mehr und mehr zu einem optischen Zeitalter; die Wort- und Begriffskultur tritt vor dem Bilde zurück. Dieses kulturhistorisch bedingte Phänomen öffnet dem Film — als Leinwand oder Fernsehfilm — Türen und Tore: der Film entspricht dem Prinzip der adäquaten Anschauung; sie hat die Intellektualität und Abstraktheit der alten Didaktik verdrängt. Daß dieser Wandel nicht nur mit Vorteil eingekauft wurde, zeigt der gleichzeitige Wandel unserer Sprache: in ihrem Range herabgewertet, verliert sie mehr und mehr ihre verbale, transitive, aktive Beweglichkeit und Ursprünglichkeit und erstarrt im Nominalen, Passiven.

Aus dem Prinzip der adäquaten Anschauung folgt das Prinzip der Lebensnähe: der Film zeigt Wirklichkeitsausschnitte. Diese wiederum bewirken beim Lerner verstärkte Motivation, besonders wenn es sich wie bei der Dermatologie um ein so betont morphologisches Fachgebiet handelt. Während die Stellung des Filmes früher noch umstritten war („Film *und* Unterricht", „Film *im* Unterricht"), hat man heute seinen Wert als fast autonomen Lernstoffvermittler erkannt und spricht von „Film *als* Unterricht".

Indes bleibt er als Lernstoffvermittler einseitig, da er im Monologsystem Informationen abgibt; einen Dialog mit dem Lerner erlaubt er nicht (s. jedoch oben: Rechnergestützter Unterricht!).

Einteilung der Filmarten. Je nach dem didaktischen Platz, den man einem Film zuweist, entstehen sehr unterschiedliche Unterrichtsgebilde; demnach ist besonders beim Film die Lernzielbeschreibung (= Zuweisung des didaktischen Platzes) von Bedeutung. Diese Feststellung dürfte nun allerdings schon grundsätzlich keinen Zweifeln unterliegen, denn wenn bereits regulärer Unterricht unmißverständliche Lernziele fordert, ist das um so mehr der Fall beim Erstellen von Unterrichtsteilen, die wie der Film objektiviert, beliebig wiederholbar, beliebig reproduzierbar sind. Die hohen Kosten dieser Software bekräftigen diese Forderung. Man unterscheidet die in Tabelle 11 aufgeführten Filmarten.

Es liegt kein Grund vor, noch weiter zu gliedern in „Großer Fortbildungsfilm" oder „Spezialfilm": alle diese speziellen Produktionen lassen sich auf eines der obengenannten Grundelemente zurückführen.

Grundlagenfilm, Kurzfilm und Arbeitsfilm sind didaktisch sehr unterschiedliche Unterrichtsteile; trotzdem sollten sie sich alle auf lineare oder verzweigte Programme zurückführen lassen und damit eine streng logische Struktur zeigen. Natürlich wird diese Struktur nie ganz so sichtbar werden wie bei echten Lehrprogrammen, die ja ständig zu Eigentätigkeiten (Selected-Response, Constructed-Response) auffordern. Und doch wird in den meisten Fällen beim Arbeitsfilm z. B. ein sehr einfaches lineares Skelet durchschimmern, während Kurzfilm oder gar Grundlagenfilm sehr komplexe Strukturen

Tabelle 11. *Filmarten*

Filmart	Beispiel	Dauer (z. B.)
Grundlagenfilm (Unterrichtsfilm, Lehrfilm)	„Erkennung und Behandlung des varikösen Symptomenkomplexes" (= *Gesamtthema:* Physiologie + Pathophysiologie + Diagnostik + Therapie)	40'
Kurzfilm	„Verödungstherapie beim varikösen Symptomenkomplex" (= *Ausschnitt*)	12'
Arbeitsfilm	„Injektionstechnik bei der Venenverödung"	3'

erkennen lassen mit rückwärtigem (erinnernd, wiederholend) und Vorwärtsverzweigen (ankündigend, hinweisend). Entsprechend unterschiedlich ist der Einsatz (s. auch unten): der anspruchslose Arbeitsfilm wird ohne nennenswerte Erläuterung an vorgeplanter Stelle im Unterricht abgespielt und ggf. später wiederholt, der Grundlagenfilm hingegen erfordert je nach Art eine Einführung, Nacharbeit, Diskussion o. ä. Für den Arbeitsfilm genügt meist Schwarz-Weiß-Technik, während der komplexere Film der Farbe bedarf.

Herstellung von Unterrichtsfilmen. Als Hersteller für dermatologische Unterrichtsfilme kommen in Frage

a) die Hautkliniken mit eigenen Teams,
b) die pharmazeutische Industrie,
c) Staatliche Filminstitute.

Aus der obengenannten Schichtung ergibt sich bereits ein gewisses „Zuständigkeitsmuster": Je größer Erfahrung, Ausstattung, Finanzkraft und Leistungsvermögen des Teams (Filmer, Autor, Fachexperte, Didaktiker, Sprecher, Graphiker) sind, desto anspruchsvoller kann sich das Programm für den geplanten Film ausnehmen, und umgekehrt. Stets ist jedoch zu fordern, daß Filmhersteller *und* Lehrer sich zuvor gründlichst beraten: der beste Film ist nichts wert, wenn für ihn im Curriculum kein Platz vorgesehen ist. In jedem Falle muß also die Universität ihr Primat behalten!

Gemessen an ihrem Leistungsvermögen kommt den Hautkliniken das Herstellen von *Arbeitsfilmen* am ehesten zu. Diese Arbeitsfilme müssen keine Meisterwerke sein: eine exakte, durchdachte, anspruchslose Verfilmung der nur minutenlangen Thematik genügt vollkommen. Entwickelt sich nämlich ein unterrichtsfilmischer Perfektionalismus, so entfremdet man dem Lerner zu leicht den Blick für den klinischen Alltag. Außerdem soll das Herstellen von Arbeitsfilmen die wirklichen Lücken füllen: nicht der relativ geringe Bedarf an Grundlagenfilmen hoher Komplexität muß befriedigt werden, sondern das sehr große Defizit an Arbeitsfilmen! Daher sind *viele* Arbeitsfilme, die ausreichend lernintensiv sind, wesentlich geeigneter als *wenige,* auch wenn diese didaktisch nicht überboten werden können.

Längere und komplexere Filme hingegen erfordern diesen didaktischen und technischen Aufwand. Indes kann man auf untermalende Musik — wie oft gebräuchlich — wohl stets verzichten; es geht nicht um Unterhaltung, sondern ums Lernen! Auch Musik ist Information und belastet den akustischen Kanal (s. o.); Filmmusik reduziert daher den AV-Informationsfluß. Schließlich sollte man noch bedenken, daß Musik zwar den Film attraktiver gestalten mag, daß jedoch in Experimenten eindeutig erwiesen wurde, daß erhöhte Attraktivität *nicht* einhergeht mit erhöhter Lern- und Behaltensleistung!

Kurzfilme und besonders *Grundlagenfilme* sind wegen der technischen und personellen Erfordernisse die Domäne der pharmazeutischen Industrie sowie staatlicher Filminstitute. Von den letztgenannten sei das „Institut für Film und Bild", München, und das „Institut für den wissenschaftlichen Film", Göttingen, genannt; beider Arbeitsgebiete ähneln einander und überschneiden sich.

Zum Filmeinsatz im Unterricht. Gleich anfangs muß die bisher nicht gelöste Frage aufgeworfen werden: Wer — Hersteller, Lehrer oder Unterrichtstheoretiker — kann etwas Verpflichtendes darüber aussagen, *wie* der Film im Unterricht verwendet werden soll? Im Rahmen der vorliegenden Arbeit können wir nur zu schon bekannten Interaktionen innerhalb der Dreiheit Film–Lehrer–Lerner Stellung nehmen:

„Film als Unterricht" meint, daß der Film als objektivierter Unterrichtsteil an einer bestimmten Stelle des Gesamt-Unterrichtsprogramms eingesetzt wird, um dort mehr oder weniger selbständige Aufgaben zu übernehmen. Wer den Film so einsetzt, muß ihn also vorher kennen; es ist eine leider vielgeübte, aber didaktisch sehr unvorteilhafte Unsitte, Filme zu bestellen und unbesehen vorzuführen. Auf diese Weise kann man eine Vorbereitung nicht planen, eine Nacharbeit nur improvisieren und läßt etwa im Film falsch dargestellte Informationen über den Lerner hinziehen, ohne vorher abschwächend oder warnend auf „dünne Stellen" hinweisen zu können.

Das Gesagte bedeutet nun aber nicht, daß Filme nur sklavisch dort eingesetzt werden dürfen, wohin man sie schon Wochen oder Monate zuvor einplante: der geübte Lehrer, der „seine" Filme kennt, darf sie durchaus improvisierend an geeigneter Stelle einschieben, wenn sich etwas durch den Film besonders gut erläutern läßt. Natürlich trifft solche Improvisation besonders auf Arbeitsfilme zu, doch können zuweilen auch Ausschnitte aus Grundlagenfilm oder Arbeitsfilm mit Erfolg eingesetzt werden.

Schwierig zu beantworten ist die Frage, in welcher Phase einer Unterrichtsstunde der „große" Grundlagenfilm (oder der „kleine" Kurzfilm) gezeigt werden sollen. Beide, besonders aber der Unterrichtsfilm, sind im Grunde in sich geschlossene didaktische und dramaturgische Einheiten; sie behaupten daher langfristig vorgeplant ihren festen Platz als Bestandteil des Lehrprogramms: der Lehrer spart dem Film im Programm eine bestimmte Stelle aus. Soll er ihm nun den Anfang, die Mitte oder das Ende der Vorlesungsstunde zuweisen? Wir stellen im Folgenden zunächst die Hauptkriterien zusammen und werten dann abschließend.

Film zu Unterrichtsbeginn. Der Film bringt eine Einleitung oder Einführung in ein neues Stoffgebiet, entfaltet vor noch aufnahmefähigen Lernern seinen ganzen Gehalt an didaktischen Intentionen, wirft Probleme auf und verdrängt, selbst unterrichtend, den Lehrer zunächst in eine Vermittlerposition. Danach, beim Auswerten, übernimmt der Lehrer die Rolle eines didaktischen Moderators.

Film in Unterrichtsmitte. Der Lehrer bringt selbst zunächst ausführliche Erläuterungen, läßt dann den Film sprechen und moderiert abschließend; schlechter: der Lehrer schließt ein Stoffgebiet der vorangegangenen Unterrichtsstunde ab und stellt nach einer Zäsur das neue Stoffgebiet mit einem Film vor.

Film am Unterrichtsende. Der Lehrer stellt den Lehrstoff zunächst umfassend dar und schließt mit dem Film ab; der Film leistet an dieser Stelle Mehrfaches: er faßt zusammen, wiederholt, vertieft, korrigiert etwa falsch verstandenes und läßt so die entstandenen Eindrücke reifen. Je ästhetischer und fachlich wie didaktisch ausgefeilter er ist, desto mehr fühlt sich der Lerner zugleich am Schluß der Stunde belohnt, denn fast immer wird ein Film die Lehrwirksamkeit einer Lehrperson übertreffen.

Aus dem Gesagten folgt, daß man Unterrichtsfilm und Kurzfilm vorzüglich zu Unterrichtsbeginn, sehr wohl auch am Unterrichtsende, kaum jedoch in der Unterrichtsmitte zeigen sollte. Die Entscheidung darüber fällt jeweils der Lehrer, sobald er den Film kennt.

Vor- und Nachteile des Films

Vorteile:
- Hervorragende Bild- und Farbqualität
- Übersichtliches, nicht ermüdendes Bildformat
- Stereophonie

Nachteile:
- Dunkelprojektion
- Mechanisches Spulen, falls keine Kassetten
- Ablenkung der Lerner bei den Vor- und Nachbereitungen
- Begrenzte Lebensdauer, da der Turnover mit der Wissenszunahme parallel geht.

Analyse für die Dermatologie. Tonfilme sind in der Dermatologie eher entbehrlich: es besteht ja ein hoher Bedarf an Arbeitsfilmen, nicht an Grundlagenfilmen; Arbeitsfilme jedoch müssen nicht unbedingt vertont sein. Das zuvor Gesagte sei wiederholt: zahlreiche einfache, aber aussagekräftige Arbeitsfilme sind nützlicher als wenige technisch vollkommene. Erst wenn diese kurzfristige Planung erreicht ist, sollte man schrittweise die veraltenden Arbeitsfilme neu auflegen und zugleich vervollkommnen.

6.3.4. Die Tonbildschau

Das Prinzip der Tonbildschau ist die Projektion von Diapositiven oder Filmen auf eine dem einzelnen Lerner zugewandte Mattscheibe oder einen Fresnell-Bildschirm, synchron mit dem gesprochenen Text oder anderen Geräuschen. Diapositive werden meist in einer Karusselkassette eingespeichert, Filme in üblicher Weise eingespult oder als Filmkassette eingelegt; der Ton wird dem Lerner über eingebauten Lautsprecher oder Kopfhörer zugespielt. Wie bereits beim Rechnergestützten Unterricht angegeben, hat also die Mechanik dieses AV-Mediums sehr viel mit einer Scrambled Book-Maschine gemein, mit dem allerdings entscheidenden Unterschied, daß im RGU beliebig verzweigte Programme gefahren werden können, in der Tonbildschau jedoch nur lineare. Da Bild und Ton bei den meisten Systemen auf getrennten Informationsträgern gespeichert sind, bieten sich zwei Vorteile: Änderungen im Bildteil/Tonteil lassen sich verhältnismäßig leicht durchführen; unabhängig vom Tonteil, der mit gleichbleibender Geschwindigkeit ausgegeben wird, kann der Lerner die Geschwindigkeit des Bildteils von 0—24 B/sec kontinuierlich einstellen. Will er z.B. eine bestimmte Schnittführung bei einer plastischen Gesichtsoperation erlernen, so kann er zunächst den Ton anhalten und die Bilder in sehr langsamer Folge (bis zum Standbild) an seinem Auge vorbeiziehen lassen; unklare Bildfolgen kann er — ebenfalls durch einfachen Tastendruck — beliebig oft wiederholen; am Ende kann er den ganzen Abschnitt noch einmal im natürlichen Tempo sehen und dann im Programm weiter fortfahren.

Die wesentlichen *Vorteile* also sind:
- Keine Leinwand erforderlich
- Kein Verdunkeln erforderlich
- Zeitadaptivität
- Selbsterstellen von Programmen möglich
- Beliebiger Vor- und Rücklauf von Bild und Ton
- Überspielen von Diareihen und Filmen möglich (*hier* gelingt das Überspielen von Filmen im Gegensatz zum Video-Recorder: die Bildfläche ist eine Mattscheibe und kein Fernsehschirm mit Zeilendarstellung!).

Analyse für die Dermatologie. Anwendungsmöglichkeiten überall dort, wo nicht ein großes Lernerkollektiv, sondern nur *einzelne* sich ein bestimmtes Fachgebiet oder eine bestimmte Technik erarbeiten sollen. Die Tonbild-

schau ist daher für einzelne Studenten mit Spezialinteressen geeignet, darüber hinaus aber auch für Dermatologen in der Facharztausbildung oder für niedergelassene Fachärzte oder praktische Ärzte zur Weiterbildung. Als Beispiele für derartige Spezialthemen seien genannt:
„Die Technik des Spermiogramms",
„Die histologische Differenzierung der Retikulosen",
„Entnahme und Versand von virushaltigem Material" usw.

6.3.5. Die Bildplatte

Prinzip: Bild- und Tonsignale werden von der Herstellerfirma in eine dünne flexible PVC-Folie gepreßt; ein spezielles Abspielgerät überträgt die gespeicherten Informationen auf einen normalen Fernsehschirm. Der Bildplattenspieler muß mit 1500 U/min arbeiten (im Gegensatz zur Schallplatte: $33\frac{1}{3}$ U/min), da ja 25 Fernsehbilder/min übertragen werden müssen; die Bildplatte rotiert dabei auf einem Luftpolster.

In der Arbeitsweise ist die Bildplatte am ehesten dem Video-Recorder vergleichbar, der ebenfalls audiovisuell über Bildschirm überträgt; sie ist indes mit sehr erheblichen Nachteilen belastet:

- Da nur die Herstellerfirma Bildplatten prägen kann, ist eine Reproduktion wesentlich teurer und umständlicher als das einfache Überspielen auf ein zweites Magnetband.
- Die gespeicherte Information „sitzt" irreversibel: veraltete Programme können nicht gelöscht oder überspielt werden.
- Der Lehrer kann keine eigenen Programme selbst speichern.
- Die Bildplatte (Durchmesser 21 cm) bietet nur ein Fünfminutenprogramm. Will man längere Programme schreiben lassen, so muß man den Umweg über einen Magazinspieler (bis zu 12 Single-Platten) beschreiten.

Analyse für die Dermatologie: Ungeeignetes Medium.

6.3.6. Weitere Systeme

Wir beschreiben hier lediglich *ein* neues System, für das sich allerdings noch keine offizielle Medienbezeichnung gefunden hat; man kann es am ehesten „Magnetton-Bildplatte" nennen.

Prinzip: Der Datenträger ist eine DIN A 4-Folie. Die *Vorderseite* ist leer und kann vom Lehrer mit Illustrationen und Texten versehen werden; dazu eignen sich alle (auch farbige) Druckverfahren, Schreibmaschine, Faserschreiber, Buntstift, Wasser- oder Ölfarbe, Bleistift oder Kugelschreiber sowie aufzuklebende Fotos, Zeichnungen usw. Die *Rückseite* ist magnetbeschichtet und nimmt ein (akustisches) Programm von 4 Minuten Dauer auf. Die Folie wird mit der „Ton" (= Rück)-Seite nach unten auf das Steuergerät gelegt und bleibt unbeweglich im Blickfeld des Lerners; die akustische Information wird über einen unter der Folie rotierenden Magnetkopf abgerufen und dem Lerner über Lautsprecher oder Kopfhörer zugespielt.

Vorteile des Systems sind:
- beliebige Steuerung (Vorlauf, Rücklauf, Wiederholung) durch den Lerner,
- Zeitadaptivität
- Möglichkeit der eigenen Programmerstellung
- Möglichkeit der Programmvervielfältigung
- Möglichkeit des Löschens und Überspielens
- Archivierungstechnik: Die Folien können in jedem DIN-genormten Ordner abgeheftet werden.
- Gegen Knicken und Verschmutzung weitgehend unempfindliche Folien.

Nachteil des Systems: da für einen Vier-Minuten-Text nur eine Bildseite zur Verfügung steht, tritt dieses AV-Medium weit hinter Video-Recorder, Tonfilm oder Tonbildschau zurück.

Zusatzausstattungen. Mehrere Einzelgeräte können on-line an einen Kleinrechner angeschlossen werden; die Lerner arbeiten ihr Programm ab — meist wird es aus M-Frames (= Multiple-Choice-Frames) bestehen — und geben ihre Antwortwahl dem Computer mittels einer Wähltastatur ein (ähnlich wie beim beschriebenen Rechnergestützten Unterricht). Der Rechner informiert den Lehrer, der frontal seiner Adressatengruppe sitzt, über die einzelnen Lernabschnitte und Fehler seiner Lerner. Aufgrund dieser laufenden Zwischenergebnisse kann sich nun der Lehrer in den Unterricht einschalten und via Mikrophon-Kopfhörer notwendige Informationen abgeben; er kann dabei, gesteuert durch den Rechner, wahlweise ansprechen
- die ganze Adressatengruppe
- die Gruppe der richtig Antwortenden
- die Gruppe der falsch Antwortenden
- den einzelnen.

Voraussetzung ist, daß jeder Lerner einen Ordner mit allen Magnetton-Bildplatten in Händen hat.

Analyse für die Dermatologie. Ähnlich wie die Tonbildschau überall dort einzusetzen, wo eine sehr kleine Adressatengruppe, besser noch der einzelne sich ein bestimmtes Fachgebiet oder eine bestimmte Technik erarbeiten sollen. Da der Informationsgehalt der Bildseite der Folie recht beschränkt ist, kommen auch nur recht einfache Programme in Frage, bei denen das Bild nicht wesentlicher Bestandteil sein darf, sondern lediglich erläutert und unterstützt.

6.3.7. Das Fernsehen

Das Fernsehen kann im Unterricht drei Funktionen übernehmen:
a) Es überträgt Unterrichtsteile unmittelbar, „life".

b) Es bietet vorgefertigte, objektivierte Unterrichtsteile.
c) Es bietet vorgefertigten, regulären Unterricht.

Wir haben die Möglichkeiten der life-Übertragung (a) bereits weiter oben bei der Visualisierung (zweidimensionales Bild) dargestellt und weiter beim Video-Recorder die Verwendung für vorgefertigte, objektivierte Unterrichtsteile (b). „Fernsehen" meint also im Folgenden, daß dieses Medium den Unterricht *voll* übernimmt, daß der Lehrer auf dem Bildschirm auftritt usw. Dieses Konzept ist seit längerer Zeit bekannt und in verschiedenen Disziplinen geübt als „Telekolleg" oder als „Fernstudium im Medienverbund". Leider überwiegen zahlreiche Nachteile (DOHMEN, 1971):

- Die Informationsaufnahme ist eher flüchtig und ungenau.
- Die „One-Way-Communication" schließt unmittelbaren Feedback und Dialog aus.
- Anhalten oder Rekapitulieren des Bildes ist nicht möglich: nicht zeitadaptiv.
- Alle Lerner beschreiben die gleiche Lernstrecke: nicht wegadaptiv.
- Das Lernen ist überwiegend rezeptiv, aktives Suchen und Erarbeiten im Sinne z.B. des „forschenden Lernens" ist nicht möglich: problemorientiertes, forschenden Studium kann so weit zurückgedrängt werden, daß man eigentlich nicht mehr von wissenschaftlichem Studium sprechen kann.

Wir stellen im Folgenden vier Formen des Hochschulfernsehens vor (nach GUHDE, 1970):

Hochschulinternes Fernsehen

Synonym: Closed Circuit Television = CCTV.

Wesen: Die Vorlesung ist nicht mehr die Leistung eines einzelnen: ein Team plant und koordiniert die wesentlichen Teile und testet, ggf. revidiert sie vor dem Einsatz. Die Sendungen werden ausschließlich innerhalb der Hochschule gesendet und empfangen. Gegenüber der personalen Vorlesung ändern sich in einer reinen TV-Vorlesung Lernerfolg, Verstehen und Merkleistung nicht (amerikanische Experimente).

Eignung: Besonders dort, wo es auf die Demonstration (Großlupenfotos!) ankommt und nicht auf abstrakte Informationen.

Vorteile: Die Zahl der Lerner ist nur begrenzt durch die Zahl der (Räume mit) Monitoren. Einen Einfluß auf den Lernerfolg hat die Teilnehmerzahl nicht. Der abgedunkelte Raum scheint Aufmerksamkeit und Konzentration zu erhöhen. Der Lehrer kann seinen eigenen Auftritt sehen (s. später: Unterrichtsbeobachtung) und daraus lernen. Wesentliche Veranstaltungen werden auf Band archiviert und multipliziert: Fernsehbibliotheken („Medio"-theken), Speicher- und Verleihzentren.

Nachteile: Siehe oben!

Hochschulexternes Fernsehen

Synonym: Open Circuit Television (OCTV)

Wesen: Die (Life- und Record-) Sendungen, in der Universität oder extern produziert, werden von den öffentlichen Fernsehanstalten frei ausgestrahlt und sind damit jedermann zugänglich.

Nachteile (nach DOHMEN, 1971): Hochschulfernsehsendungen sind an bestimmte *Sendezeiten* gebunden. Man kann sie daher nicht flexibel einbeziehen in örtliche oder individuelle Studiengänge, die nach ihrem eigenen Zeitplan ablaufen. „Daraus ergibt sich das Problem zeitlich nicht zusammenstimmender, disparater Studienimpulse, die einen systematischen Lernprozeß unter Umständen mehr stören als fördern können" kritisiert DOHMEN; er sieht zwar als Ausweg den umständlichen Weg über das Video-Band, fragt jedoch weiter, ob man dann nicht lieber gleich auf Kassettenproduktion übergehen solle. — Die *Sendedauer* wird von den Rundfunkanstalten meist langfristig festgelegt, so daß die Autoren einer Lerneinheit gezwungen sind, deren oft sehr unterschiedliche Länge stereotyp der Standard-Sendedauer anzupassen.

Video-Tape-Recording

Die Lerneinheiten werden in der Universität oder extern von vornherein auf Band gespeichert und in Kassettenform ausgeliehen, ausgetauscht oder verkauft. Ihr Einsatz ist beschrieben beim Video-Recorder und Electronic Video-Recorder.

Unterrichtsmitschau in der Lehrerbildung

Synonym: Classroom Observation

Der Unterrichtsablauf wird von ferngesteuerten Kameras aufgenommen und später der wissenschaftlichen Evaluation zugänglich gemacht.

Erstellung von TV-Unterrichtsteilen

Im Rahmen dieser Arbeit sei nur die Problematik gestreift: Die Initiative zum Hochschulfernsehen, die fachlichen, didaktischen und dramaturgischen Aspekte müssen von den Hochschulen ausgehen, nicht etwa von den Sendeanstalten; auch die Leitung muß bei den Universitäten verbleiben. Würde man diese elementaren Anstöße den Fernsehanstalten zugestehen, so entstünde ein fachfremdes Bild von Lehrern, Lernern und didaktischen Voraussetzungen.

Analyse für die Dermatologie

Im Rahmen der augenblicklichen Studienpläne läßt sich der Einsatz des Fernsehens im Unterricht beschränken auf Life-Übertragungen und vorgefertigte Unterrichtsteile, die man über Video-Recorder/EVR darbietet.

6.4. Akustische Medien

Wird eine Information über *nur einen* Kanal angeboten, so finden wir die Vorzüge des anbietenden Mediums noch über das Maß dessen hinaus geschrumpft, was wir bereits bei den AV-Medien eingangs einschränkten. Es ist daher nützlicher, nicht die Vorteile oder Nachteile dieser Medien gegeneinander abzuwägen, sondern lediglich ihre *Eigenschaften* darzustellen:
- Sie gestatten keinen Dialog
- Sie sind zeitadaptiv (Ausnahme: Funkkolleg)
- Sie sind nicht wegadaptiv
- Sie sind meist antiindividuell
- Sie gestatten keine unmittelbare Lernerkontrolle während des Lernvorganges (die Lernkontrolle im Funkkolleg ist mittelbar)

Da überdies der Lerner die Mehrzahl allen abstrakten Wissens von Kindesbeinen an als gesprochenes Wort aufnimmt, verliert ein akustisches, textvermittelndes Medium noch mehr an Motivation für den Lerner mit einer Ausnahme: dort nämlich, wo Schallinformationen gelernt werden sollen wie in der Medizin bei der Auskultation des Herzens und der Lunge.

6.4.1. Das Tonband
In der Dermatologie ungeeignet.

6.4.2. Der Rundfunk
Ein Funkkolleg „Dermatologie" im Rahmen eines „Fernstudium im Medienverbund" ist derzeit ineffektiv. Die Gründe dafür sind denen analog, die wir im Abschnitt „Das Fernsehen" aufführten.

6.5. Visuelle Medien

Auch die visuellen Medien werden über *nur einen* Kanal angeboten; sie haben daher weitgehend die gleichen Einsatz-Eigenschaften wie die akustischen Medien. Indes besteht zwischen akustischer und visueller Perzeption ein so klaffender Unterschied, daß wir an dieser Stelle noch einmal auf das Kapitel „Anschauung" hinweisen müssen: Fast stets ist die bildhafte Darstellung jeder textlichen weit überlegen.

Da aber visuelle Medien meist nicht allein für sich sprechen, besonders wenn sie hier und da in den Unterricht eingestreut werden, muß der Lehrer den dazugehörigen Kontext liefern. Leider verfällt er dabei sehr häufig dem

Fehler, sich von den Lernern ab- und dem Objekt zuzuwenden und so zum Objekt gerichtet zu sprechen. Damit entschwinden die Lerner aber sogleich dem meist mühsam aufgebauten didaktischen Feld, der Unterricht erleidet eine Zäsur. Um das zu verhindern, muß der Lehrer jedes Objekt, das er darstellen will, in all seinen Einzelheiten beherrschen.

6.5.1. Der Stummfilm

Bereits im Kapitel über den Tonfilm wurde das wesentliche über den Stummfilm gesagt; eine Wiederholung an dieser Stelle erübrigt sich daher.

Analyse für die Dermatologie: Der Stummfilm hat seinen Anspruch durchaus nicht verloren, auch wenn er etwas „aus der Mode" gekommen ist. Er ist ein leicht und rasch herzustellendes Unterrichtsmittel; allerdings hat er nur als Arbeitsfilm Berechtigung und Wert, denn für Kurzfilme oder gar Grundlagenfilme ist er bei weitem zu anspruchslos.

6.5.2. Das Diapositiv

Daß das Diapositiv nicht nur seinen Platz bei der konventionellen Diapositivprojektion hat, wurde bereits bei der Beschreibung der Scrambled Book-Maschine und der Tonbildschau erläutert; weiterhin wurden bereits im Abschnitt „visuelle Aspekte" zwei Wesensmerkmale des Diapositivs an Beispielen dargestellt: daß es nämlich Datenträger für textliche *und* bildliche Informationen sein kann.

Wir wollen im Folgenden nur die einfache Diapositivprojektion betrachten als das Hilfsmittel des Dermatologen, der ein gedankliches und/oder räumliches Nebeneinander notgedrungen in aufeinanderfolgenden Worten, Sätzen und Bildern nacheinander darstellen muß. Die folgerichtige Frage nach der dafür günstigsten Reihenfolge ist daher seit langem ein immer wieder erörtertes Problem der Methodik der Darstellung.

Der Lehrer hat für den vorgesehenen Lernstoff zunächst nur eine mehr oder weniger strukturlose Menge $\{m\}$ aller Einzeldiapositive ausgewählt, von denen ein jedes eine bestimmte Information I trägt. Ungeordnet vorgeführt, erhielte der Lerner also eine Summe von Informationen, die sich Σ_{Im} ausdrücken ließe. Da der Lerner jedoch — selbst innerhalb einer solchen *inkohärenten Lichtbildreihe* — hier und da durch Verknüpfen Assoziationen herstellen dürfte, wird das Informations*ganze,* da er am Ende gelernt hat, mehr sein als die Summe der einzelnen (Informations-) *Teile:*

$$\Sigma_J \left(\frac{I\,ass}{ass} \right) > \Sigma_{Jm}$$

Dieser Informationszuwachs ist daraus zu verstehen, daß ja „Assoziationen" im Grunde mit „Informationen" gleichzusetzen sind.

Um aber als *strukturierte Lichtbildreihe* Bedeutung anzunehmen, müssen Diapositive erst in die Ebene der Bildsprache gehoben werden (HEIMANN). Das geschieht vor allem durch die Montage, die klassische Methode der Sprachschöpfung durch bildimmanente Mittel: Eine gestaltlose Masse von Bildern wird durch lineare Anordnung zu einer strukturierten Reihe mit einer bestimmten Sinnartikulation angehoben. „Was man am raschesten vergißt, sind isoliert stehende Einzelheiten. Assoziationen, die behalten werden, waren Glieder und Teile eines erlebten Ganzen. Auch beim Üben heißt Lernen Zusammenhänge schaffen, Struktur, Gestalt" (ROTH). Für eine derartige strukturierte Lichtbildreihe, in der alle Teile durch Assoziationen verknüpft sind, gilt nun wiederum, daß sie informationsreicher ist als eine inkohärente:

$$\Sigma_{J_{(ass)}} > \Sigma_J \left(\frac{\neg ass}{ass} \right)$$

Stellen wir uns nun die einzelnen Diapositive als Frames oder als größere Lerneinheiten vor, so haben wir nichts anderes getan, als zwischen ihnen (meist) formal-logische Beziehungen herzustellen. Die Strukturen, die der Lehrer verwendet, um eine Menge von Bildern {a, b, c, d, e} zu verknüpfen, lassen sich auf einige wenige Elemente zurückführen:

a) Wenn–Dann–Beziehung (Abb. 29).

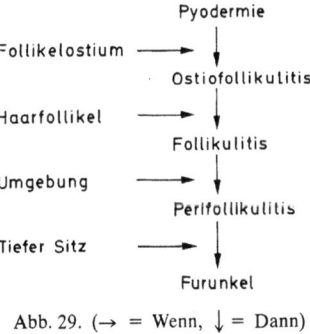

Abb. 29. (→ = Wenn, ↓ = Dann)

In der gewonnenen Reihe a→b→c→d→e sehen wir die Erkrankungen bereits nach Schwere gewichtet; wir können die Beziehung auch ausdrücken a<b<c<d<e.

b) Systematische Beziehung: es sei hier lediglich das später gebrachte Beispiel eines „Erkennungsbaumes" vorweggenommen (Abb. 30).

c) Zeitliche Beziehung: z.B. Strahlenreaktion (vereinfacht): Erythem → Erosivreaktion → Indifferenzphase → Röntgenoderm → Spätschaden.

Wir haben diese Ausführungen bewußt beim „Diapositiv" vorgebracht, obgleich sie auch schon an früherer Stelle einen geeigneten Platz gehabt hät-

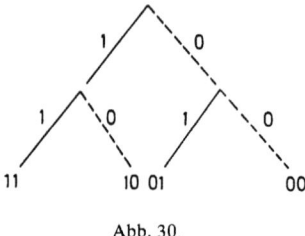

Abb. 30

ten. Es ist jedoch unser Anliegen, damit gerade an dieser Stelle die wiederholt aufgeworfene Frage nach dem didaktischen Ort des Diapositivs aufzuwerfen. Im Schrifttum gliedern sich die Meinungen in zwei Lager: die einen messen der Bildreihe den Wert einer autonomen Lehrveranstaltung zu, die anderen bewerten sie lediglich als Illustration. *Wir hoffen verdeutlicht zu haben, daß die strukturierte Bildreihe in geübter Hand eigenständigen Lehrcharakter besitzt.*

Eigenschaften des Diapositivs:
Vorteile: • optimale Bildqualität
Nachteile: • nur raumfordernd zu katalogisieren
• nur mit dem Auge abrufbar; es gibt zur Zeit weder geeignete elektronische noch mechanische Verfahren, um gespeicherte Diapositive nach bestimmten Merkmalsmustern abzurufen.
• Projektion nur im verdunkelten Raum.

Analyse für die Dermatologie:
a) Demonstration von Krankheitsbildern (aber nur dann, wenn geeignete Patienten fehlen oder aus unterrichtstechnischen Gründen nicht allen Lernern gezeigt werden können).
b) Demonstration von dermato-histologischen Präparaten (zur Zeit genügt diese Technik, da das Mikroskopieren nicht zu den Lernzielen der Dermatologie für Studenten gehört. Dieser Punkt ist jedoch bei einer Änderung der Studienordnung zu berücksichtigen!)
c) Demonstration von Lupenaufnahmen der Haut usw., die das Auflösungsvermögen des Auges übertreffen.
d) Demonstration von strukturierten Bildreihen als weitgehend autonome visuelle Unterrichtsteile.
e) Demonstration von Schlüsselbegriffen, Merksätzen u. ä.
f) Demonstration von Tabellen, Systematiken, Flußdiagrammen, Stadien usw. An dieser Stelle muß vor einem oft gemachten Fehler dringlich gewarnt werden: Vorlagen aus Büchern oder Zeitschriften eignen sich nur in den seltensten Fällen. Sie müssen, da sie meist sehr viele Informationen enthalten, aufgegliedert, vereinfacht, redundanzarm gemacht werden

und sind erst dann projektionsreif. Stellen sie umfangreiche Sachverhalte dar, so sollte der Lerner ausschließlich ein entsprechendes hektografiertes Exemplar in die Hand bekommen.

6.5.3. Das Episkop

Episkope können durchsichtige oder undurchsichtige Vorlagen bis zur Größe 25 cm × 25 cm projizieren. Meist fordern die Vorbereitungen längere Zeit, die Abbilder werden blaß und schlecht und nur bei Vollverdunkelung ausreichend erkennbar. Besser ist eine Verwandlung der Vorlage in ein Diapositiv.

Anwendungsmöglichkeit in der Dermatologie: Keine, da *sehr* ungeeignet.

6.5.4. Gedrucktes Material

Wir haben weiter oben die Bedeutung und die Vorteile bildhafter, "visualisierter" Informationen dargelegt; wir müssen nun das scheinbare Primat derartiger Informationen abschwächen, wenn wir uns dem geschriebenen Wort zuwenden (z. T. nach PETERS, 1971):

Bilder sind "Ausdrucksmittel illiteraler Art" (WADEK); indem die Konkretheit eines Gegenstandes oder Symbole für etwas abgebildet werden, wird der Gegenstand in seiner jeweiligen Besonderheit wiederholt. Das Bild ist also eine *Reproduktion,* nicht jedoch eine *Transformation,* also eine Übersetzung in ein (Wort-) Zeichen. Visualisierte Informationen sind verbalisierten Informationen an Informationsexaktheit strukturell unterlegen, denn die Sprache abstrahiert Reales zu Begriffen, kennzeichnet das Allgemeine und sieht von den Besonderheiten der Phänomene ab. Gedruckte Sprache wiederum besitzt einen höheren Abstraktionsgrad als gesprochene, da ihr Artikulation, Intonation und Gestik fehlt. Durch gedruckte Sprache läßt sich daher Information weit ökonomischer übermitteln. "Da es beim Studium vor allem um das Erkennen und um den Aufbau fachspezifischer Denkstrukturen geht, die sich vorwiegend in sprachlicher Form darstellen, da abstrakte Sachverhalte vermittelt und abstrakte Denkoperationen wie das Lösen von Problemen und das Erkennen und Anwenden von Prinzipien eingeübt werden müssen, hat das Medium des gedruckten Wortes zu den besonderen Lernzielen des Hochschulstudiums eine bemerkenswerte Affinität ...." (PETERS).

Die hervorstechenden Eigenschaften gedruckten Materials sind:
- Multiplikationseffekt   — Druck, Vervielfältigung
- Speicherungseffekt   — Archiv
- Distributionseffekt   — Ausleihe, Verkauf, Versand
- Individualisierung   — Zeitadaptiv

Gemessen an diesen Eigenschaften befremdet die häufige Auffassung, daß gedrucktes Material nur eine traditionelle Appendix darstellt, die im Medienverbund die Funktion lediglich eines Hilfsmediums innehat, und die durch Verwenden möglichst vieler AV-Medien mehr und mehr überwunden werden sollte. „Die Diskussion über den Einsatz technischer Medien im Zusammenhang mit der Entwicklung neuer Lehrformen im Hochschulunterricht rückt allem Anschein nach die Tatsache allzusehr in den Hintergrund, daß schriftliches Lehrmaterial verschiedenster Art nach wie vor die verbreiteste Art der Wissensvermittlung darstellt" (HOFER). Verglichen mit anderen Unterrichtsformen — Vorlesung, Übung, Tutorial, Gruppenarbeit — spielt es nämlich auch heute noch an der Hochschule die weitaus wichtigste Rolle im Lernprozeß. Darüber hinaus wird der Einsatz neuer Medien den Bedarf an schriftlichem Lehrmaterial weiter steigen: bei allen sogenannten Medienverbundsystemen werden Lehrprogramme, Lehrbriefe, Übungshefte, Arbeitspapiere und Skripten im Lernprozeß den Großteil der Wissensvermittlung übernehmen müssen.

Da immer wieder aufgefallen war, daß Studenten mit Vorliebe aus kurzgefaßten Skripten lernen, selbst wenn ihnen audiovisuelles Material zur Verfügung stand, untersuchte HARTMANN die relative Effektivität verschiedener Lernkanäle und schloß: akustisches Lernmaterial ist angezeigt bei jungen Kindern, wenig gebildeten Erwachsenen und relativ leichten Lerninhalten; je differenzierter jedoch der Erwachsene und je schwieriger das Material, desto geeigneter ist die untersuchte Alternative, das Buch. „Man kann daher mit einer gewissen Berechtigung vermuten, daß schriftlich angebotenes Lernmaterial von Studenten auch aus Gründen bevorzugt wird, die über die Möglichkeit zur beliebig wiederholten und intensiven Vornahme hinausgehen und die in strukturellen Charakteristika des Aufnahmeverhaltens von Studierenden gegenüber komplexem Wissensstoff zu suchen sind" (HOFER).

Vergleicht man das eben Gesagte mit den weiter oben dargestellten Möglichkeiten, die audiovisuelle oder gar Maschinenmedien bieten — Dialog, Zeit- und Wegadaptivität, Kontrolle des Lernerfolgs, Aufforderung zur Eigentätigkeit usw. —, so spürt man zwar, daß den Autoren mit Recht an der Rehabilitierung des Lehrbuchs gelegen ist; daß sie jedoch aus nur unzureichender Kenntnis und Erfahrung komplexe Medien etwas in den Hintergrund zu spielen scheinen. Wir bestreiten die eminente Wichtigkeit *guter* Lehrbücher nicht, wollen sie jedoch in die Mitte aller anderen Lehrmedien gestellt sehen (s. später: Moderator-System).

Was bedeutet nun aber das Buch für den Studenten? Wie will er es haben? FEEST und KAPUSTE befragten eine große Anzahl von Studierenden nach der Art des Selbststudiums und der Examensvorbereitungen und erfuhren:

Nur 30 % bereiteten sich ausschließlich oder weitgehend nach Lehrbüchern vor, dagegen mehr als 50 % so gut wie ausschließlich nach den Skripten eines Repetitors; diese Zahlen sind vermutlich überdies verzerrt, da sich mancher ungern zu Skripten bekennt; die Zahl der Skriptenlerner liegt wohl höher. Die Lehrbücher wurden meist abgelehnt, weil ein Student, auf ihnen aufbauend, praktisch nach dem Physikum anfangen müsse, auf das Examen hin zu lernen, da sonst die Menge nicht zu bewältigen sei. Herkömmliche Lehrbücher seien zudem primär nicht so verfaßt, daß man sich damit aufs Examen vorbereiten könne; es gebe allerdings in einzelnen Fächern Lehrbücher, die einem Skriptum ebenbürtig seien oder es sogar überträfen.

Andererseits werden auch Skripten nicht einheitlich bewertet: man begrüßt den didaktischen und systematischen Aufbau und ihre Konzeption, die auf Examensvorbereitung hinziele, und den umfassenden, gegliederten Überblick, den ein Lehrbuch in dieser Weise nicht vermittle: es stelle zwar größeres Wissen bereit, lasse aber Zusammenhänge nicht so klar werden. Bemängelt wird hingegen, daß ein Skriptum oft nur Fakten lapidar vorsetze, ohne ihr Zustandekommen darzustellen, und daß es sehr selten eine Einsicht in Wesentliches und Unwesentliches vermittle.

Neben diesen Wertungen von Lehrbuch und Skriptum sind außerordentlich interessant die Darstellungen der Studenten, *wie* sie ein Fach aus einem Lehrbuch/Skriptum erlernen; sie sind interessant deswegen, weil der Autor auch die Arbeitsweise des Lerners kennen und berücksichtigen muß:

Lernzeit
a) Nebenfächer (dazu zählt die Dermatologie) werden fast ausschließlich während des Examens, also binnen Tagen, gelernt.

Lerntechnik
b) Der Student zieht Wesentliches als Exzerpte aus den Büchern heraus und lernt es („Drill") kurz vor der Prüfung.
c) Der Student akzentuiert Wesentliches durch Anstreichen und Unterstreichen und wiederholt dies als kurzgefaßtes Repetitorium kurz vor dem Examen.

Analyse für die Dermatologie:

Zu a): Ein dermatologisches Lehrbuch muß im Umfang auf die (relative) Bedeutung eines „Nebenfaches" zugeschnitten sein, da ihm der Student sonst minderwertige, kürzere Skripten vorzieht.

Zu b) und c): Ein dermatologisches Lehrbuch muß so strukturiert und schattiert (s. unten) sein, daß der Student es sowohl im Ganzen als Lehrbuch abarbeiten kann, hingegen auch unter Beschränkung auf Wesentliches als Repetitorium.

Wir werden im Folgenden zunächst das Lehrbuch in umfassender Weise darstellen; ein großer Teil seiner Merkmale ist jedoch auch auf die anschließend erläuterten Buch-Medien (Programmiertes Buch, Scrambled Book) anzuwenden, ohne daß jedesmal explizit auf sie hingewiesen wird.

Das Lehrbuch

„Lehrbücher sollen anlockend sein. Das werden sie nur, wenn sie die heiterste und zugänglichste Seite der Wissenschaften darbieten" (GOETHE). Wie schwer diese Forderung zu erfüllen ist, wird jedem offenbar, der, selbst ein Lehrbuch schreibend, sich ständig seiner Verantwortung vor den Lesern bewußt sein muß, oder der ein Lehrbuch kritisch liest. Widmet sich der Autor nämlich zu uneingeschränkt seinen Lesern, bemüht, auch das letzte Mißverstehen durch einfache Schilderung und Sprache zu beseitigen, so wird der didaktikferne und unterrichtsfremde Theoretiker die Darstellung als zu leicht, oberflächlich, „unseriös", vielleicht gar als „Pop-Science" (FUCHS) ablehnen. Kommt ihm der Autor indes entgegen, dann lehnt sie der Lerner als zu unstrukturiert-wissenschaftlich und zu weltfern ab. Die fast spielerische Leichtigkeit, in der viele angelsächsische Lehrbücher geschrieben sind und in denen selbst Ironie und Humor einen festen, durchaus nicht unseriösen Platz behaupten, sollten uns leiten; Friedrich Theodor VISCHER schreibt: „Es mag der Stil mehr Schwere angenommen haben, als selbst der streng wissenschaftliche Charakter rechtfertigt. Der Vorwurf frivoler Leichtigkeit in der Behandlung der Wissenschaft kann immerhin dazu verleiten, daß man denkt, man wolle einmal zeigen, ob man es nicht auch schwer machen könne".

Die leitende Richtschnur für jeden *Lehrbuch*autor sollte stets das dankbare Verstehen des begreifenden Schülers sein, niemals jedoch die Angst vor der Kritik des Fachkollegen, man schreibe zu klar, zu „populärwissenschaftlich"!

Zweck- und Adressatendefinition. Ähnlich wie eine Lernstoffeinheit oder ein Frame durch Lernzielbeschreibungen genau definiert sein muß, muß aus dem Titel des Lehrbuches, spätestens jedoch aus dem Untertitel, hervorgehen, für welchen Leserkreis der Autor welches Stoffgebiet dargestellt hat.

Geeignet sind Titel wie:
a) Allgemeine Diagnostik und Therapie der Hautkrankheiten. Als Einführung in die Dermatologie für Studierende und Praktiker (SIEMENS).
b) Haut- und Geschlechtskrankheiten. Ein Lehrbuch für das Krankenpflegepersonal (BREHM).

In beiden Fällen erklärt die Adressatendefinition gleichzeitig den wissenschaftlichen Umfang der Darstellung.
c) Therapie der Hautkrankheiten (KORTING).
d) Histopathologie der Haut (LEVER).

Obwohl hier die Adressatendefinition fehlt, weist allein das Thema darauf hin, daß nur Dermatologen angesprochen werden sollen.

Wenig aufschlußreich sind dagegen Titel wie:
e) A Manual of Dermatology (PILLSBURY).

Dieses recht anspruchslose Lehrbuch könnte vom Titel her ebenso Handbuchcharakter tragen.

f) Lehrbuch der Haut- und Geschlechtskrankheiten für Studierende und Ärzte (SCHOLZ).
Dieses Lehrbuch bietet das Wissen des Studenten *und* das des Facharztes *gleichzeitig* an.

Auswählen des Stoffes. Die Adressatendefinition, also die Auswahl des Leserkreises, bestimmt den Umfang der wohl schwersten Aufgabe: der des Weglassens. „Das Geheimnis zu langweilen besteht darin, alles zu sagen" (VOLTAIRE); gut darstellen heißt also, den Stoff redundanzarm machen, ihn verdichten. Über Art und Umfang des Auswählens kann in dieser allgemeinen Arbeit nichts gesagt werden.

Gliedern des Stoffes. Besteht ein Lehrstoff aus durchgehenden Gedanken oder Tatsachen, die sich wie in einem linearen Programm aneinanderreihen, so läßt sich auch die Gliederung in der Weise 1., 2., 3. . . . . . n. darstellen; in den meisten Fällen ist jedoch eine derartige *Reihung* gleichgeordneter Teile nicht gegeben. An ihre Stelle muß bei komplexen Strukturen die *Schichtung* treten.

Das Grundprinzip einer jeden Schichtung ist die Gliederung des Stoffes in Teile, die wiederum in Kapitel, Abschnitte usw. aufgeschlüsselt werden. Ein solches Vorgehen ist weitgehend identisch mit dem Untergliedern eines Stoffgebietes in Teilmengen, wie es später am Beispiel der Effloreszenzenlehre dargelegt wird; dabei entsteht folgende hierarchische Struktur:

Auswählen des Stoffes   1. Teilmenge
Gliederung in 1., 2., n. Teil   Teilmengen 2. Grades
Gliederung in 1., 2., . . . n.   Teilmengen 3. Grades
Kapitel usw.

Nach üblichem Herkommen verfuhr man bis vor wenigen Jahren in den Naturwissenschaften so, daß man entsprechend dieser hierarchischen Struktur für den Oberbegriff Majuskeln, darunter römische Ziffern, dann arabische Ziffern, Minuskeln und schließlich griechische Minuskeln verwendete. Die Einordnung mit dem Merkmal C, IV, 7, b, β bedeutet demnach:

C   3. Teil
IV   4. Kapitel
7   7. Abschnitt
b   2. Unterabschnitt
β   2. Gruppe

Heute geht man zunehmend dazu über, lediglich den Stellenwert dieser Einteilungsmarken anzugeben; das gleiche Merkmal ist jetzt mit 3.4.7.2.2. definiert.

Drucktechnische Gestaltung

Optische Aufteilung. Über diese thematische Gliederung hinaus sollte der Text auch in sich optisch gegliedert werden. Diese Einteilung in kurze Absätze, die zudem den Lerner erheblich stärker motivieren als seitenlange homogene Textgefüge, ist ohnehin in jedem Lehrbuch ohne jeden Zwang anwendbar: die so entstehenden „optischen Frames" werden in den meisten Fällen mit didaktischen Frames oder größeren Lerneinheiten weitgehend identisch sein. Durch seitlich herausgerückte Randtitel (Marginalien) lassen sich wichtige Absätze darüber hinaus etikettieren. — Die Lesbarkeit einer Seite wird optimal, wenn die Breite des rechten und linken freien Seitenrandes zusammen etwa ein Drittel der Gesamtbreite der Seite beträgt (BURT et al. 1955).

Zeilenlänge. Sehr kurze und sehr lange Zeilen werden langsamer gelesen und verstanden; die optimale Zeilenlänge liegt knapp unter 10 cm (GAGEL). Diese Erkenntnis fordert die Schlußfolgerung, daß Lehrbücher nicht zu große Formate haben dürfen; lassen sich große Formate nicht vermeiden, z.B. in dermatologischen Atlanten, so muß der Text zweispaltig dargeboten werden.

Schattieren. Auch der beste Lehrstoff ist nicht in sich homogen, sondern bietet Wichtiges neben Unwichtigem. Die Kunst des Autors besteht darin, alle drucktechnischen Möglichkeiten, die er natürlich beherrschen muß (Petit; Randbalken; Rahmen; Farbdruck), so miteinander zu kombinieren, daß die Schattierung nach Wertigkeit abgestuft dem Lerner ins Auge springt. Dazu muß der Autor eng mit dem Setzer zusammenarbeiten. Wichtig ist auch der Einsatz des farbigen Drucks: zum Hervorheben in Feldern oder Rahmen eignet sich Blau und Rot; soll hingegen der Text selbst in unterschiedlichen Farben gedruckt werden, so besitzt optimale Lesbarkeit Schwarz auf Weiß; danach folgt Grün auf Weiß und schließlich Blau auf Weiß (BURT et al.).

Schrifttyp. Als optimal gelten Typen, die in ihrer Größe zwischen 8 und 23 Punkten (1 Pkt. = 0,38 mm) liegen (GAGEL); ob der Schriftneigung (gerade Buchstaben / schräge Buchstaben) eine Bedeutung zukommt, konnte noch nicht erwiesen werden. Schlecht lesbare Druckschriften beeinträchtigen Geschwindigkeit und Genauigkeit des Lesens und ermüden den Leser schneller; zu diesen Druckschriften zählen auch veraltete und ungebräuchliche, die der Leser nicht gewöhnt ist, wie z.B. Fraktur. Allerdings darf neben zu zartem Druckbild die Strichstärke auch ein bestimmtes Maß nicht überschreiten, da dann die Lesbarkeit wieder sinkt.

Minuskeln sind den Majuskeln in der Lesbarkeit generell überlegen, auch bei Kapitelüberschriften. Längere Worte oder Wortgruppen sind dann im Fettdruck leichter lesbar, als wenn durchgehend in großen Buchstaben dargestellt.

Readability. Nach HOFER bezieht sich der Begriff „readability" auf die Leichtigkeit, mit der ein Text gelesen wird, und zwar in Abhängigkeit von sprachlichen Faktoren der Textgestaltung. Die Leseleichtigkeit wird durch mehrere verschiedene Variablen definiert wie Verständnis und Lesegeschwindigkeit. Der Gebrauch von Wörtern, die in der Sprache selten auftreten, beeinträchtigt die Lesbarkeit und Verständlichkeit eines schriftlichen Textes; im Sprachgebrauch häufiger vorkommende Wörter hingegen erleichtern das Textverständnis. In wissenschaftlichen Lehrbüchern können ungebräuchliche Fachwörter nicht vermieden, wohl aber durch systematischen und häufigen Gebrauch zu „bekannten" gemacht werden.

Die von HOFER postulierten Anwendungskriterien erfahren eine Stütze durch REINERS, der drei Forderungen aufstellt:
a) Verwende möglichst wenig Fachausdrücke!
b) Erkläre alle Fachausdrücke!
c) Erfinde keine neuen Fachausdrücke!

Daß schließlich auch ein „leichterer" Schreibstil das Behalten des Gelesenen erleichtert und die Lesegeschwindigkeit erhöht, untersuchen und erwiesen KLARE et al.

Illustrationen. Illustrationen in Form von Schemata, Graphiken, Zeichnungen und Fotografien besitzen in Lehrbüchern eine dreifache Funktion (HOFER):
a) Eingestreute Illustrationen stellen optische Reize an die Aufmerksamkeit des Lerners dar und veranlassen ihn, „inspektives" Verhalten an den Tag zu legen; das heißt, der Leser versucht, über die Zeichnung den Text auf die relevante Aussage hin durchzusehen.
b) Illustrationen erläutern beispielartig allgemein formulierte Konzepte und Gedanken (Veranschaulichung).
c) Illustrationen stellen generalisierte Konzepte in Form von visuell-räumlichen Mustern bereit (Schematisierung).

Nach HOFER läßt sich die Wirksamkeit von Illustrationen keineswegs in einfacher Weise beschreiben: „Sie hängt im wesentlichen vom Ausmaß der verwirklichten Integration der graphischen Elemente in die verbale Sequenz ab. Eine hinreichende integrierte Einordnung veranschaulichender Elemente in den Textzusammenhang und in andere graphische Elemente ist Voraussetzung für eine Lernerleichterung."

(Vergleiche zu diesen Darstellungen auch den Abschnitt „Visuelle Aspekte"!)

Didaktische Optimierung des Textes. WIECZERKOWSKI et al. legten eine Passage aus einem bekannten Lehrbuch der Statistik zwei Gruppen von Vp. vor, und zwar in ursprünglicher und in abgewandelter Form (kurze Sätze, vereinfachte Satzstruktur, logische Abfolge der Informationsstruktur). Die Gruppe, die aus der abgewandelten Form lernte, schnitt in einem unmittelbaren Abschlußtest wie auch in einem Behaltenstest weit besser ab als die

Kontrollgruppe. Im Folgenden werden einige dieser Techniken dargestellt, die besonders für den Lehrbuchautor bedeutsam sind:

Möglichkeiten der Strukturierung

A. *Ausgewählte Themenstruktur* (geeignet bei Stoffgebieten, die nacheinander, aber mit stets gleicher Struktur dargestellt werden). Beispiel: Dermatologische Nosologie.
  a) Definition
  b) Synonyma
  c) Aetiologie
  d) Geschlechts- und Altersverteilung
  e) Klimaeinflüsse
  f) Erblichkeit; Prädisposition; Epidemiologie
  g) Histologie
  h) Klinik: Prädilektion, Primärefflöreszenz
  i) Verlauf; Prognose
  k) Diagnostik; Differentialdiagnose
  l) Therapie (äußerlich/innerlich)

B. *Kleinste Einheit → übergeordnetes Prinzip* (geeignet bei Lehrstoffen, die eine natürliche Gliederung erkennen lassen).
Beispiel: Dermatohistologie
Tonofilament → Tonofibrillenbündel → Bambusstabartige Reihung der Tonofibrillen → Trajektorielles System der Epidermis → Kombination mit anderen mechanisch-funktionellen Systemen der Haut.

C. *Übergeordnetes Prinzip → Kleinste Einheit* (geeignet bei theoretischen Darstellungen wie Systematiken u. ä.)
Beispiel: Dermatologische Systematik (Abb. 31).

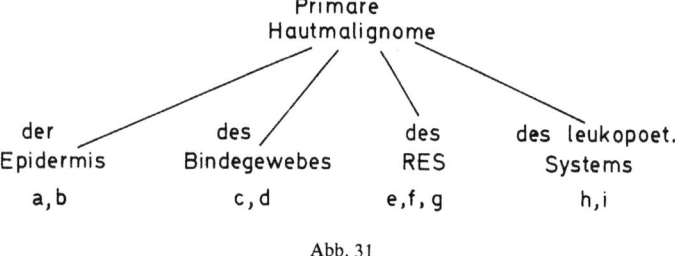

Abb. 31

D. *Chronologische Struktur* (geeignet bei Abläufen).
Beispiel: Stadienlehre der Lues
Infektion → 1. Inkubation → Lues I → 2. Inkubation → Lues II → .... usw.

Möglichkeiten der Darstellung
A. *Schemata und Tabellen* (geeignet zur Zusammenfassung von Wissen oder zum Vergleichen).
B. *Glossare* (geeignet zur raschen Information, daher stets alphabetisch geordnet)
   Beispiel: Dermatohistopathologie
   Akantholyse. Verlust des Zusammenhaltens der Epidermiszellen durch Degeneration der Desmosomen
   Akanthose. Dickenzunahme des Str. spinosum
   Anaplasie. Atypische Entdifferenzierung von Zellen bei malignen Erkrankungen
   usw.
C. *Telegrammstil* (geeignet zur straffen Darstellung des Wesentlichen).
   Beispiel: Definition der Sklerodermie
   Durch *Kollagenvermehrung* ausgezeichnete, über *Ödem* und *Verhärtung* zur *Atrophie* führende Bindegewebserkrankung unbekannter Genese.

Testfragen als Eingangstest. Ein vollkommenes Lehrbuch muß dem Lerner ersparen, Lernstoffe durchzuarbeiten, die er bereits kennt und beherrscht. Man stellt daher der fraglichen Lerneinheit einen kurzen Fragenkatalog als Eingangstest voran. Kann der Lerner, ohne die nachfolgende Lerneinheit erarbeitet zu haben, alle Fragen richtig beantworten, so darf er diese Lerneinheit überspringen.

Testfragen und Zusammenfassungen im Text. CARMICHAEL et al. boten Lesern zunächst herkömmliche Texte an, danach ähnliche Texte, in die jedoch testartige Zwischenfragen eingestreut waren. Sie fanden, daß diese Testfragen ein konstant hohes Niveau des Leseverhaltens über mehr als das zehnfache der Zeit bewirken, gleichviel, ob der Antwort des Lerners eine positive Verstärkung folgte oder nicht. Dieses Phänomen deutete HOFER als Zusammenwirken dreier unterschiedlicher Komponenten:

a) Testfragen lösen beim Leser eine Art *Suchverhalten* aus; es richtet sich auf den schriftlichen Text in der Absicht, den dargebotenen Buchstaben- und Wortsequenzen die relevanten gedanklichen Einheiten zu entnehmen.
b) Testfragen *wiederholen* die im Text dargebotenen stoffrelevanten Einheiten.
c) Durch Antwortkontrolle kann der Lerner seine Behaltens- und Verständnisleistung *nachprüfen.*

HOFER stellt weiterhin dar, daß der Wiederholungs- und der Kontrolleffekt unabhängig und in additiver Weise zusammenwirken. „Für die optimale Wirksamkeit von Testaufgaben ist eine ausgewogene Streuung notwendig. Dabei kommt es nicht so sehr auf die Zahl der Fragen pro Abschnitt an, sondern auf eine in nicht zu langen Abständen erfolgende, auf den jeweils vorangegangenem Text bezogene Darbietung weniger Fragen (FRASE). Andererseits scheint die Darbietung einer Frage unmittelbar nach jeder Lerneinheit nach Art des programmierten Lernens (sc. Constructed-Response bei SKINNER; der Verf.) nicht so effektiv zu sein wie nach dem Lernen von einigen weiteren Schritten."

Im Gegensatz dazu bewirken *Zusammenfassungen* des Gelernten (statements) keine so hohe Lerneffektivität; ihr summativer Charakter hat offenbar den Nachteil, die gedankliche Aktivität beim Lesen nicht in genügendem Maße anzuregen.

Lernziele. Lernziele beschreiben dem Lerner, was er nach dem Lesen können soll, sie werden daher größeren Lerneinheiten — Abschnitten oder Kapiteln vorangestellt. Diese Technik, wie das Einschieben von Testfragen noch sehr ungebräuchlich, hat ihren Platz neben dem Lehrbuch besonders in allen schriftlichen Lehrprogrammen (s. dort).

Inhaltsverzeichnis und Register. Inhaltsverzeichnisse sollen einen Überblick verschaffen und gehören daher an den Anfang des Buches, nicht etwa wie in angelsächsischem Schrifttum häufig an den Schluß (REINERS). Je umfangreicher das Inhaltsverzeichnis, desto notwendiger ist es, durch besondere Drucktechniken die einzelnen Ebenen der Schichtung hervorzuheben: die Klarheit der Gliederung soll Abbild sein der Klarheit der Darstellung. Register (Sachverzeichnisse) hingegen gehören ans Ende eines Buches.

Anmerkungen. Anmerkungen können verschiedenen Charakters sein: sie können Exkurs, Polemik oder Beleg darstellen; ihr Platz ist das Ende einer Seite oder ein entsprechender Anhang am Ende des Buches (REINERS).

Für ein *Lehrbuch* gilt:
a) Anmerkungen möglichst spärlich verwenden! Jede Anmerkung darauf prüfen, ob sie in den eigentlichen Text aufgenommen werden muß oder weggelassen werden kann!
b) Anmerkungen stets an den Schluß der Seite setzen. Es widerspricht dem logischen Aufbau eines Lehrbuches, Zusatzinformationen aus einem Anhang herauszusuchen.
c) *Exkurse* (abschweifende Ausführungen) *und Polemiken* (Darstellung anderer Lehrauffassungen) sind fast stets überflüssig; lediglich wesentliche *Belege* (weiterführende Literatur usw.) sind daseinsberechtigt.

Analyse für die Dermatologie. Unter allen Medien nimmt das Lehrbuch in der Dermatologie unbestritten die zentrale Stelle ein. Es entbehrt zwar zahlreicher Kriterien, die schon an anderer Stelle als „revolutionierende" Merkmale der modernen Didaktik hervorgehoben wurden, wie z.B. des Dialogs, der protokollierten Lernerkontrolle, der Wegadaptivität der lebhaften Eigenaktivität und anderer; es ist indes das einzige Medium, welches das gesamte Stoffgebiet gegliedert, schattiert, strukturiert, illustriert und didaktisch optimiert in übersichtlicher und handlicher Form darstellen kann. Es besitzt darüber hinaus die hierarchische Struktur einer strengen Systematik und läßt den Lerner jeden Begriff an richtiger Stelle einordnen.

Daß sich zum Erarbeiten ausgewählter, bestimmter Unterrichts-*Teile* andere Medien besser eignen, wurde bereits ausreichend dargestellt.

Das programmierte Buch

Wenn von programmierten Büchern die Rede ist, faßt man damit gemeinhin alles zusammen, was in Form irgendeines (linearen oder verzweigten) Programmes in Buchform dargestellt ist. Indes hat schon das Kapitel „Das Lehrprogramm" gezeigt, wie sehr sich lineare Programme in ihrer Struktur und ihren Möglichkeiten von den viel mächtigeren verzweigten Programmen unterscheiden. Wir wollen daher im Folgenden, um das Eigentliche klarer voneinander zu scheiden, genauer differenzieren:
a) *Das programmierte Buch* (6.5.4.2.) bietet den Lehrstoff in Form eines linearen Programmes nach SKINNER an; das Element der Eigentätigkeit ist die Constructed-Response.
b) *Das Scrambled Book* (6.5.4.3.) bietet den Lehrstoff in Form eines verzweigten Programmes nach CROWDER an; das Element der Eigentätigkeit ist die Selected-Response.

Ein Beispiel dafür, wie in einem *programmierten Buch* sich Frame an Frame reiht und der Lerner bei jedem Schritt nach den vier (ungeschriebenen) Anweisungen Read! Write! Check! Advance! verfährt, wurde bereits bei den Lerntheorien gegeben. Die höchst einfache Struktur linearer Programme beschränkt das programmierte Buch auf solche Stoffgebiete, die sich sequential, also logisch ablaufend, darstellen lassen. An die Zweck- und Adressatendefinition sowie an Inhaltsverzeichnis, Register und Lernziele sind gleich hohe Anforderungen zu stellen wie an das Lehrbuch (s. dort).

Analyse für die Dermatologie: Programmierte Bücher sind besonders dort geeignet, wo ihre logische Struktur ein Verständnis, ein Begreifen von Zusammenhängen vermitteln kann; sie sind ungeeignet, wo es um das Einprägen und Wiederholen von Tatsachenwissen („Drill and Practice") geht (Tabelle 12).

Das Scrambled Book

Leider hat sich für diesen angelsächsischen Terminus noch kein allgemein gebräuchlicher Ausdruck eingebürgert, so daß wir einstweilen auf ihn angewiesen sind.

Wie bereits bei den Lehrprogrammen beschrieben, werden beim Scrambled Book die einzelnen Lern-„Portionen" eines gesamten Lehrstoffes über den Umfang eines ganzen Buches verteilt. Innerhalb einer derartigen Lernportion durchläuft der Adressat zunächst mehrere einfache Frames und wird

Tabelle 12

Geeignete Themen	Kontaktallergene und Ekzem; Wirkung ionisierender Strahlen auf die Haut; Immunologie der Haut; usw.
Ungeeignete Themen	Dermatologische Systematik; Dermatologische Nosologie; Histopathologie der Haut; usw.

dann am Ende aufgefordert, sein Verstehen zu zeigen, d. h., er muß aus einem gegebenen Antwort-Repertoire die richtige Antwort wählen (Multiple-Choice = Selected-Response). Je nach Antwort weist ihm das Buch eine neue Lerneinheit zu, er springt z. B. von Seite 17 A nach Seite 5 B und von dort, nach einer neuen Antwortwahl, auf Seite 21 A usw. (A = obere, B = untere Hälfte der Seite) (Abb. 32).

Wie die Abbildung 32 zeigt, liegt dem einzelnen Kapitel eines derartigen Scrambled Book (hier Kapitel 1) ein Flußdiagramm zugrunde, das die Hauptlernstraße, die „Main-Sequence", deutlich erkennen läßt (1 A – 4 A – 13 A – 19 A – – – 28 A). Auch Hinweise, wo der Lerner eine Pause einlegen darf, fehlen nicht (P – – – – – – –).

Scrambled Books erfordern annähernd so viel Mühe und Vorarbeit wie Computerprogramme; sie unterscheiden sich von diesen allerdings dadurch, daß sie auf Dauer geschrieben sind. Während man bei einem Computerprogramm die Verzweigung „Wenn der Lerner Antwort C wählt, dann verzweige nach Frame 17" in Sekundenschnelle durch den Befehl „if C: b: 17.00" einfügen und in dieser Weise Programme jederzeit ändern kann, muß ein veraltetes oder revisionsbedürftiges Scrambled Book vollkommen neu geschrieben werden. Scrambled Books haben daher nur dort Eingang gefunden wo sich Lehrinhalte nicht ändern (Mathematik, Logik).

Analyse für die Dermatologie: Ungeeignet.

Sonstiges gedrucktes Material

Unter diesen Begriff fallen Skripten, schriftliche Arbeitsmaterialien, Studienbriefe, Bilder, Diagramme und Testbögen. Für den Lehrer oder das Team, das derartiges Material erstellt, gelten die gleichen Kriterien, die wir oben für das Lehrbuch angegeben haben.

Die Skripten. Skripten sind kurz gefaßte, auf Wesentliches beschränkte, hierarchisch eindeutig gegliederte und didaktisch strukturierte (Lehrbücher oder) Lehrhefte; ihre Kürze bedingt, daß sie sich meist auf die Vermittlung

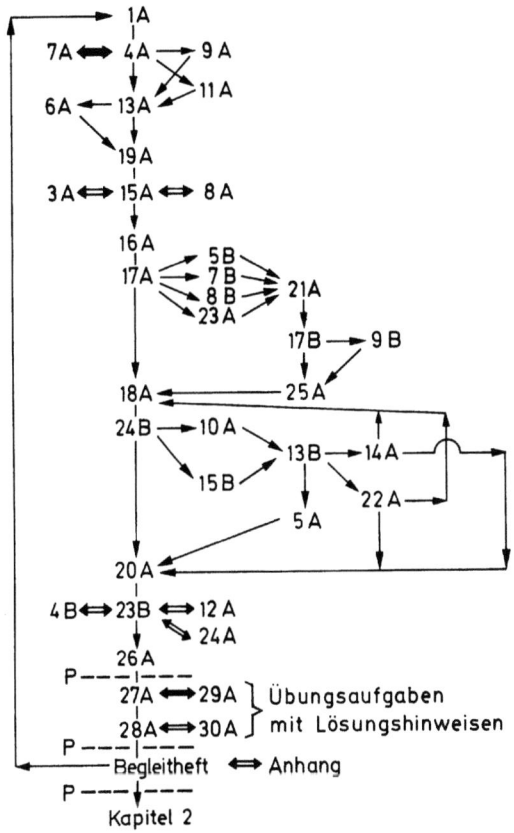

Abb. 32

von Faktenwissen beschränken, ohne Verständnis zu wecken. Wenn sie wie oft aus Vorlesungsmitschriften hervorgehen, sind sie wenig geeignet. Genaueres siehe beim Lehrbuch!

Analyse für die Dermatologie: Als strenges systematisches Gerüst, eingesetzt als Vorlesungsbegleitheft, sind Skripten selbst dann unbedingt zu begrüßen, wenn gute, kurzgefaßte Lehrbücher existieren. Indes sind auch sie auf die dermatologischen Lernziele auszurichten.

Schriftliche Arbeitsmaterialien. Diese Medien, oft nur seitenlange und stets in sich abgeschlossene Hilfsmittel, enthalten die wesentlichen Teile einer

Unterrichtseinheit, eines zu lösenden Problems, eines praktischen Experimentes, eines Untersuchungsganges usw. Je nach der Unterrichtsabsicht des Lehrers werden sie unterschiedlich eingesetzt:

a) Ausgabe mehrere Tage zuvor. Zweck: Der Lerner sieht sich den wesentlichen Gesichtspunkten gegenübergestellt, er kann sich vorinformieren. Auf der Basis eines derartigen „Arbeitspapiers" kann der Lehrer nun in der Vorlesung die logischen Verknüpfungen innerhalb dieses Informationsgerüstes aufbauen und damit Verständnis schaffen; wesentlicher und didaktisch ungemein effektiver ist jedoch, daß er die Gesamtheit der Lerner zu kleinen Gruppen zusammenfassen kann, die das Problem selbständig lösen. *Vorinformation* ist in fast jedem Fall die entscheidende Voraussetzung zur Arbeit in der *kleinen Gruppe* (s. später: „Unterrichtsformen").

b) Ausgabe im Unterricht. Zweck: Das Arbeitspapier enthält eine Vielzahl von Einzelinformationen, die der Lerner nach Belieben mit Text oder Zeichnung erläutern kann. — Das Arbeitspapier erleichtert dem Lerner, die Zusammenhänge innerhalb eines Komplexes von Informationen zu verstehen.

c) Ausgabe nach dem Unterricht. Zweck: Nachbereitung.

Analyse für die Dermatologie: Der Schwerpunkt liegt auf Methode a): sie ermöglicht dem Lerner, Eigenaktivität zu entfalten und Probleme zu sehen und zu lösen. Daß ein Lösen von Problemen auch in der Dermatologie ein echtes Lernziel sein kann und nicht lediglich eine irreale Konstruktion darstellt, mögen zwei Beispiele zeigen:

„Vorausgesetzt ist die Kenntnis der Anatomie des Nagels und der Physiologie seines Wachstums. Simulieren Sie nun im Modell Nagelerkrankungen, indem Sie unterschiedliche Noxen an unterschiedlichen Orten ansetzen!"

„Vorausgesetzt ist die Kenntnis der Verteilung der Anhangsorgane. Ordnen Sie nun bakterielle Erreger zu und begründen Sie, warum welche Pyodermien an welchem Ort auftreten!"

Methode b) kann fallweise eingesetzt werden; Methode c) ist meist entbehrlich, da ersetzbar durch Nachlesen im Lehrbuch.

Studienbriefe. Studienbriefe werden im Rahmen eines „Fernstudiums im Medienverbund" versandt. Da diese Unterrichtsform in nächster wie auch wohl späterer Zeit für die Dermatologie nicht zur Diskussion steht, sei lediglich auf die Arbeit von GRÜNING et al. (1972) verwiesen (siehe Literaturverzeichnis).

Bilder und Diagramme. Ihr Einsatz entspricht dem der schriftlichen Arbeitsmaterialien.

Testbögen. Siehe Kapitel „Test und Prüfung"!

6.5.5. Der Atlas

Atlanten sind Informationsträger für Bildmaterial in Buchform. Je stärker der Schwerpunkt eines Wissensgebietes auf der Morphologie ruht, desto dringender war seit jeher das Bedürfnis, entsprechendes Bildmaterial leicht abrufbar zu speichern; als optimaler Speicher galt bisher das Buch.

Wenn in der folgenden kritischen Betrachtung vom „Dermatologischen Atlas" die Rede ist, so sind dabei umfassende Darstellungen oder gar Universalwerke wie der Atlas von GRACIANSKY und BOULLE von vornherein ausgeschlossen: die Definition „Atlas" sei — gemäß der Themenstellung der vorliegenden Arbeit — :

„Textarmes, systematisch gegliedertes, in sich strukturiertes Bildwerk, welches die für den Studenten wichtigen Hautkrankheiten in typischer, unverwechselbarer Weise abbildet (Diagnose) und verwechselbare Krankheitsbilder einander gegenüberstellt (Differentialdiagnose)."

Vorteile: Der Lerner kann sich durch Abdecken des Textes, indem er das Buch wiederholt durchgeht, typische Bilder einprägen und diese als „Merkmalmuster" gespeicherten Bilder hernach am Patienten jederzeit abrufbar beherrschen; er kann das Buch bei Untersuchungen bei sich führen und jederzeit nachschlagen.

Nachteile: Schwarz-Weiß-Bilder sind wenig naturgetreu, Farbdarstellungen sind wiederum so teuer, daß ein ausführlicher Lehr-Atlas, der der obengenannten Definition entspricht, für den Studenten unerschwinglich wird: er wird dann auf didaktisch weniger geeignetes, aber billigeres Lehrmaterial zurückgreifen.

Analyse für die Dermatologie: Es gilt, hier zwei Möglichkeiten zu beschreiben:

1. Wie sollte für Studenten, die trotz der Kosten Lehrmaterial in Buchform vorziehen, ein dermatologischer Lehr-Atlas gestaltet sein?
2. Welchen Ersatz bietet die Mediendidaktik, wenn auf Lehr-Atlanten verzichtet werden soll?

Zu 1.:

a) Lehr-Atlanten dürfen nicht das vielfach gebräuchliche „Atlas"-Format besitzen, sondern müssen handgerecht sein, damit der Student sie bei der Untersuchung bei sich führen kann. An Zweck- und Adressatendefinition, Gliederung (und Struktur), Inhaltsverzeichnis und Register sind gleich hohe Anforderungen zu stellen wie beim Lehrbuch (s. dort). Da für das gesamte Bildmaterial des Atlas ein einziges Lernziel definiert werden kann: „Zu zweidimensionalen Farbbildern eine Diagnose stellen und die Krankheit einordnen können *oder* die Differentialdiagnose nennen können", erübrigt sich hingegen ein Lernzielkatalog.

Im Rahmen der vorliegenden Arbeit ist die Frage nicht zu beantworten, ob es auch Lernziel eines Lehr-Atlas sein kann, „die Effloreszenzen der jeweils dargestellten Hautkrankheit beschreiben zu können"; Erfolg oder Mißerfolg dieser Lehrstrategie ist erst in umfangreichen Feldtests zu ermitteln. Hauptvoraussetzung ist eine fotografische Aufnahmetechnik, die dreidimensionale Effloreszenzen (über/unter dem Hautniveau) eindeutig erkennen läßt. Natütlich kann selbst dann der Student Effloreszenzen nur unvollständig beschreiben, da ihm Palpationskriterien wie derb, infiltriert, hart, fluktuierend, mit der Oberfläche verwachsen, verschieblich usw. fehlen. Wir meinen jedoch, daß der Schwerpunkt der klinischen Diagnose die „Blick"-Diagnose ist, und halten eine Schulung dieser Teilfähigkeit bereits für einen Gewinn.

Wenn also der Atlas um das Lernziel „Effloreszenzen beschreiben können" bereichert werden kann, scheint uns eine Ergänzung des Textes notwendig: unter jeder Bildunterschrift (Diagnose) sollte der dargestellte Hautbefund exakt beschrieben sind; z. B. unter der Abbildung einer Wiesengräserdermatitis: „Handflächengroßes, farnartig gefächertes, unscharf begrenztes Erythem mit mehreren fast fingerlangen Reihen hirsekorngroßer, wasserheller, zum Teil konfluierender Bläschen". Ohne Zweifel schult dieses — wenn auch rezeptive — Rekapitulieren die Beobachtungsgabe, wenn der Student in „Drill and Practice"-Manier übt.

b) Zu erwägen ist auch ein Lehr-Atlas in Lose-Blatt-System, wobei die Vorderseite einer DIN A 6-Karte die Abbildung, die Rückseite Diagnose (oder Differentialdiagnosen) und Fachbefund trägt. Das Prinzip eines „Zufalls-Generators" (s. unten) wird imitiert, indem der Student die Karten mischt und dann den Kartenstapel, dieses „diskontinuierliche Diagnose-Programm", abarbeitet. Die Karten sind gelocht und können abgeheftet werden. Eine systematische Randmarkierung auf der Kartenrückseite gestattet ein ordnungsgemäßes Abheften.
Ein derartiges System brächte mehrfache Vorteile: der Student kann nach dem Mischen in individueller „Drill and Practice"-Manier üben; andererseits steht ihm das Programm, rasch geordnet und abgeheftet, jederzeit als Lehr-Atlas in äußerst handlichem Format zur Verfügung.

Zu 2.:
Verzichtet man auf Lehr-Atlanten, so muß man zwei Wege der Eigentätigkeit ersetzen, die der Student im Atlas beschreiben konnte, nämlich

a) zu einem Krankheits*begriff* (Sachverzeichnis!) das dazugehörige Krankheits*bild* herauszusuchen

b) an der textfreien Bildinformation die Diagnose zu erarbeiten.

Zu a)   Es gibt derzeit noch keine geeigneten Systeme, Bildmaterial zu speichern und durch direktes Zugreifen (unter seinem Namen, z. B. „Onycholysis") oder durch Angabe eines Merkmalsmusters (z. B. „Erythem + scharfe Begrenzung + Schuppenkrause + ...") rasch abzurufen; die mittlere Zugriffszeit liegt unendlich viel höher, als wenn man in einem Atlas nachschlüge. Zwar läßt sich Bildmaterial im Computer speichern und dann entsprechend schnell abrufen, jedoch wird es auf einem Bildschirm mit entsprechender Ungenauigkeit abgebildet und ist daher für unsere Überlegungen wertlos. Diese erste Funktion eines Lehr-Atlas ist also zur Zeit noch nicht ersetzbar.

Zu b)   Will man hingegen unter Verzicht auf Lehr-Atlanten dem Studenten die Möglichkeit geben, an der textfreien Bildinformation die Diagnose zu erarbeiten oder den Fachbefund zu beschreiben, so bieten sich hierfür mannigfache Techniken; am geeignetsten sind (audio-)visuelle Medien. Da das Bild hohe Qualität besitzen muß, liegt der Schwerpunkt auf Diapositiven oder (in Form von Einzel-Standbildern) auf dem Filmstreifen; auf Magnetband gespeicherte und auf dem Fernsehschirm abgebildete Aufnahme sind zu ungenau (siehe oben!).

Gemeinsam mit jedem Bild kann die Aufforderung zu einer Antwortwahl (Multiple-Choice) oder zu einer Constructed-Response gefahren werden. Auch das Beschreiben der Effloreszenzen läßt sich bei dieser Methode leicht und mit Gewinn einbauen.

Will man dem Studenten die Aufgaben diskontinuierlich zuspielen, so läßt sich ein technisch allerdings aufwendiger „Zufalls-Generator" vorschalten. Wesentlich einfacher läßt sich der „Zufalls-Generator" mit mechanischen Mitteln realisieren, indem der Student den Filmstreifen oder die Karussel-Diapositivkassette willkürlich vor- und zurücklaufen läßt und die Aufgaben „rouletteartig" abruft.

6.5.6. Der Overhead-Projektor

Obwohl der Overhead-Projektor bei manchen Lehrvorhaben hervorragendes leistet, ist er in der dermatologischen Didaktik ungebräuchlich, ja zum Teil ganz unbekannt. Gerade dieses leicht zu handhabende Medium verdient jedoch wegen seiner vielfältigen Einsatzmöglichkeiten eine „Renaissance":

Prinzip: Der Arbeitsteil des Gerätes besteht aus einer horizontal liegenden Glasplatte, die von unten beleuchtet wird. Die auf durchsichtigen Folien gespeicherten Bild- oder Textinformationen, auf die Glasplatte aufgelegt, werden gebündelt nach oben geworfen, von einem Objektiv um etwa 90° gebrochen und auf einer Projektionsfläche (z. B. Leinwand) abgebildet. Wärmeschutzfilter, Kaltlicht-Hohlspiegel und thermostatisch gesteuerter Ventilator halten die Arbeitsfläche kühl und verhindern, daß die Folien verderben oder sich verwerfen. Die helle Bildwiedergabe ermöglicht eine Taglichtprojektion!

Die Folien können von Hand oder mit der Schreibmaschine beschriftet werden. Redundantes, d. h. überflüssiges oder in einer Phase des Unterrichtes noch verfrühtes Material auf einer Folie kann der Lehrer mit einer Schablone abdecken und damit ausblenden. Andererseits kann er den Informationsgehalt einer Folie steigern, indem er eine (vorgefertigte) zweite Folie, die Zusatzinformationen trägt, paßgerecht auf die erste auflegt. Jedoch läßt sich eine Informationssteigerung nicht nur durch die Addition „Folie + Folie" erreichen: ein dem Objektiv vorgeschalteter Diavorsatz gestattet auch die Kombination „Diapositiv + Folie".

Der Lehrer kann Folien „vorfertigen", indem er mit wasserfesten farbigen Faserstoffen schreibt und zeichnet; er erhält dann dauerhafte, beliebig reproduzierbare Dokumente. Für Erklärungen während der laufenden Arbeit im Unterricht stehen ihm darüber hinaus wasserlösliche Stifte zur Verfügung; diese Farben sind hernach wieder abwischbar.

Folien können wie DIN A 4-Material in Ordnern abgeheftet werden; die Benutzung von Folien*rollen*, die über die Lichtplatte laufen, entspricht dem Gebrauch einer Wandtafel.

Analyse für die Dermatologie: Der Overhead-Projektor ist ein Arbeitsmittel für den Unterricht in mittelgroßen Gruppen (bis etwa 50 Lerner); er entfällt wegen der Projektionsgröße meist für „große" Vorlesungen. Damit konzentriert sich sein Einsatz auf Spezialkurse mit ohnehin begrenzter Teilnehmerzahl (z. B. Einführungen in die Serologie, Andrologie, Allergologie u. ä.; Fortbildungsveranstaltungen in kleinem Rahmen). Der Lehrer kann das didaktische Material selbst anfertigen: es ist sofort einsatzbereit; der oft

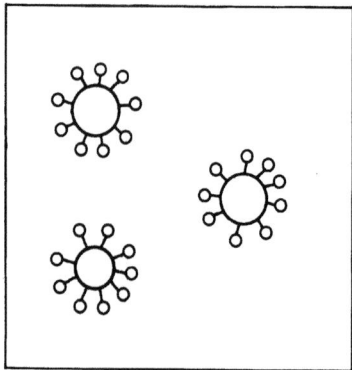

Abb. 33. Zellen mit zellständigen Antigen (Folie 1, Zeichnung rot)

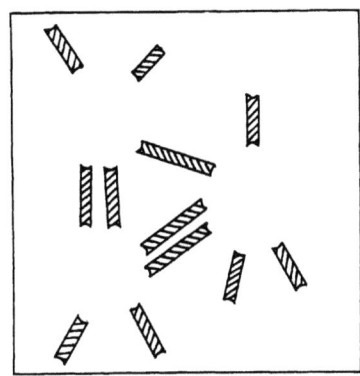

Abb. 34. Bivalente Antikörper (Folie 2, Zeichnung blau)

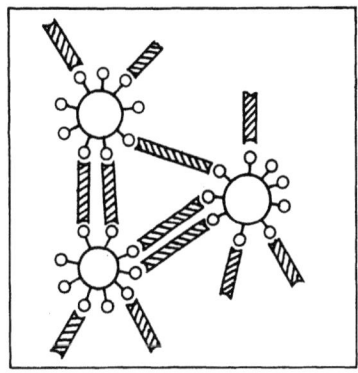

Abb. 35. Zellen mit zellständigen Antigen, bivalente Antikörper (Folie 1 und 2, Zeichnung rot und blau)

tagelange Umweg wie beim Diapositiv (Aufnehmen — Entwickeln — Rahmen) entfällt. Für den Charakter derartiger Spezial-Vorlesungen eignen sich besonders zwei Techniken:
a) Folienaddition (Beispiel: Abb. 33, 34, 35)
b) Ausblendung (s. oben, Beispiel: Abb. 36)

Viele Lehrer, die z.B. einen chronologisch ablaufenden Prozeß anhand eines derartigen Flußdiagrammes erklären wollen, begehen den Fehler, gleich das ganze Diagramm zu demonstrieren (s. auch bei „Anschauung"). Das verwirrt den Lerner nur, besonders wenn die Materie schwer und er selbst bereits ermüdet ist. Hier sollte der Lehrer eine rechtwinklig gekerbte Scha-

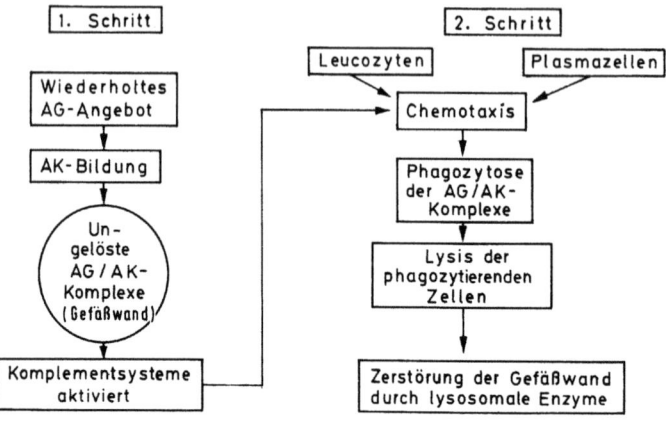

Abb. 36. Arthus-Phänomen (AG = Antigen, AK = Antikörper)

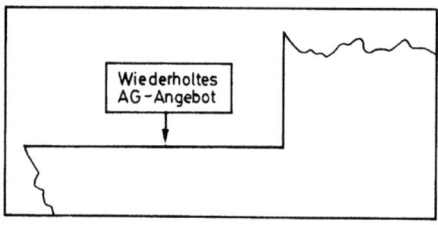

Abb. 37

blone auf die Folie auflegen (Abb. 37) und dann, beim Erklären des Prozesses, die nachfolgenden Schritte Zug um Zug freilegen. Der didaktische Nutzeffekt ist ganz erheblich:
1. Die nachfolgende Redundanz (denn sie ist Redundanz, da der Lerner sie erst später kennenlernen soll) ist ausgeblendet; der Lerner muß sich daher nicht mehr *aktiv* auf das augenblickliche Frame konzentrieren, sondern er wird *passiv*, also „energiesparend", durch den Programmablauf auf das jeweilige Frame „fokussiert". Die Lehrerabsicht, daß der Schüler sich noch stärker *nur* einem Frame zuwende, läßt sich realisieren, indem man auf gleiche Weise vorangehende Frames ausblendet (Abb. 38).
2. Die Pfeile innerhalb des Flußdiagrammes motivieren den Lerner wie Fragezeichen; die Sentenz „Wiederholtes AG-Angebot →" bekommt den Charakter der Frage „Was macht der Körper bei wiederholten AG-Angebot?" und fordert den Lerner, wenn nicht zur Constructed-Response (SKINNER), so doch zur Covert-Response (GUTHRIE) auf.

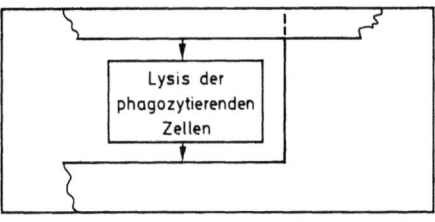

Abb. 38

Der Vorteil der Ausblendetechnik liegt darin, daß der Lehrer die Lerneinheit auf einer Folie zur Verfügung hat, sie jedoch gleichsam schrittweise vor den Augen des Schülers entwickelt; bei einer Diaprojektion müßte er sich von jedem Schritt ein gesondertes Diapositiv anfertigen und die Bilder nacheinander vorführen. Der Nachteil: je größer eine Lerneinheit, also z.B. ein Flußdiagramm, desto kleiner erscheint das ausgeblendete Frame an der Leinwand; das Diapositiv hingegen würde das Frame größer und damit schlagkräftiger abbilden.

6.5.7. Der Wandplan

Wie in einem chemischen Labor ein Wandplan mit dem Periodensystem das „elementare" Grundwissen bereitstellt, läßt sich jede Lehrveranstaltung auf ein entsprechend elementares Basiswissen reduzieren: Da Lehrer und Lerner ständig auf dieses Wissen zurückgreifen, sollte man es in Form von Wandplänen zusammenfassen und aushängen.

Man muß unterscheiden zwischen (a) permanent aushängenden und (b) temporär aushängenden Wandplänen.

a) Permanent aushängende Wandpläne
Definition: Der Wandplan stellt eine Basisinformation dar, auf der die ganze Lehrveranstaltung ruht.

Für die Lehrveranstaltungen der Dermatologie halten wir folgende permanente Wandpläne für didaktisch geeignet (a = Propädeutik, b = Hauptvorlesung, c = Vorlesung für Zahnmediziner, d = Vorlesung für Examenssemester) (Tabelle 13).

b) Temporär aushängende Wandpläne
Definition: Der Wandplan stellt eine Basisinformation dar, auf der lediglich ein Abschnitt der ganzen Lehrveranstaltung ruht.

Wir halten temporär aushängende Wandpläne für Medien von zweifelhaftem Wert. Ob der Lehrer eine Basisinformation, über die er nur eine oder nur wenige Stunden sprechen wird, als Wandplan aushängen oder als Diapositiv projizieren will, kann man ihm meist nicht vorschreiben; es bleibt

Tabelle 13

	a	b	c	d
Schnitt durch die Epidermis	+	+	+	+
Schnitt durch Epidermis, Korium, Subkutis	+	+	+	+
Schema der Effloreszenzen	+	+	+	+
Grobe (!) Systematik		+	+	+
Anatomie (Nasopharynx, Mundhöhle)			+	
Diagnostische Methodik				+

seinem Unterrichtsstil und seinem didaktischem Fingerspitzengefühl überlassen, zu entscheiden.

Wir (der Verf.) haben uns in der Propädeutik bemüht, in einem Test über 2 Semester Wandplan und Diapositiv gegeneinander abzuwägen. Da aus Kostengründen die mannigfachen erforderlichen Wandpläne nicht zu beschaffen oder herzustellen waren, ersetzten wir sie durch gleichwertige Tafelzeichnungen, die schon vor der Stunde hergestellt wurden und die ganze Stunde weiterhin sichtbar blieben. — Die Vergleichsdiapositive, in Form und Gestalt identisch, stammten vom gleichen Zeichner (dem Verf.).

Den Studenten des WS 1971/72 boten wir den „Wandplan", den Studenten des SS 1972 das Diapositiv an. Wir hatten den Eindruck, daß das Diapositiv, wiederholt ausgeschaltet und an entscheidender Stelle neu eingeblendet, die Lerner wesentlich stärker motivierte als die Dauerzeichnung. Wir sehen eine sehr wesentliche Lernverstärkung darin, daß auf diese Weise an einer besonders relevanten Stelle des gesprochenen Textes die visuelle Information wie ein Akzent, im Sinne eines Stimulus das Gesagte veranschaulicht. Zudem meinen wir, daß im Lerner beim Abschalten des Diapositivs eine Art „visuell-mnemisches" Muster oder Nachbild geschaffen wird, an das er sich beim erneuten Einblenden des Diapositivs erinnert, und daß dieser Vorgang, wiederholt durchgeführt, das Engramm mit jedem Male weiter festigt.

Wir beabsichtigen, im Jahre 1973/74 diesen Vergleich zwischen Wandplan und Diapositiv als Feldtest unter experimentellen Bedingungen durchzuführen, wobei die statistische Auswertung eines Behaltenstestes (Retentionstestes) unmittelbar und 14 Tage nach der Lehrveranstaltung den Lernerfolg objektivieren wird.

6.5.8. Das Demonstrationsmodell

Das Wesentliche zu diesem Medium wurde bereits im Kapitel „Anschauung" gesagt. Wo Modelle — meist aus Plastik — das Wort oder das zweidimensionale Bild ersetzen, erhöhen sie Motivation und Lernintensität.

Analyse für die Dermatologie: Es seien nur einige anregende Beispiele genannt: Hautschnittmodell aufklappbar und zerlegbar (Propädeutik), Modelle der Wachstumsformen der häufigsten Pilze (Hauptvorlesung), Chemische Strukturmodelle (Spezialkurse, hier Biochemie) u. a.

6.5.9. Die Moulage

Moulagen sind naturgetreue, maßstabsgerechte, farbechte (Ausschnitts-) Nachbildungen von Hauterkrankungen. Diese Medien, ursprünglich aus Gips (frz. moule), dann aus Wachs (oder Plastik) sind nächst dem Original, also dem unmittelbaren Aspekt des Kranken, die wertvollsten Unterrichtsmittel, die der dermatologische Lehrer zur Anschauung besitzt. Um so unverständlicher ist es, daß sie als veraltet belächelt werden und ungepflegt in riesigen Sammlungen verderben; der „moderne" Lehrer jedenfalls geniert sich, sie herauszuholen und im Unterricht zu zeigen.

Analyse für die Dermatologie: Wir sehen für diese — was die Anschauung betrifft — absoluten Spitzenmedien in der künftigen dermatologischen Didaktik hauptsächlich 4 Anwendungsbereiche:

a) Der Lehrer demonstriert in der klinischen Vorlesung parallel zum besprochenen Krankheitsgebiet die jeweiligen Moulagen.

b) Der Lehrer faßt alle Moulagen eines größeren Krankheitsgebietes zu einer Demonstration zusammen. Dieser Demonstration muß eine eindeutig gliedernde, kurzgefaßte Systematik vorangehen; der Lehrer muß dem Studenten ausgiebig ermöglichen, Fragen zur Diagnose und Differentialdiagnose zu stellen.

c) Der Lehrer faßt Moulagen, die sich morphologisch ähneln, jedoch unterschiedlichen Krankheitsbildern zuzuordnen sind, zu einer differentialdiagnostischen Demonstration zusammen. Die Krankheitsbezeichnungen sind dabei verdeckt.

d) Der Lehrer schafft einen Examens-Vorbereitungs-Kurs mit dem Lernziel „Effloreszenzen beschreiben können; ihnen eine Diagnose zuordnen können". Die Krankheitsbezeichnungen sind verdeckt; für diesen Kurs sind beliebige Spielarten denkbar.

Die Frage, inwieweit die Moulage in das eigentliche Staatsexamen mit einbezogen werden kann, bedarf — da geeignete Patienten oft fehlen — einer gründlichen Prüfung; sie ist im Rahmen dieser Arbeit nicht zu klären, da sie von der Problematik „Curriculumreflexion — Curriculumrevision — Examensrevision" ausgeht.

6.5.10. Die Tafel

Die Wandtafel

Obwohl am meisten gebraucht, gehört die Wandtafel zu den schwächsten Medien: deutliches Schreiben und sauberes Zeichnen erfordern Zeit und Konzentration und entziehen den Lehrer dem „didaktischen Feld"; Tabellen oder Übersichten, die während des Unterrichts entworfen werden, sind vollends durch andere Medien besser zu bringen. Tafeln sollten daher nur zum Schreiben oder Zeichnen von stichwortartigen Namen, Begriffen oder Symbolen verwendet werden. Die „(erd-)mittelalterliche" Beziehung der Kreide zur modernen Didaktik regte die Amerikaner zu dem doppelsinnigen Slogan „Move Out of the Chalk Age!" an, der inzwischen in der deutschsprachigen Didaktik einen festen Platz hat als „Raus aus der Kreidezeit!"

Die Hafttafel

Prinzip: Material in Form farbiger Blättchen, die man beliebig zurechtschneiden kann, haftet durch adhäsive, elektrostatische oder magnetische Kräfte auf einer entsprechenden Tafel (Flanell, Zelluloid, Eisen).

Analyse für die Dermatologie:
   Das Medium ist hervorragend überall dort geeignet, wo der Lehrer wiederholt mit den gleichen Symbolen arbeitet, sie miteinander kombiniert usw. Es bieten sich an
   Immunologische Themen: verschiedenfarbige, verschieden geformte Symbole für Zelle, Antigen, Antikörper, Komplement, Fluoreszenz usw.
   Biochemische Themen: verschiedenfarbige, verschieden geformte Symbole für (a) Elemente, Valenzen usw. oder (b) Moleküle, Enzyme, Reaktionen usw.

6.6. Der Einsatz der Medien

Indem wir darstellen, in welcher Form und mit welchem Effekt man Medien einsetzt und miteinander kombiniert, leiten wir bereits zu dem Kapitel über Unterrichtsformen über.

6.6.1. Allgemeine Aspekte

Am Beginn jedes Medieneinsatzes stehen die Lernziele. Sobald sie definiert sind und in ihrer Gesamtheit ein Programm bilden, kann man analysieren, mit welchem Medium das einzelne Lernziel am besten erreicht wird. Da nun, wie oben dargestellt, jedes Medium spezifische Eigenschaften besitzt, ergibt sich notwendig der Einsatz mehrerer Medien neben- oder nacheinander: der *Medienverbund*. Am ökonomischsten ist zweifellos, jedes Lernziel über *ein* Medium zu erreichen; strebt man indes optimale intrinsische Motivation beim Lerner an, so muß man für ein Lernziel *mehrere* Medienprogramme erstellen und dem Lerner die Wahl des Weges überlassen.

Setzt man Medienprogramme derart normiert und vorgeplant ein, so ist eine gewisse Reglementierung der Lehr- und Lernfreiheit unvermeidlich; die größere Studiums- und Examenstransparenz geht einher mit einem „Dilemma zwischen Freiheit und Systemzwang" (DOHMEN). Es bietet sich indes ein Ausweg, wenn diese im Baukastenprinzip programmierten Montageteile zwar überregional geplant, entwickelt und verbreitet, jedoch individuell vom Lehrer eingesetzt oder vom Lerner gewählt werden. Jeder Montageteil muß nach DOHMEN enthalten:
- Das operational definierte Lernziel
- Die Adressatendefinition
- Die Definition der „Anschlußstellen" im gesamten Unterrichtsabschnitt
- Den Abschlußtest

6.6.2. Didaktische Aspekte

Medien sind nicht bloßes „Enrichment"; Sie verändern das Unterrichtsgefüge elementar, indem sie das Kommunikationsgefüge verändern; sie schwächen (DOHMEN, 1972) das Informations- und Steuerungsmonopol des Lehrers und beziehen ihn als Partner in eine neue Kommunikationsform ein. Sie können „die betroffene Population in isolierte Einzel-Lerner aufspalten, die jeweils in individuellem Rhythmus jeder für sich arbeiten, andere Medien können umgekehrt soziale Arbeitsphasen, bestimmte soziale Gruppierungen im Lernprozeß implizieren" (DOHMEN).

Medien, die das Lernerkollektiv in Gruppen oder gar Einzel-Lerner aufspalten, dürfen nur kurze Zeit eingesetzt werden: da sie (meist) zeitadaptiv sind, entdifferenzieren sie sonst den zunächst organisierten Lernerverband zu einem inhomogenen Gefüge, das nur schwer neu zu koordinieren ist (langsame Lerner brauchen für Lehrprogramme oft die dreifache Zeit!).

Abgeschlossene lange Lehrprogramme sind daher ungeeignet. Wesentlich effektiver sind kurze, „offene" Lehrprogramme (WITTE), die man in den Unterricht integriert; da sie lediglich *ein* Bestandteil des Unterrichts sind, ist es nicht mehr exakt, von „Programmiertem Unterricht" zu sprechen (DÖRING).

Kombiniert man Medien zum Verbund, so ergeben sich folgende Vorteile:
- Die Zahl verschiedenartiger Stimuli nimmt zu.
- Der ständige Wechsel der Medien motiviert extrinsisch.
- Bestimmte Lerner lernen mit bestimmten Medien besser als mit anderen. Je vielfältiger der Medieneinsatz (bei gleichem Informationsangebot), desto gleichmäßigerer Lernerfolg ist zu erwarten.

7. Unterrichtsformen

7.1. Die Vorlesung

7.1.1. Das Wesen der Vorlesung

Die Vorlesung stammt aus dem Mittelalter, als die Kultur durch das gesprochene, das gehörte und diktierte Wort übermittelt wurde (ZIELINSKI 1966, WENKE 1967). Sie vermittelt heute wie damals das Faktenwissen, vertieft den Stoff, zeigt Zusammenhänge, Methoden und Forschungstechniken und lehrt Problembewußtsein. Sie hat „anderen Formen voraus, daß sie Lehre vermittelt durch einen Menschen, der das Vorgetragene selbst repräsentiert, dessen Art des Vortrages sein Engagiertsein spüren läßt und bei dem die entwickelten Problemstellungen, das Suchen nach Wahrheit und das Ringen um den adäquaten Ausdruck unmittelbar auf den Hörer wirken" (SCHEIBE). Ebenso SCHLEIERMACHER (1808): „Der Lehrer muß alles, was er sagt, vor den Zuhörern entstehen lassen; er muß nicht erzählen, was er weiß, sondern sein eigenes Erkennen, die Tat selbst, reproduzieren, damit sie beständig nicht etwa nur Erkenntnisse sammeln, sondern die Tätigkeit der Vernunft im Hervorbringen der Erkenntnis unmittelbar anschauen und anschauend nachbilden".

Darüber hinaus vermittelt die Vorlesung all das, was (noch) nicht in Form eines anderen Mediums verfügbar ist: „The lecture is the newspaper or journal of teaching; more than any other form of teaching it must be up-to-date" (McKEACHIE).

Studentenanalysen in Cambridge zeigen, daß bevorzugt jüngere, leistungsschwache, konformistische und konservative Studenten die Vorlesung besuchen; hingegen ermittelten FEEST und KAPUSTE in Interviews: trotz Kritik besucht die große Mehrzahl die Hauptvorlesungen ziemlich regelmäßig. Den scheinbaren Widerspruch erklären rasch die Gründe: Scheinpflicht, Berührung mit „dem spezifisch ärztlichen", Treffen von Kollegen, Erfahrungsaustausch.

7.1.2. Die Nachteile und Mängel der Vorlesung

Da die entscheidende Zielperson der Vorlesung der Hörer ist, analysieren wir zunächst wieder die Studenteninterviews von FEEST und KAPUSTE:

Menschliche Aspekte: Viele Studenten fühlen sich von den amphitheatralischen Auftritten mancher Professoren abgestoßen. Einzelne Dozenten sind dafür bekannt, den Lerner öffentlich irrezuführen, zu blamieren oder Fragen als Dummheit auszulegen; daher oft Angst vor dem Praktizieren. Vielfach besucht man Vorlesungen nur, um Prüfungspraktiken, Lehrermentalität, lokale Lehrmeinungen und Schlagworte zu erlernen.

Didaktische Aspekte: Viele Dozenten tragen ungeordnet, unsystematisch, schlecht vorbereitet, nicht gewichtet und mit veraltetem Anschauungsmaterial vor. Oft werden Patienten wahllos, nur auf Entfernung, vorgestellt; Praktizieren ist nur 1—2 mal im Semester möglich; ein Drittel gibt an, so gut wie nie in einer Vorlesung Patienten untersucht zu haben, und wenn, dann ohne Gewinn. In manchen Vorlesungen sind Fragen unerwünscht. 50 % geben an, in Visiten u. ä. am meisten gelernt zu haben, jedoch nur 10 % in der Vorlesung.

Lerneffekt: Viele Studenten gestehen, daß sie wenig gelernt haben, weil sie — aus Faulheit oder weil nicht angeleitet — die Untersuchungstechniken (aus der Propädeutik) nicht beherrschen oder selten / nie parallel zur Vorlesung ein Buch / Skript benutzt haben.

Neben diesen subjektiven Mängeln lassen sich weitere objektive stichwortartig darstellen:
- Die bisherige Art der Wissenschaftsvermittlung ist unökonomisch
- Die Vorlesung erzeugt passive Rezeptivität
- Die Vermassung und Entpersönlichkeit bleibt erhalten
- Der Feedback Lerner — Lehrer ist minimal
- Die Einzelvorlesung kann Subjektivität bedingen.

Darüber hinaus gibt es kaum geeignete Skripten u. ä. (siehe Medien!). Daher stehen die Lerner vor dem Dilemma, sich ungenügend reflektierte, hastige Aufzeichnungen zu machen:
a) Der *Mitschreiber* versteht das Geschriebene nicht, das merkt er spätestens beim Durcharbeiten.
b) Der bloße *Zuhörer* versteht zwar die Vorlesung, besitzt dann aber keine Hilfe für Wiederholung und dauerhaftes Behalten.
c) *Hören und Mitschreiben* können nur die wenigsten.

ZIELINSKI hält eine derartige Vorlesung aufgrund der „permanenten Schizophrenie der Aufmerksamkeit" für „so gut wie lernunwirksam". Hält man sich abschließend den Zielkatalog der BAK, der bei der „Lernmotivation" dargestellt wurde, vor Augen, so erhellt, daß der Lerner in einer reinen Monolog-Vorlesung keines dieser Ziele recht erreichen kann.

7.1.3. Wie lassen sich die Mängel der Vorlesung beheben?

Es sei zunächst mit allem Nachdruck jenen radikalen Forderungen widersprochen, daß man die Vorlesung abschaffen müsse. Vielmehr müssen Hochschullehrer und Studenten in gemeinsamer Arbeit alle in dieser Arbeit analysierten Fehler und Mängel erkennen; erst die Analyse eines Ursprungszustandes ermöglicht konstruktive Verbesserungsvorschläge.

Wir müssen also die Vorlesung „öffnen", indem wir jede Unterrichtsveranstaltung methodologisch und unterrichtstechnologisch auf den heute erreichbaren Stand bringen. Wir müssen überdies die scharfe Trennung von Lehrern und Lernern abbauen, eine mögliche Hierarchie des Lehrkörpers auflockern, stetige Kontakte besonders auch nach der Vorlesung suchen und an die Stelle des Monologs den Dialog oder die Diskussion treten lassen: „Vorlesung und Kolloqium gehören zusammen wie Ein- und Ausatmen" (PÖGGELER).

Eine derartig unterrichtstechnologisch perfekte Vorlesung bringt zweifellos architektonische Probleme, erfordert die Ausstattung mit Medien und Hardware, macht Materialentwicklungen notwendig und belastet den Lehrkörper stärker. Wir werden im Folgenden gangbare Lösungen beschreiben:

7.2. Der Unterricht im Medienverbund

7.2.1. Was kennzeichnet den Medienverbund?

Kombiniert man Medien *synchron* (Arbeitspapier und gleichzeitige Projektierung einer Dia-Reihe) oder metachron (Arbeitspapier → Kurzfilm → Übungsprogramm → Diskussion), so schafft man einen Medienverbund. Den Medienverbund kennzeichnet,
- daß objektivierte Unterrichtsteile, konventionelle Lehrverfahren und neue Kommunikationsformen sinnvoll aufeinander abgestimmt sich zu einer integrierten Unterrichtsform verbinden,
- daß im Wesentlichen nicht der Lehrer, sondern die objektivierten Unterrichtsteile die Information vermitteln und der Lerner anschließend wieder mit dem Lehrer in Kommunikation tritt,
- daß die Aktivität vom Lehrer auf den Lerner übergeht,
- und daß der Lehrer dem Lerner nicht mehr gegenübersteht, sondern als Lernhelfer zur Seite; damit wirkt ein Medienverbund sozialintegrativ und demokratisierend.

Damit ändert sich die Rolle des Lehrers: entlastet von der Vermittlung reinen Faktenwissens kann er Verstehen aufbauen, Assoziationen knüpfen, in der Diskussion Probleme aufwerfen und lösen helfen: er moderiert den teilweise von Medien dargebotenen Unterricht, er wird zum *Moderator* (siehe weiter unten). Es gelingt so, den überlasteten Dozenten „freizusetzen für die Arbeit mit überschaubaren Gruppen von Studenten, d.h. ihm die Konzentration auf die Vermittlungsformen zu ermöglichen, in denen der geforderte „persönliche Bezug" am intensivsten wirksam werden kann" (DOHMEN, 1971).

7.2.2. Der Lehrer als Moderator

Der Lehrer in dieser seiner neuen Rolle hat nicht an Bedeutung verloren, sondern vielmehr gewonnen: War er bisher Informationsüberträger, so wird er nun Vermittler entscheidender Prozesse, die den Lerner von der bisherigen Rezeptivität zur Kreativität führen. Betraut mit der Steuerfunktion in einem Regelkreis mit ständigem Feedback
- steuert und kombiniert er als „Regisseur" alle Unterrichtsabschnitte und den Informationsfluß,
- setzt er fallweise Zusatzinformationen ein,
- bestimmt er Art und Zeitpunkt der Wiederholung,
- beantwortet er Fragen, setzt und dosiert zum geeigneten Zeitpunkt Impulse und steuert damit das Momentanverhalten aller Lerner auf das erstrebte Endverhalten hin.

Der Lehrer als Moderator verwirklicht also als „Steuermann" (Kybernetes) Lernen als „kybernetisches System" (FRANK).

7.2.3. Wie soll ein Medienverbund aussehen?

(Es sei eingangs nicht verhehlt, daß viele der idealistischen Vorstellungen durch die Realität getrübt werden: viele Medien sind hinsichtlich ihrer Konzeption und Gestaltung lernpsychologisch mangelhaft; die meisten Lehrer sind kaum im Umgang mit Medien ausgebildet; der organisatorische und technische Aufwand beim Einsatz vieler Medien ist sehr hoch!)

Da nicht jedes Medium für jede Vermittlungsfunktion gleich gut geeignet ist, steht am Anfang die *Auswahl,* orientiert am Lernziel.

„What method of teaching is most effective? The answer, of course, is „effective for what?" Each method of teaching may be best for certain purposes and not so effective for others" (McKEACHIE). Steht man beim Wählen vor einem Dilemma, so gilt: Nur leicht handzuhabendes, übersichtliches Gerät verwenden, das sich in den Unterricht einfügt, ohne zu stören!

Über den *Einsatzumfang* von Medien schwanken in der internationalen Diskussion die Angaben über das optimale Verhältnis objektivierte Unterrichtsteile: herkömmliche Unterrichtsteile je nach Fach zwischen 10 : 90 und 30 : 70 (GUHDE). Die Unterrichtsstrategie und -methodik bedarf des hinreichend häufigen *Wechsels* (ZIFREUND), da gleichförmige Phasen den Lerner ermüden und belasten. Insbesondere rufen objektivierte Unterrichtsteile beim Lerner ein starkes Bedürfnis nach inter„subjektiver" Interaktion hervor; ihm ist durch Diskussionen u. ä. Rechnung zu tragen.

Vorausgesetzt, daß die notwendigen Lehrprogramme entwickelt worden sind, schlägt ZIELINSKI (1966) folgendes *System an Lehrveranstaltung* vor:
a) Selbständiges Durcharbeiten der Programme durch die Studenten unabhängig von zeitlicher oder räumlicher Bindung; Ziel: Kenntniserwerb des Grundwissens.

b) Gruppenarbeit unter Leitung von Tutoren; Einführung in Problemstellungen.
c) Vorlesungsveranstaltungen des Hochschullehrers; Ziel: Darbietung wichtiger Sachverhalte, Darstellung von Schlüsseleinsichten, große Experimente, Konsultationen, Vertiefungs- und Besinnungsphase im persönlichen Kontakt mit dem Hochschullehrer.

7.2.4. Synonyme und weiterführende Begriffe zum Medienverbund

Die mangelhafte Koordination in der Hochschuldidaktik hat dazu geführt, daß gleiche oder ähnliche Termini verwirrend nebeneinander gebraucht und zum Teil verwechselt werden. Die wesentlichen seien im Folgenden erklärt:

Direktstudium: Jedes durch direkt lehrende Dozenten (personale Medien) vermittelte Studium (DOHMEN).

Fernstudium: Jedes durch nicht personale Medien vermittelte multimediale Studium, fern und unabhängig vom direkt lehrenden Dozenten, *nicht aber* fern und unabhängig von bestehenden Hochschulen: „Medienverbund mit Direktstudienphasen (personale Medien) und Fernstudienphasen (nichtpersonale Medien)" (DOHMEN, 1971). Von der Universität geplantes, organisiertes und durch Studienanleitungen, Lehrhefte und Literaturangaben inhaltlich gestaltetes Studium, das heißt also vor allem organisiertes Selbststudium (Definition aus der DDR).

Multimediales Fernstudium: Siehe FIM.

Studium im Medienverbund (SIM): Synonym dem Fernstudium nach DOHMEN; impliziert überwiegend die permanente Anwesenheit an der Universität.

Fernstudium im Medienverbund (FIM): Neue, bisher in der BRD noch nicht mögliche Studienform mit den Charakteristika des SIM, impliziert jedoch *nicht* die permanente Anwesenheit in bestimmten Räumen einer Bildungsinstitution (z. B. Telekolleg und Funkkolleg). FIM zielt daher weniger auf eine Studienreform, sondern mehr auf Öffnung der Hochschulen und Kapazitätsausweitung.

Im Rahmen dieser Arbeit diskutieren wir die Wertung und Gewichtung von SIM und FIM nicht: es sind zwei „verschiedene Hochschuldidaktische Reformansätze ..... Das Fernstudium (sc. FIM) will Personen erreichen, die nicht bereits an einer Hochschule eine Basis haben, und die .... durch den Typ Vollzeitstudent, wie er an unseren Hochschulen studiert, nicht repräsentiert werden kann" (DOHMEN, 1972).

Da in den nächsten Jahren nicht an ein Medizinstudium zu denken ist, das dem Lerner als Fernstudium im Medienverbund vermittelt wird, verzichten wir hier auf eine genauere Darstellung des FIM.

7.2.5. Analyse für die Dermatologie

Will man den Studierenden die Dermatologie im Medienverbund vermitteln, so muß man zunächst die Voraussetzungen definieren: man benötigt geeignete *Hardware* (Medien), geeignete *Software* (objektivierte Unterrichtsteile sc. Programme) sowie *Lehrer,* die im Umgang mit derartigem Material geschult sind.

Für die *Hardware* kann allgemein gelten: der Haushalt der meisten Universitäten ist so knapp bemessen, daß an (in Anschaffung und Unterhalt) aufwendiges Gerät nicht zu denken ist. Das enthebt uns indes nicht der Aufgabe, den Bedarf zu ermitteln:

a) Ein Anschluß an einen Computer mit zwei Terminals (je 10 000 DM) ist von unschätzbarem Wert, da sich ein großer Teil des Faktenwissens äußerst lernwirksam programmieren läßt und überdies die Möglichkeit zu On-line-Tests besteht. Eine Finanzierung ist denkbar über die Stiftung Volkswagenwerk. Als Unterrichtsdialogsprache schlagen wir PLANIT vor.

b) Von den audiovisuellen Medien bietet der Electronic-Video-Recorder die vielseitigsten Anwendungsmöglichkeiten; er sollte besonders dort nicht fehlen, wo bereits mit TV gearbeitet wird und Monitoren vorhanden sind.
— Als frei programmierbare Medien sollten mehrere Tonbildgeräte (z. B.) eingesetzt werden.

c) Visuelle Medien, die nicht viel kosten und bei erfahrenem Einsatz erstaunliches leisten, sind Stummfilm, Diapositiv (-Reihe), gedrucktes Material und Overhead-Projektor. Der schon bei den Medien dargelegte unschätzbare Wert guten gedruckten Materials sei noch einmal betont, die Bedeutung der Moulagen wiederholt.

Die Erstellung der *Software* hängt vom didaktischen Interesse der jeweiligen Hautklinik, von geeignetem Gerät, von einem geschulten Team und von einer reibungslosen Koordination innerhalb der BRD ab. Wir haben die technischen und personellen Voraussetzungen an anderer Stelle beschrieben und nehmen zur Koordination im Kapitel „Institutionalisierung" Stellung.

Der Lehrausbildung ist ein eigenes Kapitel gewidmet.

7.3. Team Teaching

Wird Unterricht nicht von *einem* Lehrer vermittelt, sondern von mehreren entsprechend ihrer Schwerpunkte, so spricht man von Team Teaching. PRIOR (1969) sieht in ihm einen „ernsthaften Ansatz, um ein größeres Maß an Offenheit in den Lehr- und Lernsystemen zu erreichen . . . . . Team Teaching meint vom Lehrenden aus gesehen: didaktische Kooperation immer da, wo sie sinnvoll ist, gemeinsame Absprache und Vorbereitung, im Wechsel Unterricht durch den Einzellehrer dort, wo er besonders qualifiziert ist, und gemeinsames Lehren, ferner gegenseitige Kontrolle und Kritik ....".

Analyse für die Dermatologie: Team Teaching setzt eine nur geringfügige Autoritätsstruktur innerhalb der Gruppe Hochschullehrer — Tutoren voraus, besser noch ein vollkommen kooperatives Gefüge. Sind diese Voraussetzungen gegeben, dann kann und sollte der Leiter einer Unterrichtsveranstaltung für spezifische Unterrichtsteile spezifische Lehrpersonen einsetzen. Die Unterrichtsteile können sich über Minuten, aber auch über längere Zeiträume erstrecken. Für die Propädeutik ergibt sich z. B.: Entwicklung der Haut durch einen (dermatologischen) Genetiker, Stoffwechsel der Haut durch einen (dermatologischen) Biochemiker usw. Analog läßt sich verfahren bei immunologischen, virologischen, andrologischen, histologischen und anderen Themen.

7.4. Die kleine Gruppe

7.4.1. Was bezweckt und was erreicht die kleine Gruppe?

Jeder Mensch hat das Bedürfnis nach Aktivität. Bisher hat die Hochschule diese Aktivität jedoch eher verhindert; der Student, sich als „Lernobjekt" empfindend, sucht seine Aktivitäten außerhalb der Hochschule: sein Fach wird „ungeliebt". Um ihm nun neu zu ermöglichen, sich selbst zu verwirklichen, und um ihn auf ein Berufsleben vorzubereiten, in welchem sich seine ständige Weiterbildung vollzieht, „learning by doing", als „learning by job", als „continuing education", muß eine Unterrichtsform gefunden werden, die ihm diese Aktivität verleiht (LIEFMANN-KEIL). Wie dringlich diese Forderung von den Studenten unterstützt wird, analysierte BORNEMANN (1969): Jeder dritte Student wünscht einen Ersatz der Vorlesung durch Praktikum oder klinische Arbeit; mehr als 90 % empfehlen einen Ausbau der Studienberatung und wünschen Studienhilfe durch Professoren, Dozenten, Assistenten und Tutoren; nur 4 % sprechen sich gegen Tutoren aus. Unterricht in kleinen Gruppen wird überdies bereits empfohlen in den „Empfehlungen des Wissenschaftsrates zur Neuordnung des Studiums von 1966", im „Münchner Manifest" (1968) und im Gutachten des VDS „Studenten und die neue Universität" (1962).

Was ist nun die *Definition der „kleinen Gruppe"?* Nach BORNEMANN (1969) besteht die Gruppe

a) aus einer begrenzten Anzahl von Mitgliedern (mindestens 3, optimal 6 bis 8, maximal 40—60; BERENDT (1969): 15—20; PRIOR (1969): unter 30), so daß

b) das Gesamtgebilde überschaubar bleibt und jedes Mitglied noch mit jedem anderen in persönliche Beziehung treten kann (Frace-to-Face-Contact),
c) die Gruppe eine längere Zeit besteht, so daß die Beziehungen über einen relativ langen Zeitraum aufrechterhalten werden, und
d) die Gruppenmitglieder durch ein deutliches Gefühl der Zusammengehörigkeit („Wir-Bewußtsein") verbunden sind, sich als etwas besonderes gegenüber der Außenwelt empfinden, was sich u. a. auch in der Anerkennung gemeinsamer Werte und Normen äußert.

Gruppenarbeit ist also mehr als eine bloße Organisationsform, mehr als bloße Auflockerung und unüberschaubarer Lehrveranstaltungen (BERENDT): Sie stellt ein sehr wesentliches sozialerzieherisches Moment dar. Darüber hinaus greift sie entscheidend in das Rollenbewußtsein von Lehrer und Lerner ein (z.T. nach ECKSTEIN, 1969): in der zwanglosen Kooperation schwindet der häufige, vielfach unbewußte Unfehlbarkeitsanspruch des Hochschullehrers und die ebenso häufige Autoritätshörigkeit des Studenten; an ihre Stelle tritt auf beiden Seiten das selbstverständlichste menschliche Recht, das Recht auf Irrtum, und damit auch das Verständnis für den Irrtum.

Auf die Definition der kleinen Gruppe muß nun die *Zweckdefinition* folgen: die Gruppenarbeit
- überwindet die Anonymität in der Masse,
- ersetzt die darbietend-gebende Lehrform durch die herausholend-erörternd oder durch die anreizend-aufgebende,
- ergänzt und erweitert den Lehrplan und das Lehrangebot (z.B. interdisziplinäre Themen),
- unterstützt Curriculumreflexion und Revision und
- kann die Studienzeit verkürzen helfen (u. a. durch Ausnutzung der Semesterferien).

Läßt man nun weiter Studenten in kleinen Gruppen arbeiten und analysiert ihr Gesamtverhalten, so findet man die obengenannten Erwartungen bestätigt durch folgende *positive Effekte:* gegenüber dem Einzellerner zeigt die Gruppe einen Vorteil bei allen Leistungen vom Typ des Suchens (ECKSTEIN); sie fördert Arbeitsteilung, Lernfähigkeit (ECKSTEIN), Selbständigkeit, Sicherheit und Kritik (BERENDT); sie mindert Mißtrauen, erstarrte Gruppennormen („Rollenstarre") sowie Anfälligkeit gegen politischen Radikalismus (ECKSTEIN). Die Studenten schätzen ihre Studiensituation realer ein, wenn sie sehen, daß sie alle die gleichen gemeinsamen Probleme haben, und sie fördern von sich aus die schwächeren Gruppenmitglieder (ECKSTEIN). Durch den Abbau der Kommunikationssperren profitieren auch Studenten, die nicht selbst am Gruppenunterricht teilnehmen (ECKSTEIN). Studenten, die in Gruppen gearbeitet haben, setzen die Arbeit in dieser Gruppenform auf eigene Initiative und in ähnlichem Stil fort, auch wenn jetzt der organisatorische Rahmen fehlt (BERENDT; BECKSMANN). Von FEEST und KAPUSTE interviewte Studenten betonen neben zahlreichen, bereits genannten Kriterien die hohe intrinsische Motivation der oft freiwilligen Gruppenveranstaltungen und die Möglichkeit ungehemmten Fragens. Fazit:

> Gruppenbildung fördert das Studium durch persönlichkeitsbildende, lerntechnische und spezifisch gruppendynamische Wirkungen (ECKSTEIN, 1969)

7.4.2. Aspekte der Lehrenden

Die Tutoren

Definition: Tutoren sind Personen, die ergänzende Lehraufgaben durchführen. Sie müssen flexibel, anpassungsfähig und bereit sein, auch neue Unterrichtsformen zu erproben. Ihre Fähigkeiten sind in einem fachlichen und didaktischen Eingangstest zu ermitteln.

Institutionalisierung: Zwei Arten von Tutoren sind zu unterscheiden:
a) *Studentischer Tutor,* mit Lehrfunktion betraut (BORNEMANN, 1969) oder im Sinne des „Studenten helfen Studenten" in der Studienberatung eingesetzt (BERENDT, 1969).
b) *Wissenschaftlicher* (BERENDT) oder *Akademischer* (BORNEMANN) Tutor: Gruppenunterricht in allen Formen als „typische akademische Teilzeitbeschäftigung" (BORNEMANN) neben der eigentlichen wissenschaftlichen Arbeit.

Die rechtliche Stellung der Tutoren ist durch Gesetz zu regeln; für Details sei auf die erschöpfenden Arbeiten von BERENDT verwiesen.

Vorzüge der Tutoren: Der Student lernt in dem ständigen Bewußtsein, der (nur teilerfahrene) Tutor könne möglicherweise irren, und erlangt damit eine kritische Einstellung zum Stoff, die die trügerische Sicherheit der Vorlesung verhindert (GUHDE). Darüber hinaus ist er weniger gehemmt, auch „dumme" Fragen zu stellen.

Mängel der Tutoren: Mangelhaftes Faktenwissen und geringe didaktische Schulung schränken die Möglichkeit zu umfassender Diskussion ein und bedingen gelegentlich, daß die Tutoren gegenüber lautstarken oder an Spezialgebieten interessierten Teilnehmern autoritäres Verhalten entwickeln (BECKSMANN et al., 1969); überdies sehen Studenten oft bereits in studentischen Tutoren wegen des Informationsvorsprungs Autoritäten und verfallen wieder in rezeptives Lernverhalten (BERENDT, 1969).

Die Leitung des Gruppenunterrichts

Wird Gruppenunterricht selbständig auf einem in sich geschlossenem Gebiet durchgeführt, so kann ihn der Tutor (sofern nicht Student) auch in eigener

Verantwortung leiten und wissenschaftlich verantworten (PRIOR, 1969); vorlesungsbegleitende Tutorials hingegen verbleibendn beim verantwortlichen Hochschullehrer. Über die Gesamtkonzeption des Gruppenunterrichts in einem Fach sollten die betreffenden Hochschullehrer und ein Didaktiker entscheiden.

Die Durchführung von Gruppenunterricht

Vorplanung: Zunächst sind die Lernziele zu definieren und die Interessen der (freiwillig teilnehmenden) Studenten zu ermitteln. Darauf wird das gewonnene Material von den jeweiligen Tutoren schriftlich formuliert und strukturiert. In einer Vorbesprechung wird dieses vorläufige Material von allen Hochschullehrern, Tutoren und Didaktiker(n) diskutiert, koordiniert und endgültig definiert und strukturiert (nach BERENDT).

Unterrichtsphase: Entsprechend dem Lernzielkatalog erarbeitet die Gruppe zunächst das Material (zu Hause: Arbeitspapier; zu Beginn des Unterrichts: Kurzreferat).

Über die Diskussion hinaus zieht der Tutor die Studenten zu aktiver Mitarbeit heran
- durch das Formulieren und Lösen von Problemen
- durch das Erstellen von periodischen Behaltens- und Verständnisprogrammen,
- durch das Führen von Protokollen,
- durch das Erstellen kritischer Zwischenberichte.

7.4.3. Organisatorische Aspekte

Man unterscheidet Gruppenunterricht, der als vorher festgelegter Unterrichtsteil integrierter Bestandteil einer Vorlesung ist, und Gruppenunterricht, der auf Wunsch und durch die Initiative der Studenten konstituiert wird. Wir betrachten im Folgenden zunächst diese zweite Form:

Gruppenunterricht auf Studenteninitiative

Bedarfsanalyse: Die Hochschule erstellt Fragebögen, die den Studenten vor Semesterbeginn, während des Semesters oder zu Semesterende für das kommende Semester ausgehändigt werden. Die Studenten können sich darin äußern
- zu vorgeschlagenen Kursen, Praktika und Tutoren,
- zur Zielsetzung und zum Arbeitstempo,
- zu eigenen Kurswünschen (z.B. in den Semesterferien),
- zur Kursform (Vorbereitung, Wiederholung)

Die Hochschullehrer werten diese Kurse aus und richten entsprechende Kurse ein.

Die Arten von Tutorgruppen

Nach BERENDT (1969), an den sich auch die Angaben zur Bedarfsermittlung anlehnen, sind zu unterscheiden:

Einführungsgruppen ohne festes Thema: Auf Anregung aus der Gruppe selbst konstituiert (allgemeine Fragen zur Orientierung im Fach und in der Universität, Vermittlung der Techniken des wissenschaftlichen Arbeitens und der Hilfsmittel).

T. außerhalb bestimmter Lehrveranstaltungen: Erarbeiten des Grundwissens in einem Sachbereich bzw. der Techniken der Anwendung.

T. in Ergänzung einer Vorlesung: Erläuterung, Veranschaulichung, Operationalisierung der Vorlesung.

T. als fester Bestandteil einer Vorlesung: Auflockerung; ständiger Feedback.

Praktikumsgruppen: Transfer von Theorie in Praxis.

Prüfungsgruppen: Vorbereitung auf die Prüfung.

Übergreifende Tutorengruppen: z. B. „Ulcus cruris aus internistischer, dermatologischer, chirurgischer und orthopädischer Sicht".

7.4.4. Didaktische Aspekte

Lernziele: Am Anfang jeder Unterrichtstätigkeit und damit auch der Gruppenarbeit steht die Lernzieldefinition. Wir haben sie weiter oben bereits dargestellt.

Feedback: Die Rückmeldungen von den Lernern sind von jeweils unterschiedlicher Wirkung. Im Rahmen der *kleinen Gruppe* informieren sie über den Lernerfolg, über Arbeitsweise und Fähigkeiten des Tutors und über Fehler bei der Zusammensetzung der Gruppe. Stellt die Gruppenarbeit indes eine *Ergänzung oder einen festen Bestandteil einer Vorlesung* dar, so greift der Feedback entsprechend tiefer in die herkömmliche Unterrichtsstruktur des betreffenden Faches ein: Der Feedback konfrontiert jetzt (vielfach zum ersten Male) die Hochschullehrer mit der Existenz und Legalität einer Vorlesungskritik (BERENDT). Der schmerzhafte Kontrast gegenüber früher, nämlich sich dieser Kritik nicht nur zu stellen, sondern die Arbeit an ihr auszurichten, dürfte indessen rasch abzubauen sein und viele Spannungen des alten Unterrichtssystems mildern.

Evaluierung: Die genannte Unterrichtskritik liefert bereits einen Teil des Materials zur Evaluierung, insbesonders wenn die Informationen durch eine Fragebogenaktion erhoben werden. Wir beschreiben das Vorgehen später bei den Forschungsmethoden und heben für den Gruppenunterricht lediglich hervor,

- daß bei Experimenten zur Auflockerung großer Lehrveranstaltungen nicht nur die Verhältnisse in jeder Gruppe gesondert, sondern auch projiziert auf die Gesamtveranstaltung untersucht werden müssen,
- und daß ein Vergleich (z.B. über Kontrollgruppen) ermöglicht wird.

7.4.5. Nachteile der kleinen Gruppe

Wir stellen die wesentlichen Nachteile und Schwierigkeiten in Stichpunkten dar:
- Die Auswahl, Ausbildung (und Bezahlung) der Tutoren bereitet Schwierigkeiten (BECKSMANN et al.).
- Das System ändert sich wenig, wenn Tutoren aufgrund eines Elite- und Standesbewußtseins autoritäres Verhalten entwickeln (ECKSTEIN).
- Fachlicher Dilettantismus und mangelnde Kontrolle verringern den Lernerfolg (ECKSTEIN).
- Bei unterschiedlichem Informationsstand der Gruppenmitglieder übernehmen die Mehrwissenden die Rolle von „Opinion Leaders" und drängen Minderwissende in die Passivität (BERENDT).
- Gruppenarbeit kann am Raumproblem scheitern, wenn man nicht andere Kliniken/Institute mitbenutzen kann (BECKSMANN et al.).
- Sind Gruppen Bestandteil oder Ergänzung von Lehrveranstaltungen, so entsteht Zeitdruck (extrinsische Motivation): freies, kreatives Entfalten wird eingeschränkt.

7.5. Die verschiedenen Formen der kleinen Gruppe

7.5.1. Die Diskussionsgruppe

Wir stellen diese Form an den Beginn, weil viele ihrer Merkmale auch für die anderen Gruppenformen gelten.

Zusammensetzung: Da die „Gruppe klüger ist als der einzelne", bewirkt eine wachsende Gruppe vermehrtes Wissen, zunehmende Aspekte und wirkungsvollere Lernverstärkungen (SCHMALOHR). Derartige Bedingungen, die allerdings den intersubjektiven Face-to-Face-Kontakt zunehmend abschwächen, fand schon 1932 BROWN bestätigt, der bei 60 Diskussionsteilnehmern bessere Lernerfolge sah als bei 25. Indes wird von einer gewissen Gruppengröße an die Effektivität wieder fraglich (GIPP, 1951): die Aktivitäten beschränken sich auf immer weniger Teilnehmer, der einzelne fühlt sich durch die Gruppe bedroht. Während also für Diskussionsgruppen die Gruppengröße eine sehr bedeutungsvolle Variable darstellt, spielt sie bei der Vorlesung bei weitem nicht die Rolle. — Wenn sich in einer Diskussionsgruppe *mehrere* Hochschullehrer beteiligen und die gleiche Sache erörtern, steigt die Lernwirksamkeit (DUPIUS, 1966).

Gruppendynamik: Grundsätzlich soll die Diskussion auf Kooperation zielen; allerdings ist das intensive Mitgehen nicht selten extrinsisch motiviert (Leistungsdruck, Wetteifer) (SCHMALOHR). Je kleiner die Gruppe ist, desto stärker ist dieser soziale Druck: wer sich passiv verhält, verliert an Prestige! Allerdings ist in kleinen Gruppen die Scheu, sich zu beteiligen, wieder geringer (GUHDE). — Alle genannten extrinsischen Faktoren stimulieren zwangsläufig mehr zur Lektüre als Vorlesungen. GUHDE befragte Studenten und fand: ca. 5 % bereiten sich auf Vorlesungen vor, dagegen mehr als 75 % auf Übungen und Seminare.

Lerneffekt: BLOOM wies 1935 durch spezielle, sehr umfangreiche Experimente nach, daß die Lerner in der Diskussion (im Gegensatz zur Vorlesung) wesentlich aktiver denken, beim Problemlösen wesentlich effektiver arbeiten, und daß irrelevantes Denken und passives (rezeptives) Verstehen fast auf die Hälfte reduziert sind; nach GUHDE verankert sich das Gespräch fester im Gedächtnis als der angehörte Vortrag. Um die Lernleistung noch weiter intrinsisch zu motivieren, sollte der Tutor nur bei elementaren Sachverhalten dominieren; Die Lernziele „Wissen erwerben", „Verständnis entwickeln", „Begriffe bilden" usw. erfordern hingegen eine lernerorientierte Diskussion.

Gefahren: Diskussionen beeinflussen oft in überraschendem Ausmaß die Meinungen und Stellungsnahmen der übrigen Gruppenmitglieder. „Das ist besonders der Fall, wenn sich eine Diskussion nicht so sehr auf sachliche Argumente bezieht, sondern mehr den Charakter eines Wortgefechts annimmt .... Unweigerlich kommt dabei das Dominanzstreben zum Vorschein, das von persönlichen Motiven des Überlegenseins getragen ist und allzu leicht sachliche Motive überspielt. Eine Diskussion schlägt dabei in eine messende Auseinandersetzung um, setzt Frustrationen und ruft Aggressionen hervor. Es entsteht dann leicht ein Verhaltenszyklus, in dem Gewalt mit Gewalt beantwortet wird" (SCHMALOHR).

Analyse für der Dermatologie: Diskussion setzt unterschiedliche Meinungen oder Interpretationen voraus; sie hat daher in den (theoretischen) juristischen, philosophischen oder soziologischen *Studien*fächern eine viel höhere Bedeutung als im Medizinstudium und damit auch in der Dermatologie. Man darf dabei aber nicht übersehen, daß in den genannten Fächern Problemsuche und Problemlösen zu Lernstrategien von hoher Qualität entwickelt worden sind: die Medizin wird sich die Aufgabe setzen müssen, zu analysieren, ob ihre Lerninhalte tatsächlich problemarm sind, oder ob man lediglich die Fähigkeit zur Problemsuche verkümmern ließ.

In der Dermatologie lassen sich im Wesentlichen vier Arten von Diskussionen unterscheiden:

a) Didaktische Probleme: Vorlesungsvorbereitung, Tutorenkoordination, Lehrmaterialerstellung, Vorlesungskritik usw.

b) *Medizinische Probleme:* Zunächst Einführung in das Stoffgebiet durch Referat(e) oder Arbeitspapier(e), dann Formulierung eines entsprechenden Problems, z. B.:

- Wie läßt sich Früherkennung von Hauttumoren optimieren?
- Ist es gerechtfertigt, zwischen primären und sekundären Effloreszenzen zu unterscheiden?
- Welche Paragraphen des GBG würden Sie bei einem 20jährigen verheirateten Mann zur Rettung seiner Ehe notfalls mißachten?
- Welche Hautkrankheiten machen wehr-(tropen-, flieger-)untauglich?

usw. Es handelt sich hierbei bevorzugt um Fragen von *Gutachten-Charakter*.

c) *Spezialprobleme:* Ergeben sich im Rahmen von speziellen Praktika, Dissertationen usw.

d) Zur Gruppendiskussion im Examen siehe das Kapitel „Test und Prüfung"!

7.5.2. Der vorlesungsbegleitende Unterricht

Wir beschreiben hier Gruppenunterricht, der fester Bestandteil der Vorlesung ist oder sie ergänzt. Um ungeordnetes Lernen zu vermeiden, erfordert er eine straff durchlaufende Systematik (Skripten, Arbeitspapiere).

Vorteile (nach ECKSTEIN, 1969): Der Lerner muß den rezeptiv aufgenommenen Vorlesungsstoff ständig reproduktiv nacharbeiten und überprüft damit ständig sein Wissen und Verstehen. Da er die wichtigsten Vorlesungsinhalte binnen weniger Tage zum zweiten Male wiederholt, schleichen sich keine Verständnislücken ein: der Nutzeffekt der Vorlesung steigt.

Nachteile (nach BRACKSMANN et al.): Da der Lerner weiß, daß der Stoff in der Gruppenarbeit wiederholt wird, kann seine Motivation für die Vorlesung sinken; bereitet er zudem das Basispensum für die Gruppenarbeit nicht vor, so geht durch informierendes Rekapitulieren die meiste Zeit verloren. — Vielfach läßt sich Tutorenarbeit nur durchführen, wenn der Hochschullehrer die Vorlesung um den Zeitbetrag kürzt, den die Gruppenarbeit erfordert; abends kämen ohnehin nur die schon Interessierten, die aber eine Betreuung nicht so nötig haben.

Analyse für die Dermatologie: Einsatz besonders überall dort, wo dem Lerner umfangreiche, unübersichtliche Stoffgebiete dargeboten werden (z.B. Gefäßkrankheiten, Speicherkrankheiten, Retikulosen); ehe er sich in der Vielfalt verwirrt, gliedert und strukturiert die Gruppe das Material. Einsatz weiterhin bei allen Themen, die aus verschiedenen Gründen (noch) nicht ins Lehrangebot aufgenommen werden können, aber den Studenten stark interessieren.

7.5.3. Das Bedside-Teaching

„Die für den Arzt typische Situation ist das Alleinsein mit einem Kranken. Auf das unter solchen Umständen notwendige Wissen, Können und Verhalten muß ein rechtverstandenes Medizin-Studium angelegt sein. Für den Studenten bedeutet das zugleich eine stufenweise Sozialisation, d.h. die Annahme von typisch ärztlichen Verhaltensweisen . . . . . , Einsicht in Krankheitsgeschehen und Krankheitserleben. Es ist aber zugleich ein Vorgang der Individuation, d. h., eine schrittweise Annäherung und Verwirklichung eines persönlichen Stils vom Arztsein. — Die Formen und Stufen ärztlicher Ausbildung müssen das Heraustreten einer im Werden begriffenen Arztpersönlichkeit aus der Anonymität von Kollektiven von Studentengruppen in Situationen des Auf-sich-selbst-Gestelltseins berücksichtigen. — Wenn der junge Student der ärztlichen Situation zu früh und ohne emotionellen und sachlichen Beistand ausgesetzt wird, befällt ihn oft das Gefühl von Unzulänglichkeit, Verwirrung, Mangel an Wissen und Können, Unübersichtlichkeit der Situation und menschlichem Versagen. So schwankt er zwischen dem Wunsch, sich in ärztlichen Situationen zu exponieren und zu emanzipieren und sich daraus zurückzuziehen . . . Ein häufig gewählter Zwischenweg ist die Technisierung des Verhaltens, eine Enthumanisierung des ärztlichen Tuns . . . . ." (HARTMANN, 1969).

Daß die von FEEST und KAPUSTE interviewten Studenten daher den Kontakt mit den Kranken suchen („originale Begegnung verlangt immer die wirkliche Begegnung mit dem Gegenstand", ROTH), ist nur zwingend. Meist nicht einmal bewußt entscheiden sie sich für dieses „learning by doing"; darüber hinaus hat die Konfrontation mit dem Kranken für nahezu 70 % der Studenten affektive Bedeutung, sie empfinden das „typisch ärztliche" der Begegnung, die ja Ziel ihrer Studienmotivation ist.

Erörtern wir nun die schwerwiegende Frage, ob ein Unterricht am Krankenbett in der Ausbildung fehlen darf! Die Antwort gibt die Bestallungsordnung, die, als Lernziel umformuliert, für die Dermatologie besagt: „Der Lerner soll einen *Kranken untersuchen* und Befund und Heilplan niederschreiben. Er soll dem Prüfer weiterhin an *anderen Kranken* sein Wissen mündlich darlegen." Da nun aber BLOOM, MAGER und GAGNE definieren,

---

daß das Lernziel ein beobachtbares Verhalten beschreiben soll, das *in einem Lernprozeß* erworben wurde,

---

so hat zu gelten: der Lerner muß in einem *adäquaten* Lernprozeß auf das in der Bestalltungsordnung formulierte Lernziel hingeführt werden. Adäquat bedeutet indes: situationsadäquat, also im Rahmen eines *Patientenunterrichtes*.

Der *Umfang* des Bedside-Teaching richtet sich ebenfalls am Lernziel (der Bestallungsordnung) aus; man kann diesen Umfang subjektiv schätzen oder objektiv ermitteln.

a) Subjektive Bedarfsermittlung: Man faßt alle Unterrichtsveranstaltungen, in denen die Studenten Kranke sehen, als Teil-Lernziele auf (Praktika, Demonstrationen, Lehrvisiten usw.). Man projiziert dann diese Teil-Lernziele auf das Gesamt-Lernziel (Bestallungsordnung), analysiert, welche Bedingungen noch nicht erfüllt sind, und schätzt schließlich ab, ob, in welcher Form und in welchem Umfang Bedside-Teaching erforderlich ist.

b) Objektive Bedarfsermittlung: Man teilt die Studenten eines Semesters (oder mehrerer Semester) in unterschiedliche Gruppen:

Gruppe A: Nur Teilnahme an Vorlesung sowie „hausüblichen" Praktika und Demonstrationen.

Gruppe B–D: Unterrichtsveranstaltungen wie Gruppe A, dazu jedoch in unterschiedlichem Umfang (1 × monatlich; 14tägig, wöchentlich) Bedside-Teaching.

Zum Ende des Semesters werden die einzelnen Gruppen getestet mit der Fragestellung: welche Gruppe hat das in der Bestallungsordnung definierte Lernziel am ehesten erreicht?

Durchführung: Unter der Voraussetzung, daß der Student die Grundzüge der dermatologischen Propädeutik und Klinik beherrscht, schlägt HARTMANN (1969) folgende sehr brauchbare Form des Bedside-Teaching vor: Die Lerngruppen bestehen aus 4 Studenten und einem Tutor (Hochschullehrer, Stationsarzt, jedoch kein studentischer Tutor). Je zwei Studenten widmen sich ohne Aufsicht dem Kranken, wobei einer die Anamnese, der andere den Untersuchungsbefund erhebt. Danach stellen sie gemeinsam die Diagnose oder ermitteln zumindest die Art der Krankheit. Nach einer Stunde tritt die Gruppe wieder zusammen, die Studenten stellen sich die Patienten gegenseitig vor, der Tutor verbessert, ergänzt, faßt zusammen. Die Studenten sollten das selbsterstellte Krankenblatt als Lernhilfe mit heimnehmen.

Analyse für die Dermatologie: Objektive Bedarfsermittlung, dann Bedside-Teaching in einer wie von HARTMANN vorgeschlagenen Form.

7.5.4. Die Studienberatung

Studienberatung soll dem Studenten Hilfe und Aufklärung geben, zugleich aber auch die Möglichkeit, Kritik und Wünsche zu äußern. Sie ist nicht Sache eines einzelnen, sondern aller Hochschullehrer und Tutoren; sie sollte allerdings, da sie bedeutend auf die Lehre rückwirken kann, von einem Fachdidaktiker geleitet und koordiniert werden.

Sie schafft hohe Transparenz, beseitigt Probleme, bevor sie bedeutsam werden können, und beugt autoritären Spannungen zwischen Hochschul-

Fragebogen zur Studienplanung

Streichen Sie bitte jeder für sich auf diesem Bogen die Punkte an, die Sie interessieren!

A. Wie hängen die Dermatologische Propädeutik, die Hauptvorlesung und die Vorlesung für Examenssemester logisch zusammen? Mit welchem Nutzen kann ich sie kombinieren?	
B. Wie kann ich den Vorlesungsstoff am effektivsten vorbereiten und wiederholen?	
C. Welches didaktische Material (außer der Vorlesung) steht mir zur Verfügung?	
D. Wie bereite ich mich am effektivsten auf das Examen vor?	
E. Wie kann ich wissenschaftlich arbeiten (Labors; Bibliothek; Dissertation)?	
F. Wie sieht das Berufsbild des Dermatologen aus?	
G. Ich finde die Unterrichtsveranstaltungen und Unterrichtsformen (Gruppenarbeit, Praktika) unvollständig.	
H. Ich finde das Material (Skripten, Arbeitspapiere, Schemata) unvollständig.	
I. Ich bin an Ferienarbeit/Ferienkursen interessiert.	

Ich wünsche für diese Studienberatung:

	monatlich	wöchentlich	täglich
Arbeitsgemeinschaft			
Fragestunde (Hörsaal)			
Sprechstunde (privat)			

Abb. 39. Fragebogen

lehrern und Studenten vor (z. T. nach BERENDT, 1969). Alle Erkenntnisse sollten mit allen Hochschullehrern ausgetauscht und diskutiert werden.

Analyse für die Dermatologie: Es scheint am geeignetsten, einen Fragebogen in der nachstehenden Form auszuhändigen (Abb. 39). Die Studenten streichen die relevanten Punkte an, so daß die Hochschullehrer den Bedarf ermitteln können. Der Fragebogen wird ausgehängt
a) Zu Semesterbeginn für das *laufende* Semester,
b) Gegen Semesterende für das *kommende* Semester (da die Studenten viele Probleme erst während des Semesters erkennen).

7.5.5. Das Praktikum

Wir verweisen auf die Darstellung „Praktisches Arbeiten im Unterricht".

7.5.6. Die Prüfungsgruppe

Die Prüfungsgruppe arbeitet die erforderliche Literatur sowie geeignete objektivierte Unterrichtsteile und Anschauungsmaterial durch und simuliert in einer zweiten Phase die Prüfungssituation. Diese zweite Phase reduziert über die zunehmende Routine die Angst.

Prüfungsgruppen als Objekte der Unterrichtsforschung dienen der Erstellung von Kriterien für die Objektivierung von Prüfungen.

Analyse für die Dermatologie: Einsatz bei Bedarf.

7.6. Welche Unterrichtsräume fordern die neuen Unterrichtsformen?

Selbst bei neuesten Universitätsplanungen wird der Bedarf für Lehrzwecke meist am herkömmlichen Bedarf gemessen. Man findet daher stets nur Hörsäle, jedoch so gut wie nie Räume für Gruppenarbeit oder für Mediengruppen („Medienzentrum", „Mediothek"). Wer „fortschrittlich" unterrichten will, muß daher seine Gruppenarbeit in leerstehende oder für kurze Zeit freigemachte Räume verlegen, wenn er nicht sogar in benachbarte Instituts- und Kliniksräume umziehen muß.

Analyse für die Dermatologie: Beim Neubau von Lehrräumen oder beim Umbau vorhandener Lehrräume sind erforderlich:
(H) Hörsaal
(U) Umgang (Vorhalle) als „Kontaktraum", der zugleich in periodisch wechselnden Demonstrationen Anschauungsmaterial, Systematiken und andere Lernhilfen aus dem laufenden Stoffgebiet vermittelt

(VR) Vorbereitungen (Moulagen, zugleich Archiv für didaktisches Material; Vorbereitung von Patienten).

(GR) Gruppenarbeitsräume mit installierten Medien; alle Gruppenarbeitsräume sollten mit dem Umgang kommunizieren.

Wir schlagen das in Abb. 40 gezeigte Raumprinzip vor.

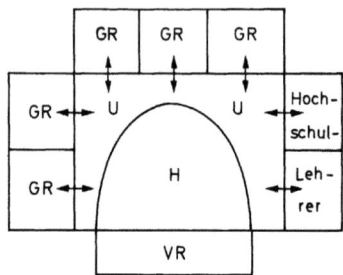

Abb. 40. Raumprinzip

8. Das logische Gliedern von Unterricht

Vermittelt man einem Lerner Informationen, zwischen denen logische Beziehungen bestehen, und macht man ihm diese Beziehungen deutlich, dann steigert man den Informationsfluß (hier: das Verständnis), da diese Beziehungen ja ebenfalls Informationen darstellen. Logisches Gliedern verfolgt also einen didaktischen Zweck: es analysiert die Struktur eines zunächst komplexen Problems. Über diese Vermittlungsfunktion hinaus lehrt dieses Verfahren den Lerner jedoch die Fähigkeit und Fertigkeit, im Transfer derartige Prozesse selbst zu vollziehen. Er benötigt diese analytischen Verfahren in der Medizin besonders (a) für das Strukturieren komplexen Materials (z. B. Aufbau einer Systematik) und (b) für das Fällen von Entscheidungen (z. B. therapeutische Entscheidungen; Diagnosestellung aus der Differentialdiagnose).

„Logik" meint dabei im Folgenden ausschließlich „Formale Logik". Da indes Formale Logik, Schaltalgebra, Mengenlehre und Boolesche Algebra jeweils nur verschiedene Deutungen ein und desselben Prinzips sind (FUCHS), lassen sich die obengenannten „logischen Beziehungen" auch in unterschiedlicher Weise darstellen; natürlich sind die gewonnenen Strukturen stets identisch!

8.1. Die logische Struktur einer Systematik

Wir stellen drei verschiedene Verfahren dar, die sich in ihrem gedanklichen Ablauf unterscheiden; der Lehrer mag die ihm angemessene Form wählen:

8.1.1. Mengenlehre

Gegeben sei der erste Satz eines Kapitels über die Effloreszenzen, der so oder ähnlich in einem Lehrbuch zu lesen oder in einer entsprechenden Vorlesung zu hören wäre:

„Wir kennen zahlreiche Effloreszenzen, bei denen die Gewebssubstanz wie auch die Farbe vermehrt oder vermindert sein kann, und gliedern sie in primäre und sekundäre Effloreszenzen wie z. B. in Atrophie, Leukoderm, hypertrophische Narbe, Knoten, Erythem, Melanoderm, Anämie und Ulcus".

Dieser Satz hat nur geringen Informationswert. Man kann ihn jedoch übersichtlich gliedern, indem man ihn als Menge auffaßt und von ihr Teilmengen 1., 2., 3. . . . Ordnung bildet (Abb. 41):

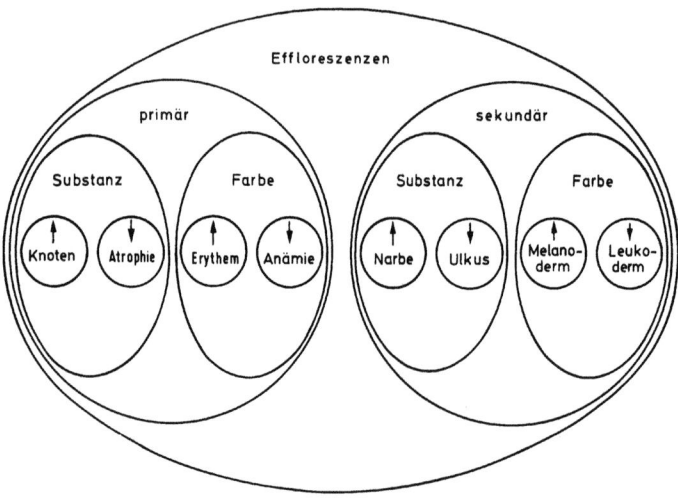

Abb. 41

1. Teilmenge besteht aus der relevanten Information und schließt die Redundanz aus (Redundanz: der Teil einer Nachricht, der ohne substantiellen Verlust des Informationsgehaltes weggelassen werden kann).

Teilmengen „2. Ordnung" enthalten (a) primäre, (b) sekundäre Effloreszenzen.

Teilmengen „3. Ordnung" enthalten (a) Substanzveränderungen, (b) Farbveränderungen.

Teilmengen „4. Ordnung" enthalten (a) Vermehrung, (b) Verminderung von Farbe/Substanz.

Dieses Mengendiagramm, hier aufgefaßt als Venn-Diagramm, stellt bereits die gesuchte Systematik dar. Wir können diese Systematik aber auch über die Logik erreichen:

8.1.2. Formale Logik

Die formale Logik ist die Wissenschaft vom Schließen beim Gebrauch von Aussageformen: sie ist „formal", weil wie in der Mathematik mit komplexen

Formeln abgeleitet, geschlossen und bewiesen wird. Die Elemente dieser exakten Wissenschaft sind Aussagen („Aussagenlogik"), und diese sind definiert als Sätze, die entweder den Wahrheitswert WAHR (W) oder FALSCH (F) besitzen: Aussagen sind „wahrheitsdefinit".

Unter Beschränkung auf zwei „logische Kürzel" sei jetzt der einleitende Satz zur Effloreszenzenlehre nochmals formal-logisch deduziert; $\wedge$ bedeutet UND (Konjunktion), $\neg$ bedeutet NICHT (Negation) (Abb. 42).

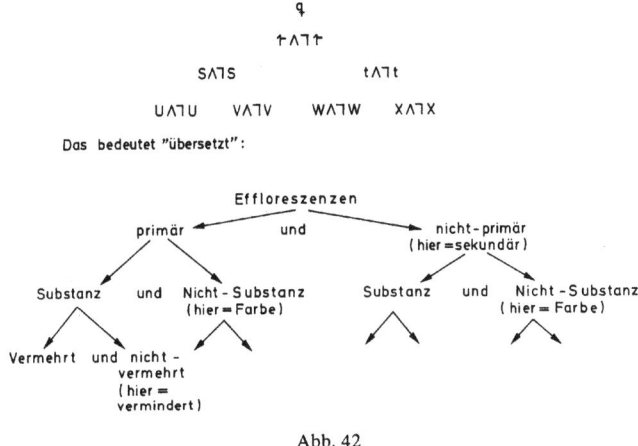

Abb. 42

Die Einschränkung „hier" (z. B. nicht vermehrt, hier = vermindert) ist erforderlich, da „nicht vermehrt" auch „normal" mit einschließt. Schließlich führt zum gleichen Ziel der Weg über die

8.1.3. Schaltalgebra

Die formale Logik zeichnet sich durch die Wahrheitsdefinitheit der Aussagen aus: Aussagen sind entweder WAHR oder FALSCH. Den gleichen Dualismus besitzt die Schaltalgebra; ihr binäres System kennt nur 0 oder 1. Bezeichnen wir in der letzten Abbildung die nach links gehenden Pfeile mit 0 und die nach rechts gehenden mit 1 (LOHBERG) (Abb. 43), so erscheint die Effloreszenzensystematik binär kodiert (Abb. 44).

Mit dieser binären Kodierung scheint zunächst noch nichts gewonnen; reiht man nun jedoch die Zifferkombinationen untereinander, dann erhält man diejenige textliche Strukturierung, die erforderlich ist, um das Sachgebiet chronologisch korrekt vorzutragen (Abb. 45).

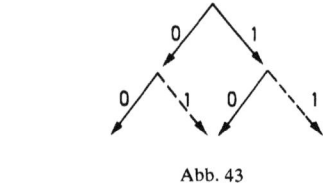

Abb. 43

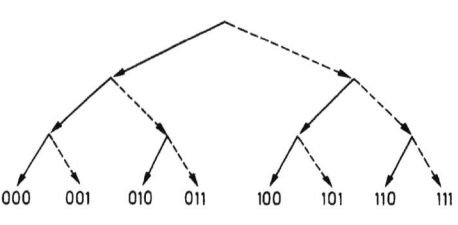

Abb. 44

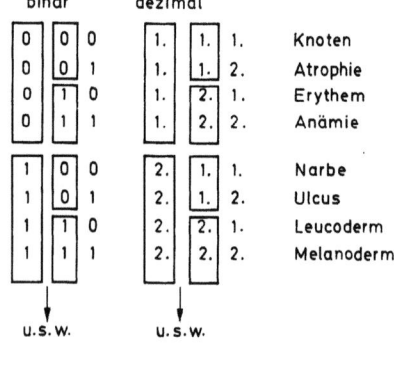

Abb. 45

8.1.4. Zusammenfassung

Wir haben an einem Beispiel gezeigt, mit welchen Mitteln man Systematiken erstellt, die in sich logisch und widerspruchsfrei aufgebaut sind. Wir mußten dazu das Beispiel stark abstrahieren und idealisieren, um das Wesentliche klar zu stellen.

8.2. Die logische Struktur von Entscheidungen

Wenn in Flußdiagrammen therapeutische oder andere Entscheidungen dargestellt werden sollen, kommt die formallogische WENN → DANN — -Beziehung besonders deutlich zum Ausdruck, und zwar meist im Pfeil selbst (Abb. 46).

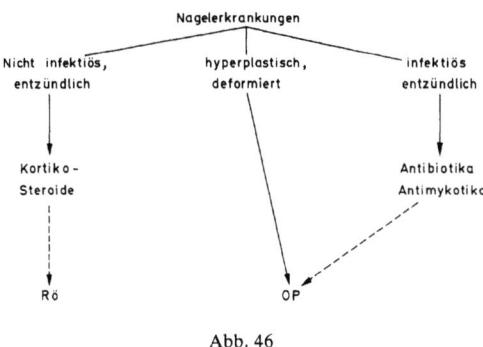

Abb. 46

Jede Entscheidung stellt einen Wahlakt zwischen verschiedenen möglichen Handlungsalternativen dar; das Folgende beschränkt sich auf die Routineentscheidungen und berücksichtigt die echten Entscheidungen nicht.

Echte Entscheidung: Dem Entscheidungsträger fehlen Erwartungswerte für die Eintrittswahrscheinlichkeit des Ergebnisses der verschiedenen möglichen Handlungsalternativen. Sie sind in ihrer Variationsbreite nicht programmierbar und werden von der subjektiven Risikoeinschätzung und -bereitschaft des Entscheidungsträgers bestimmt.

Routineentscheidung: Der Entscheidungsträger kennt den Ausgang seines Wahlaktes; es lassen sich allgemeine Entscheidungsregeln festlegen; an die Stelle eigener Erfahrung kann eine generelle Regelung treten.

Auch der Medizinstudent muß lernen, auf dem Instrument „Entscheidung" zu spielen. Bieten sich nur wenige Alternativen wie im Beispiel der Nagelerkrankungen, dann genügt das Flußdiagramm, zur Not sogar ein erläuternder Text. Diese Methoden sind jedoch nur solange zweckmäßig, wie der zu dokumentierende Zusammenhang zwischen bestimmten vorgegebenen Eingabeparametern und den darauf zwangsläufig folgenden Konsequenzen einfach und wenig vernetzt bleibt. Viele Eingabeparameter und zahlreiche Entscheidungsmöglichkeiten lassen jedoch die verbale Darstellungsweise (a) und das Diagramm (b) ungeeignet erscheinen.

Beispiel:

a) Verbale Darstellung

„Semimaligne Hauttumoren können, wenn sie operabel sind, der Patient dem Eingriff zustimmt und der Tumor bereits vorbestrahlt ist, excidiert werden; stimmt er nicht zu, dann darf man nur nicht-vorbestrahlte Tumoren bestrahlen und muß andernfalls chemo-/kryochirurgisch vorgehen, ein Vorgehen, das auch bei nichtoperablen Tumoren einzuschlagen ist, es sei denn, sie seien nicht vorbestrahlt . . . . . usw".

b) Graphische Darstellung (Abb. 47)

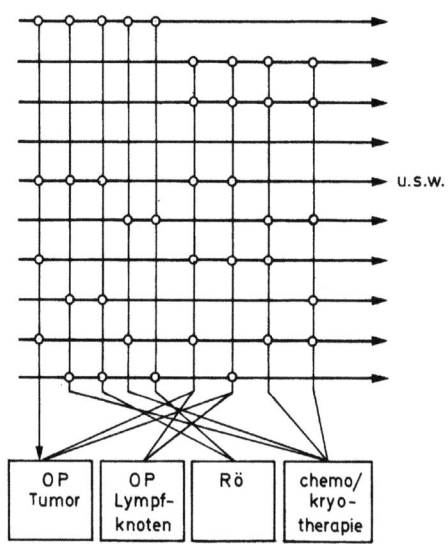

Abb. 47

Beispiel (a) ist ausgesprochen unübersichtlich und gewährleistet nur sehr verzögerten Zugriff zur Entscheidung; Beispiel (b) ist im unteren Teil verwirrend, zeigt jedoch im oberen Teil übersichtliche, tabellarische Gliederung. Diese Gliederung weist den Weg zur

c) Entscheidungstabelle (ET)

Die ET ist eine Matrix, aufgeteilt in 4 Quadranten (Abb. 48).

Die obere Hälfte heißt Bedingungsteil, die untere Hälfte Maßnahmenteil. Bedingungs- und Maßnahmenteil sind durch formal-logische „Wenn → Dann"-Beziehungen miteinander verknüpft. Die linke Tabelle hat begriff-

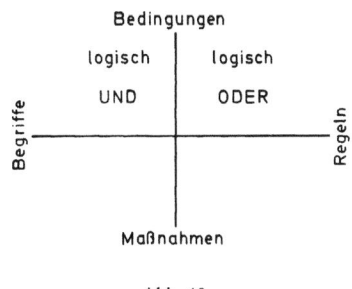

Abb. 48

	formal-logisch	Schaltalgebraisch
Y	W	1
N	F	0

Abb. 49

Tabelle 14

Regel	1.	2.	3.	4.	5.	6.	7.	8.	9.	usw.
Semimaligner Tumor	γ	γ	γ	γ	γ					
Maligner Tumor						γ	γ	γ	γ	
Lymphknotenbefall						γ	γ	γ	γ	
Kein LK-Befall										
Operabel	γ	γ	γ			γ	γ			
Nicht Operabel				γ	γ			γ	γ	
Operationswillig	γ					γ	γ	γ		
Nicht OP-willig		γ	γ						γ	
Vorbestrahlt	γ			γ		γ		γ	γ	
Nicht vorbestrahlt		γ	γ		γ		γ			
Tu-Excision	×					×	×			usw.
LK-Exstirpation						×	×			
Bestrahlung										
Chemo-/Kryo-			×		×					
Therapie		×		×				×	×	

liche Struktur; die Regeln stellen Symbole für Ja (Y) und Nein (N) dar. Da es sich um wahrheitsdefinite Aussagen im Sinne der Aussagenlogik handelt, kann man Y und N auch ausdrücken (Abb. 49).

Beispiel: E. T. für therapeutisches Vorgehen bei Hauttumoren (Tabelle 14).

E. T. sind übersichtlich und rasch auszuwerten. Sie sind zugleich Basis für ein Computerprogramm: das stellt sie mitten in die Möglichkeiten des CUU, denn an E.T. kann der Dermatologiestudent on-line prüfen, ob er Routineentscheidungen erfaßt hat und beherrscht.

9. Das Curriculum

Wir haben dieses Kapitel über das Curriculum dem nachfolgenden über „Die Planung und Entwicklung von Unterricht und Unterrichtsteilen" deshalb vorangesetzt, weil das Curriculum als großer Rahmen den Unterricht, den Lehrer und die Medien umspannt. Da die Diskussionen auf dem Gebiet des Curriculum außerordentlich umfangreich sind (MATTL), werden wir im Rahmen der vorliegenden Arbeit lediglich die Problematik zeigen und auf ein spezielles Curriculum für die Dermatologie nicht eingehen.

Der Begriff „Curriculum" war bereits in der Pädagogik des Barock gebräuchlich; in der angelsächsischen Literatur schon seit längerem bekannt, beginnt er nun bei uns den „Lehrplan" — jedoch mit stark verändertem Inhalt — zu verdrängen.

9.1. Begriffsbestimmung

Die Definition des Begriffes ist entsprechend uneinheitlich; die vier folgende Zitate machen jedoch sein Wesen deutlich:
- Ein Curriculum ist ein Lehrplan, also ein Katalog von Inhalten, die unter einem bestimmten Gesichtspunkt ausgewählt sind und in dem jeweiligen Fach gelehrt und gelernt werden sollen (nach MATTL, 1971).
- Ein Curriculum ist ein Lehrsystem, das den Zweck hat, Lernprozesse anzuregen und zu fördern (nach SCHWITTMANN, 1971).
- Ein Curriculum ist eine Folge von Inhaltseinheiten (Inhalt: Beschreibung der von Schülern in bestimmten Bereichen erwarteten Fähigkeiten) (nach GAGNE, 1970).
- Es gilt, anhand von Unterrichtsgegenständen, die den akademischen Disziplinen entnommen sind, die Lerner zu intellektuell akzentuierten Lernerfahrungen zu führen, in deren Verlauf ihnen sowohl die für das betreffende Fachgebiet charakteristischen Grundbegriffe, Modelle und Strukturen einsichtig, als auch die elementaren Arbeitsformen und Methoden verfügbar werden, die der Fachwissenschaftler selbst kennt und benutzt (amerikanische Definition, bei MATTL zitiert nach HUHSE, 1968).

Bei dieser letzten Definition liegt der Nachdruck weniger auf dem Wissenserwerb als besonders auf dem Beherrschen von Methoden und Strukturen, die für das Fach spezifisch sind (Vgl. dazu den Zielkatalog der BAK!).

Indes befriedigen die drei Definitionen nicht vollends: es fehlt ihnen jene Zielprojektion, die ROBINSOHN 1967 in einer Theorie des Curriculums entwarf. ROBINSOHN geht davon aus, daß jegliche Erziehung den Menschen für eine Lebenssituation vorbereiten und ausrüsten solle; er richtet die Leistungen, die der Lerner erbringen soll, an der Frage aus: „Was ist in Zukunft wichtig und wünschenswert?" Er fordert daher folgende Schritte für die Entwicklung eines Curriculums:
a) Die Lebenssituationen, in denen der Lerner sich voraussichtlich bewähren soll, müssen analysiert und definiert werden.
b) Die Qualifikationen, die für das Bestehen dieser Situation erforderlich sind, müssen definiert werden.
c) Die Inhalte und Aufgaben, durch die diese Qualifikationen erworben werden können, müssen ausgewählt werden.

(Eine weitere Forderung ROBINSOHNs, daß nämlich das Curriculum als Gesamtcurriculum entwickelt werden müsse, ist heute weitgehend überholt: nach MATTL fügen sich Gesamtcurricula gleichsam von selbst zusammen).

9.2. Curriculum-Reflexion, -Forschung und -Revision

Die moderne Hochschuldidaktik ist durch ihre Intentionalität gekennzeichnet; sie richtet sich an den Lernzielen aus. In diesem Sinne bedeutet
Curriculumreflexion: Kritische Betrachtung, Auswahl, Erprobung und Wertung der vermittelnden Studieninhalte, der Verfahren und der Medien im Hinblick darauf, wie weit die Beschäftigung mit ihnen das Erreichen dieser Studienziele fördert;
Curriculumforschung: Anwendung aller Forschungstechniken der Didaktik, um (a) Mängel in den Inhalten, Verfahren und Medien aufzudecken und um (b) geeignetere Inhalte, Verfahren und Medien zu entwickeln;

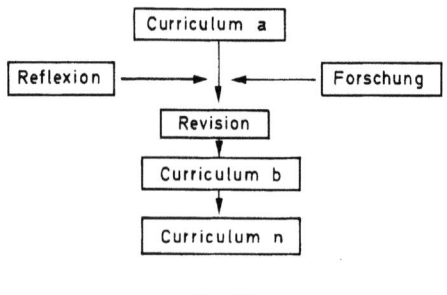

Abb. 50

Curriculumrevision: Änderung des Curriculums entsprechend den Erkenntnissen der Curriculumreflexion und den Forschungsergebnissen der Curriculumforschung.

Reflexion und Forschung zielen also auf Revision; da sich indes die künftigen Lebenssituationen (s. oben: ROBINSOHN) stets ändern werden, kann ein Curriculum nie permanent und definit sein; Curriculumrevision ist ein iterativer Prozeß (Abb. 50).

9.3. Analyse für die Dermatologie

Nach den Empfehlungen des Wissenschaftsrates ist ein zentrales Gremium für die Curriculum-Revision zu schaffen mit der Aufgabe, die Definition von Ausbildungszielen und -inhalten überregional zu koordinieren. Wann derartige Curricula verbindlich werden, ist heute noch nicht abzusehen. Diese Unsicherheit spricht jedoch niemandem das Recht zu, passiv und abwartend die neuen Verhältnisse auf sich zukommen zu lassen. Vielmehr hat zu gelten, was DOHMEN fordert: „Wir müssen den langwierigen Prozeß des Sammelns von Erfahrungen und Erkenntnissen über den Einsatz neuer Medien, über neue Unterrichtsformen usw. möglichst rasch in Gang setzen, damit, wenn Curricula erscheinen, bereits ein funktionierendes, erprobtes und flexibles System der Vermittlung für die neuen Studieninhalte vorliegt".

10. Die Planung und Entwicklung von Unterricht und Unterrichtsteilen

Planung und Entwicklung setzen sich aus sehr zahlreichen Schritten zusammen; einzelne Phasen überlagern sich, und jeder Schritt wirkt auf vorangegangene zurück.

Wir werden im Folgenden diese Schritte und ihre Beziehungen untereinander darstellen. Dabei erläutern wir die Phasen in einem Flußdiagramm, zu dem wir Einzelelemente entnommen haben bei BUCK et al. (1971), GRÜNING et al. (1972), HAEFNER (1972) und SCHWITTMANN (1971), und ergänzen verschiedene dieser Phasen im Begleittext:

10.1. Von der Systemanalyse bis zur vorläufigen Endfassung

Aufgliedern des Gesamtlehrgebietes: Jeder Lehrabschnitt und jede Lehrveranstaltung ist jeweils Bestandteil eines umfassenderen Lehrsystems, dessen äußersten Rahmen das Curriculum darstellt. In unserem Rahmen vollzieht sich das Aufgliedern in drei Ebenen: (a) Aufgliedern des Gesamtcurriculums in die einzelnen Vorlesungsarten (Propädeutik, Hauptvorlesung, Vorlesung für Examenssemester usw.), (b) Aufgliedern des Stoffs einer Gesamtvorlesung in Groblernziele (c) Zergliedern der Groblernziele in Feinlernziele.

Definition des Fachteams: Dermatologische Fachspezialisten, (dermatologischer) Fachdidaktiker, Psychologie-Team, Medienspezialisten usw.

Adressatendefinition: Bestimmung des Eingangsverhaltens und der Motivationsstruktur.

Lernzieldefinition: Da die Lernziele „Objektivierungsfunktionen und Selektionsfunktionen" (BUCK et al.) erfüllen, müssen sie, wo nur möglich, operational definiert werden; sie sind dann „der maßgebende Bezugspunkt für die Entscheidung über die optimale Organisation von Lehr- und Lernprozessen und den angemessensten Medieneinsatz bzw. Medienverbund" (DOHMEN, 1971).

Strukturierung der Inhalte: Man unterscheidet eine *stoffliche Strukturierung* des Materials (nach rein inhaltlichen, sachlogischen und formallogischen Gesichtspunkten) und eine *didaktische Strukturierung* (im wesentli-

chen nach lernpsychologischen Grundsätzen); die didaktische Strukturierung schließt die Optimierung der Motivation mit ein (DÖRING, 1962):
- Das Problem (= Thema) muß dem Lerner so angeboten und als aktuell ausgewiesen werden, daß es ihm lernrelevant erscheint: „Motivationsgenese durch Sinnkriterium".
- Das Problem muß so strukturiert sein, daß der Lerner in jeder Phase den Bezug zur Gesamtproblematik erkennen bzw. herstellen kann: „Finale Motivation".
- Das Problem muß so dargeboten werden, daß es den Lerner an Sinnfragen in bezug auf das Lernvorhaben nicht hindert, sondern ausdrücklich dazu provoziert.
- Das Problem sollte dem Lerner Zeitadaptivität und eine eigene Lösungsstrategie gewähren.

Bestimmung der Lehrstrategie: Auswahl zwischen Tutorium, „Drill and Practice", gesteuertem Selbststudium, Simulation usw.

Testerstellung: Siehe das Kapitel „Test und Prüfung"!

Medienwahl: Jeder Unterrichtsteil ist von zahlreichen Variablen abhängig: vom Eingangsverhalten der Adressaten, von den Inhalten, Unterrichtssituationen, von institutionellen und technischen Voraussetzungen usw. Dieser Vielfalt sieht sich die Mediendidaktik gegenüber, die lediglich die Medien und ihre Einsatzmöglichkeiten beschreibt; sie ist daher „nicht in der Lage, eine lernzielbezogene Medientaxonomie zu entwickeln, aus der sich dann (wie aus einer Tabelle) ablesen läßt, welches Medium zur Erreichung welchen Lernzieles am besten geeignet ist" (DOHMEN, 1972). DOHMEN fordert daher ein Vorgehen in zwei Schritten:
1. *Wahl der Vermittlungsform:* Bewegtes oder fixes Bild? Schwarzweiß oder Farbe? Synchronisation oder Stummfilm mit freiem Lehrerkommentar? Soll der geplante Gesprächsanstoß an den einzelnen, auf die Kleingruppe oder auf die Großgruppe wirken? Lineares oder verzweigtes Programm? Geringe oder hohe Reaktionsquotenverstärkung? Zeitadaptiv/nicht zeitadaptiv? ... usw. Aus all diesen Variablen folgt dann die
2. *Wahl des Mediums.*

10.2. Die Evaluierung

Evaluierung („Werterprobung") ist ein Verfahren zur Sammlung und Analyse von Daten zur Verbesserung von Curricula, Unterrichten, Unterrichtsteilen oder Programmen; sie prüft diese Unterrichtsprozesse daraufhin, wieweit sie Verhaltensänderungen bewirkt haben, d. h. wieweit die Lerner die operational definierten Lernziele tatsächlich erreichten (BUCK et al.; SCHWITTMANN): „Untrennbar verknüpft mit dem Problem der Evaluierung ist die Formulierung von Lernzielen ..... (Ihre) wohl wichtigste Funktion ..... besteht darin, daß sie die Evaluierung der Instruktion erst ermöglichen" (SCHWITTMANN, 1971).

Erprobt man Unterricht bereits während seiner wie oben dargestellten Entwicklung, so erlaubt diese *formative Evaluierung* eine fortlaufende, kontinuierliche Verbesserung jedes einzelnen seiner Teile; *summative Evaluierung* hingegen, die an der vorläufigen Endfassung ansetzt, erfaßt mit ihren Verbesserungen den gesamten Unterricht als geschlossenes Ganzes. Daß in der einen wie in der anderen Form Evaluierung integrierter Bestandteil der Unterrichtsplanung und -entwicklung sein muß, betonen BUCK et al.: „Es wird immer wieder der Fehler gemacht, die Evaluierung als Anhängsel oder Endphase einer sonst kontinuierlichen Lehrmaterialentwicklung zu betrachten, deren Durchführung zu gegebener Zeit an einen Spezialisten der Methodik und Statistik delegiert werden kann. Diese Einstellung ..... führt zur Ausbildung eines Spezialistentums, das ohne das notwendige Verständnis der Lehrinhalte formale testtheoretische Hilfsdienste leistet. Evaluierung ist aber nur als integrierter Bestandteil der Lehrgangsentwicklung denkbar ....."

10.2.1. Die Laborphase

In der Laborphase arbeiten wenige Vpn. das Material der vorläufigen Endfassung ab und beurteilen es anschließend. Ist das Material sehr umfangreich, so muß man die Laborphase in mehreren Abschnitten und verteilt auf mehrere Gruppen von Vpn. analysieren.

Die Kritik und Bewertung durch die Vpn. erstreckt sich (im Folgenden z. T. nach GRÜNING et al.) auf

a) *Didaktische Variablen:* Lernziele; Testaufgaben (die im wesentlichen in der Form vorliegen sollen, in der sie auch in der Feldphase verwendet werden); Lösungen der Testaufgaben; mediengerechte Aufteilung des Lehrmaterials usw.

b) *Sonstige Kriterien:* Kriterienkataloge wie der folgende haben den *Vorteil,* daß die Äußerungen in angemessener Weise alle wesentlichen Aspekte einbeziehen, und den *Nachteil,* daß sie die Vpn. begrifflich zu stark festlegen; GRÜNING et al. schlagen daher vor, daß frei formulierte Kritik und Urteile auf die folgenden Kriterien reduziert ausgewertet werden:

Inhaltliche Kriterien

(a) unverständlich
(b) unvollständig
(c) überflüssig
(d) zu simpel
(e) zu kompliziert

(f) zu gedrängt
(g) zu abstrakt
(h) unlogisch verbunden
(i) nicht realisierbar

Formale und stilistische Kriterien
- (k) zu wenig gegliedert
- (l) zu stark gegliedert
- (m) falsch
- (n) zu primitiv
- (o) zu geschraubt

Marginalien etc.
- (p) überflüssig
- (q) fehlend
- (r) unzutreffend
- (s) unverständlich

Dezimalzählung
- (t) unübersichtlich
- (u) verwirrend
- (v) unlogisch
- (w) zu vielseitig

10.2.2. Die Feldphase

In der Feldphase bearbeitet eine größere Gruppe zukünftiger Teilnehmer zunächst den Eingangstest, der überprüfen soll, ob die Lerner die geforderten Voraussetzungen besitzen, arbeitet dann das Lehrmaterial ab und stellt sich währenddessen den in den Unterrichtsteil eingebauten Tests (Lernzieltests, Verständnistests, Behaltenstests). Die Antworten unterzieht man einer *Analyse* (z. T. nach GRÜNING et al.):

- Wo ist der Aufbau und Inhalt einer Frage Anlaß zu Fehlern?
- Wo unterscheiden sich die Richtiglösungen inhaltlich und/oder formal zu deutlich von den Distraktoren?
- Wo kann die Richtiglösung, im Gegensatz zu den Distraktoren, aus dem Aufgabenstamm abgeleitet werden bzw. ist bereits in ihm enthalten?
- Wo werden die meisten Fehler gemacht, wo die wenigsten?
- Liegen die Gesamtergebnisse unter, im oder über dem Durchschnitt?
- Sind typische Fehler erkennbar?
- Welche (zu schwierig formulierten?) Fragen wurden gar nicht beantwortet?
- Wo hat Vp. eine enge Assoziation Aufgabenstamm — Distraktor getroffen und entscheidet auf dieser Basis auch im Folgenden falsch?

10.3. Die Zuständigkeiten bei Planung und Entwicklung

In der folgenden Übersicht (nach GRÜNING et al.) deutet die Anzahl der Kreuze an, in welchem Ausmaß die Gruppen jeweils beteiligt sind; (X) = mögliche, aber nicht notwendige Beteiligung (Tabelle 15).

Tabelle 15

	Fachre-daktion	Fachau-tor(en)	Projekt-gruppe	Psycho-logie-Team
Planung des Gesamtprojekts				
Adressenbestimmung	xx			
Themenfestlegung	xx		(x)	
Richtzielfestlegung für die einzelnen Einheiten	xx	(x)	(x)	
Entwicklung einzelner Einheiten				
Grobzielfestlegung	x	xx	x	
Feinzielbestimmung	(x)	xx	x	
Konstruktion der Testaufgaben		x	xx	x
Erstellung des Basismaterials		xx		
Fachliche Überprüfung des Basismaterials	xx			
Didaktische Bearbeitung des Basismaterials			xx	
Laborphase			xx	x
Revision		(x)	x	(x)
Feldphase			xx	x
Revision		(x)	xx	(x)
Erstellung der Endfassung	x	x	xx	

10.4. Analyse für die Dermatologie

Wir werden in dem Kapitel über die Institutionalisierung der dermatologischen Didaktik angeben, wie die Unterrichtsentwicklung gelehrt und optimiert werden kann.

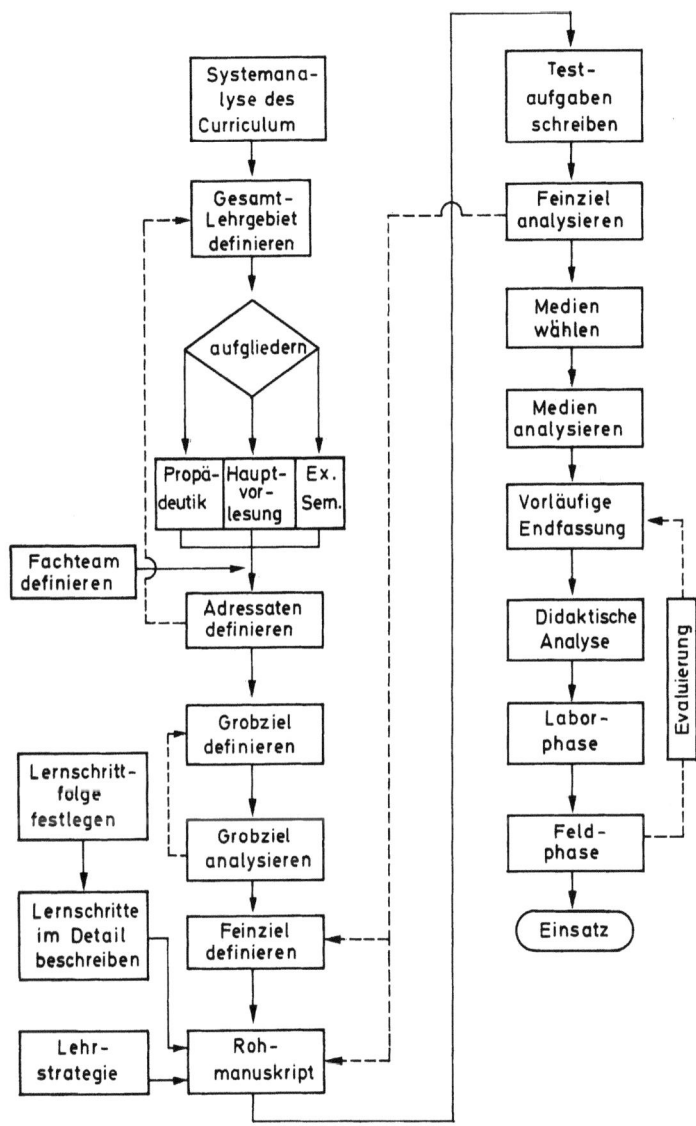

Abb. 51. Unterrichtsplanung und -entwicklung

11. Test und Prüfung

Test und Prüfung sind Leistungskontrollen, in denen das Verhalten des Lerners bestimmt wird; diese Kontrollen müssen stabil und objektiv sein (SCHÜTZ et al.):

- *Stabilität* der Bewertung im Sinne der Testtheorie: die erhaltenen Leistungswerte dürfen nicht (sehr) durch Zufälligkeiten beeinflußt werden (Uhrzeit der Prüfung, Art der Fragestellung, „Examensstupor" u.ä.).
- *Objektivität* der Bewertung im Sinne der Testtheorie: die erhaltene Leistung muß von mehreren Beurteilern (weitgehend) gleich beurteilt werden.

Wir haben bereits in dem Kapitel „Das Lernziel" dargelegt, daß sich Test und Prüfung an den Lernzielen orientieren müssen, und daß die Lernziele daher die Bedingungen und die Beurteilungsmaßstäbe enthalten. Die Lernziele stellen also eine limitierende Matrix dar, nach der die Prüfungsaufgaben erstellt werden. Grundsätzlich ist von Prüfungsaufgaben und -anweisungen zu fordern (z.T. nach RÜTTER):
a) Sie müssen eindeutig sein.
b) Sie dürfen keine formalen oder inhaltlichen Lösungshilfen enthalten.
c) Sie müssen eindeutig zu erkennen geben, wie das hervorgerufene Verhalten in Form der Einzelantwort und der Menge aller Antworten bewertet wird: *Bewertungstransparenz* (sc.: für den Prüfling). Ist dieses Prinzip vor den Prüflingen nicht gewahrt, sondern nur gegenüber Prüfern und Auswertern: *Auswertungstransparenz*.

Wir haben weiterhin an früherer Stelle beschrieben, daß das Verhalten, das der Lerner zeigen soll, eine Leistung aus der kognitiven, der psychomotorischen oder der affektiven Dimension darstellen kann. Da nun in der Lehre der Dermatologie (wie überhaupt in der Medizin) die Informationsübermittlung im kognitiven Bereich bei weitem dominiert, ist eine didaktische Taxonomie, ein Kategoriensystem zu suchen, um die Lernziele und damit die Prüfungsforderungen hierarchisch ordnen zu können.

Eine derartige, pragmatisch außerordentlich wertvolle *Taxonomie für den kognitiven Bereich* schuf BLOOM (1956), indem er sechs Ebenen des Verhaltens benannte:
a) Knowledge (Kenntniszeigendes Verhalten)
b) Comprehension (Verständniszeigendes Verhalten mit den Bereichen Translation, Interpretation, Extrapolation)

c) Application (Anwendungsfähigkeit zeigendes Verhalten beim Übertragen von Abstraktionen auf Situationen)
d) Analysis (Analysierendes Verhalten)
e) Synthesis (Synthetisierendes Verhalten, das Analysis voraussetzt)
f) Evaluation (bewertendes Verhalten)

11.1. Der Test

11.1.1. Die Aufgabenformen im Test

Man gliedert die Aufgabenformen nach einem hierarchischen System, in welchem bedeutet
1. Ziffer = Klasse
2. Ziffer = Gattung
3. Ziffer = Art
4. Ziffer = Varietät

Wir bezeichnen zur besseren Unterscheidung im Folgenden die *Klasse* mit *großen Buchstaben*, da die vorliegende Arbeit mit arabischen Ziffern durchgegliedert ist.

A. Aufgaben mit ungebundener Antwort

A.1. Aufsatzthemen
Beispiel: Entfällt. Aufsätze bieten von allen Aufgaben die geringste Auswertungsobjektivität. Sie sind eher als Übungsgegenstand geeignet, nicht jedoch als Prüfungsinstrument.

A.2. Interpretationsaufgaben
Beispiel: Der Kandidat erhält eine ausführliche, fachlich einwandfrei erstellte Krankengeschichte eines Hautkranken einschließlich Bildmaterial (Diapositive: Übersicht-, Einzel-, Lupenfotos). Danach wird er durch Fragen zu einer Interpretation (hier: Differentialdiagnose) aufgefordert.

A.2.1. Aufgaben mit Einfachinterpretation

A.2.2. Aufgaben mit Mehrfachinterpretation

B. Aufgaben mit halbgebundener Antwort

B.1. Kurzantwortaufgaben

B.1.1. Aufgaben mit einer Kurzantwort
Beispiel: Welches Organ ist bei einer Porphyria cutanea tarda regelmäßig erkrankt?

B.1.2. Aufgaben mit mehreren Kurzantworten
Beispiel: Nach welchen weiteren Erkrankungen ist bei einer Induratio penis plastica stets zu fahnden?

B.2. Ergänzungsaufgaben

B.2.1. Aufgaben mit einer Ergänzung
Beispiel: Wenn Erythrozyten aus den Gefäßen austreten, so kann das Eisen (des Hämoglobins) als ..... abgelagert werden und die Haut braunrot verfärben.

B.2.2. Aufgaben mit mehreren Ergänzungen
Beispiel: Geschlechtskrankheiten im Sinne des Gesetzes sind ....., ..., ..., ...

B.3. Substitutionsaufgaben

B.3.1. Aufgaben mit Einfachsubstitution

B.3.1.1. Aufgaben mit gekennzeichneter Einfachsubstitution
Beispiel: Die Erosion ist eine Effloreszenz, die *im Hautniveau* liegt.

B.3.1.2. Aufgaben mit ungekennzeichneter Einfachsubstitution
Beispiel: Wenn die Decke einer Papulovesikel platzt, dann trocknet das austretende Blut an der Oberfläche als Kruste ein.

B.3.2. Aufgaben mit Mehrfachsubstitution

B.3.2.1. Aufgaben mit gekennzeichneter Mehrfachsubstitution
Beispiel: Unter „Isomorpher Reizeffekt" versteht man, daß sich bei bestimmten Dermatosen im Verlauf *größerer subkutaner Venen* auf der Hautoberfläche *heiße, druckschmerzhafte, lineäre Erytheme* ausbilden.

B.3.2.2. Aufgaben mit ungekennzeichneter Mehrfachsubstitution
Beispiel: Bestrahlt man gesunde Haut mit Höhensonne, so imponiert durch die erweiterten Epidermisgefäße zunächst ein Erythem; gleichzeitig werden die Basalzellen zur Produktion von Melanin stimuliert, welches nach einer gewissen Latenz zur Hautbräunung führt.

C. Aufgaben mit gebundener Antwort

C.1. Alternativaufgaben

C.1.1. Aufgaben mit Einfachalternative
Entscheidender Nachteil: Durch blindes Raten erhält der Proband mit gleicher Wahrscheinlichkeit ($P = 0.50$) richtige wie falsche Antworten.

C.1.1.1. Aufgaben mit Ja/Nein-Einfach-Alternative
Beispiel: Kann ein Lichen ruber maligne entarten?
   (a) Ja
   (b) Nein

C.1.1.2. Aufgaben mit Richtig/Falsch-Einfach-Alternative
Beispiel: Ein Lichen ruber kann maligne entarten.
   (a) Richtig
   (b) Falsch

C.1.2. Aufgaben mit Mehrfachalternative
Mehrere sachlich engstens zusammenhängende Problemstellungen werden zu einer (aus mehreren Items bestehenden) Aufgabe verbunden. Jede Entscheidung des Probanden kann $\frac{1}{0}$ punktbewertet werden.
Nachteile wie bei C.1.1.

C.1.2.1. Aufgaben mit Ja/Nein-Mehrfach-Alternative
Beispiel: Kann man eine Akne bessern
   (a) durch UV-Bestrahlung   Ja/Nein
   (b) durch Androgenzufuhr?   Ja/Nein
   (c) durch Kombination von nutritiven Fetten   Ja/Nein
       und fettenden Externa?

C.1.2.2. Aufgaben mit Richtig/Falsch-Mehrfach-Alternative
Beispiel: Wie C.1.2.1., nur mit „Richtig/Falsch".

C.2. Antwortwahlaufgaben

C.2.1. Aufgaben mit Einfachstamm und Einfachantwortwahl
Optimal ist das Verhältnis 1 Richtigantwort/4 Distraktoren („Ablenker").
Die Ratewahrscheinlichkeit für eine Richtigantwort sinkt auf P = 0.20.

C.2.1.1. Aufgaben mit Einfachstamm und Richtigantwortwahl (1 a n)
(1 a n bedeutet: *1* Antwort *a*us *n* Möglichkeiten)
Beispiel: Welche der folgenden Hautkrankheiten ist virusbedingt:
   (a) Lichen ruber
   (b) Zoster
   (c) Ulcus molle
   (d) Keratoakanthom
   (e) Acanthosis nigricans

C.2.1.2. Aufgaben mit Einfachstamm und Bestantwortwahl (1 a n)
Beispiel: Welchen Weg schlagen Sie ein bei Verdacht auf Melanom an der Wade?
   (a) Amputieren, LK ausräumen und bestrahlen
   (b) Exzidieren

(c) Exzidieren, LK ausräumen und bestrahlen
(d) Diagnose durch Probeexzision sichern

Merke aber: was die „beste" Antwort ist, hängt fast stets vom vorangegangenen Unterricht oder von der lokalen Lehrmeinung ab!

C.2.2. Aufgaben mit Mehrfachstamm und Einfachantwortwahl (1 a n)
Beispiel: (A) Achselhöhlen sind infektionsanfälliger als andere Hautgebiete,
 (B) obwohl . . . . .
 (C) sie apokrine Drüsen besitzen
 (a) Nur A ist richtig
 (b) Nur C ist richtig
 (c) A und C sind richtig, B ist falsch
 (d) A und C sind falsch
 (e) A, B und C sind richtig

C.2.3. Aufgaben mit Einfachstamm und Mehrfachantwortwahl

C.2.3.1. Aufgaben mit genannter Zahl verlangter Antwortwahlen (man)
Beispiel: Welche zwei (!) Hautkrankheiten zeigen einen isomorphen Reizeffekt?
 (a) Erythema chronicum migrans
 (b) Lichen ruber
 (c) Psoriasis
 (d) Keratosis follicularis
 (e) Sklerodermie

C.2.3.2. Aufgaben mit ungenannter Zahl verlangter Antwortwahlen (xan)
Beispiel: Welche Effloreszenzen zeigen eine unveränderte Epidermis?
 (a) Quaddel
 (b) Erosion
 (c) Narbe
 (d) Erythem
 (e) Rhagade

C.3. Reihenfolgeaufgaben

C.3.1. Aufgaben mit Einfachreihenfolge
Beispiel: Bringe folgende Erscheinungsformen der Psoriasis in eine Reihenfolge, an deren Beginn sich der höchste und an deren Ende sich der geringste Eruptionsdruck findet:
 (a) chronisch-stationäre Ps.
 (b) Ps. exsudativa
 (c) eruptiv-exanthematische Ps.

C.3.2. Aufgaben mit Mehrfachreihenfolge
Beispiel: Bringe die Stadien bei akuter Kontaktdermatitis in die richtige zeitliche Reihenfolge:
- (a) Stadium madidans
- (b) Stadium erythematosum
- (c) Stadium squamosum
- (d) Stadium crustosum
- (e) Stadium vesiculosum/bullosum

Bringe die dazugehörigen Effloreszenzen in die entsprechende Reihenfolge:
- (a) Borke
- (b) Erosion
- (c) Blase
- (d) Fleck
- (e) Schuppe

C.4. Zuordnungsaufgaben

C.4.1. Aufgaben mit Einfachzuordnung

C.4.1.1. Aufgaben mit vollständiger Einfachzuordnung
Beispiel: Ordne jeder Hautkrankheit eines der Phänomene oder „Schlagworte" zu:

(a) Psoriasis	(A)	Wickham-Phänomen
(b) akute Kontaktdermatitis	(B)	Kerzenfleck-Phänomen
(c) Erythematodes chron. disc.	(C)	„Perlsaum"
(d) Lichen	(D)	„Feucht auf Feucht"
(e) Basaliom	(E)	Strichempfindlichkeit

C.4.1.2. Aufgaben mit unvollständiger Einfachzuordnung
Beispiel: Trage hinter jeder der folgenden Hautkrankheiten den Buchstaben
(a) bis (e) ein, der zu der entsprechenden Effloreszenz gehört!

(A) Fibrom	(a) Fleck
(B) Primäraffekt	(b) Bläschen
(C) (frischer) Herpes	(c) Papel
	(d) Kruste
	(e) Ulkus

C.4.2. Aufgaben mit Mehrfachzuordnung
Beispiel: Liegt vor, wenn in Aufgabe C.4.1.2. nur „Herpes" steht und diesem Bläschen *und* Kruste zugeordnet werden.

C.5. Auswahlreihenfolgeaufgaben

C.5.1. Ausgaben mit genannter Zahl zu reihender Auswahlantworten

Beispiel: Wähle die 3 Krankheitsbilder aus, die bei der Lues auftreten, und bringe sie in die zeitlich richtige Reihenfolge:
(a) Roseola (d) Aortenaneurysma
(b) Rubeola (e) Ulcus molle
(c) Oesophagusdivertikel (f) Ulcus durum

C.5.2. Aufgaben mit ungenannter Zahl zu reihender Auswahlantworten
Beispiel: Wie C.5.1., nur ohne Zahlenangabe.

C.6. Aufgaben mit vorgegebenen Konstruktionselementen
Beispiel: Sie sollen einen Tumor von etwa 7 mm Dicke bestrahlen. Sie besitzen ein Weichstrahlgerät, mit dem Sie einstellen können: Stufe (KV), GWHT, Dosis, FHA, Filter. Konstruieren Sie ein Modell, indem Sie dem Schema die einzelnen Faktoren zuordnen!

Unabhängige Variablen:

↓

Abhängige Variablen:

↓

Konstante:

C.7. Stellvertreteraufgaben

C.7.1. Aufgaben mit Einfachantwortwahl (1an) stellvertretend für Aufgaben mit Mehrfachantwortwahl (man)
Beispiel: Voraus besteht eine Paste?
(a) Fest + Fett + Flüssig (d) Fett + Flüssig
(b) Fest + Fett (e) Fett + Emulgator
(c) Fest + Flüssig

C.7.2. Aufgaben mit Einfachantwortwahl stellvertretend für Reihenfolgeaufgaben (1an)
Beispiel: Welche der folgenden Reihenfolgen, in denen eine Akne gradmäßig an Schwere zunimmt, ist die richtige?
(A) A. cystica (a) A C B D
(B) A. indurata (b) C A D B
(C) A. comedonica (c) A C D B
(D) A. papulopustulosa (d) D C A B

C.7.3. Aufgaben mit Einfachantwortwahl stellvertretend für Zuordnungsaufgaben
Beispiel: Analog zu C.7.2. (Siehe dazu die Zuordnungsaufgaben unter C.4.!)

Möglichkeiten des Einsatzes und der Auswertung

Der Vorwurf, mit Testaufgaben könne nur relativ einfaches Material geprüft werden, ist ungerechtfertigt: „Auch mit Aufgaben, die in der Form einfach sind, wie Multiple-Choice-Frames, kann man (entgegen landläufiger Meinung) über alle Ebenen der Taxonomie bis hin zur Messung bewertenden Verhaltens kommen" (RÜTTER). Die — manchmal nahezu unüberwindliche — Schwierigkeit liegt allerdings darin, daß das Erstellen derartig komplexer Testaufgaben ein Höchstmaß an Zeit und Präzision erfordert.

Die folgende Tabelle 16 zeigt die Eigenschaften der einzelnen Aufgabenformen.

Tabelle 16

Aufgaben mit	Auswertung durch	Komplexität der Leistung
ungebundener Antwort	Schätzskalen (crating scales)	+ + +
halbgebundener Antwort	Auswertungsschlüssel	+ +
gebundener Antwort	(a) A.-schlüssel (b) automatisch (EDV)	+

11.1.2. Wie erstellt man Testaufgaben?

Zur „Testkonstruktion" geht das Team (Fachautor, Projektgruppe, Psychologen) vom Lernziel aus. Indes kann der Test nur in den seltensten Fällen das ganze Lernziel abdecken? meist muß man sich mit einer repräsentativen Auswahl oder Stichprobe möglicher Aufgaben begnügen.

Jeder Test muß bestimmte Gütekriterien besitzen und wiederholt (s. weiter unten) daraufhin überprüft werden, ob sie zutreffen (im Folgenden z. T. nach GLÜCK, 1971).

Die Gütekriterien des lernzielorientierten Tests

Validität = Gültigkeit: Die Validität gibt den Grad der Genauigkeit ein, mit dem ein Test dasjenige Persönlichkeitsmerkmal oder diejenige Verhaltensweise, das (die) er messen soll oder zu messen vorgibt, tatsächlich mißt:

„Ein valider Test mißt, was er messen soll: er ist inhaltlich gültig".
Beispiel: „Ist die Spirochaeta pallida der Erreger der Gonorrhoe? Ja/ Nein" ist vom Inhalt her gültig für das Lernziel „Den Erreger der Gonorrhoe benennen können".

Reliabilität = *Zuverlässigkeit:* Die Reliabilität ist der Grad der Genauigkeit, mit der ein Test ein bestimmtes Persönlichkeits- oder Verhaltensmerkmal mißt, gleichgültig, ob er dieses Merkmal auch zu messen beansprucht (*das* ist ein Problem der Validität): „Ein reliabler Test mißt genau".

Meßfehler entstehen, da jeder Test
- nur eine Stichprobe oder Auswahl darstellt,
- eine Zeitstichprobe des Lernerverhaltens abgibt und
- von äußeren Bedingungen (extrinsische Motivation) beeinflußt wird.

Objektivität: Objektivität ist der Grad, mit dem die Ergebnisse eines Tests unabhängig vom Untersucher sind; unterscheide: Durchführungs-, Auswertungs-, Interpretationsobjektivität.

Die Zusammenhänge zwischen Validität (V), Reliabilität (R) und Objektivität (O) lassen sich als Diagramm (nach GLÜCK) oder in Form dreier Regeln (bei GLÜCK (1971) zitiert nach LIENERT) ausdrücken (Abb. 52).

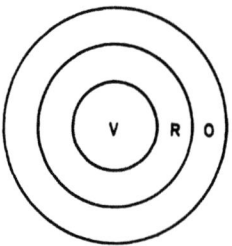

Abb. 52

a) Ein Test kann nicht valider sein, als er reliabel ist.
b) Ein Test kann nicht zuverlässiger sein, als er objektiv ist.
c) Ein Test mit hoher Validität muß notwendigerweise auch eine hohe Reliabilität und Objektivität haben. (Die Feststellung einer hohen Validität entbindet in gewissem Umfang von der Überprüfung der anderen Hauptgütekriterien.)

Die formale Optimierung von Testaufgaben

Wir fassen die wichtigsten Forderungen zusammen, die einen Test leicht lesbar, übersichtlich und widerspruchsfrei machen:
- Gestalte die Lösungsschemata zu verschiedenen Aufgaben einheitlich!
- Vermeide lange Aufgabenstämme!

- Fasse die Lösungsalternativen kürzer als den Aufgabenstamm!
- Zerlege komplexe Aufgaben in einfache!
- Vermeide unlogische oder offensichlich unrichtige Distraktoren!

Der Ablauf der Testentwicklung

Wie die Planung und Entwicklung von Unterricht(-steilen) läuft die Testentwicklung in zahlreichen Schritten ab, die wir, angelehnt an GLÜCK (1971), in einem Flußdiagramm (Abb. 53) erläutern; verschiedene Phasen ergänzen wir im Begleittext:

Erstes Expertenurteil: Entsprechen die Aufgaben den taxonomischen Begriffen? Repräsentieren sie das Lernziel? *Daraus:* Sind die Kriterien erreichbar oder nicht?

Erster Vortest: Aufgaben mit einzelnen Personen erproben auf: Schwierigkeit, Häufigkeit der Distraktorenauswahl und Augenschein-Validität. *Daraus:* Revision oder Ersatz der unbrauchbaren Aufgaben.

Zweiter Vortest (Feldphase): Aufgaben mit einer für die Untersuchungspopulation repräsentativen Stichprobe erproben; prüfen auf: Kriteriumvalidität und Reliabilität, Trennschärfe, Wahlhäufigkeiten, Schwierigkeit, Äquivalenz der Parallelform. *Daraus:* Revision oder Ersatz der unbrauchbaren Aufgaben.

Zweites Expertenurteil: Gütekriterien erfüllt? Testformat-, -umfang und -arbeitszeit richtig? *Daraus:* Revision oder Ersatz unbrauchbarer Aufgaben.

11.1.3. Wie führt man einen Test durch?

Bei jedem Testverfahren muß der Prüfer didaktische Aspekte berücksichtigen und zudem den Prüfling ausreichend aufklären über die Technik des Testablaufs und die Testbedingungen.

Didaktische Aspekte

Wie wir bei den Lerntheorien zeigten, liegt die Lernleistung deutlich höher, wenn die Rückmeldung sofort erfolgt (Immediate Feedback, SKINNER) bzw. wenn Stimulus und Response zugleich wahrgenommen werden (Kontiguitätstheorie, GUTHRIE). Das bedeutet für Test und Prüfung, daß häufige Prüfungen kleinen Umfangs mit einem sofortigen Feedback, der eventuell durch Selbstkontrollbögen ermöglicht wird, für den Lerner vorteilhafter sind als umfangreiche Tests, die manuell oder automatisch ausgewertet werden müssen und erst nach Tagen einen Feedback ermöglichen.

Man muß hier indes zwei Testformen unterscheiden: das Ziel derartiger *häufiger Prüfungen kleinen Umfanges* ist in erster Linie, dem Lerner und Lehrer den Lernerfolg zu melden; sie steuern also als Feedback das Unterrichtstempo, den Unterrichtsweg, veranlassen den Lehrer zur Wiederholung

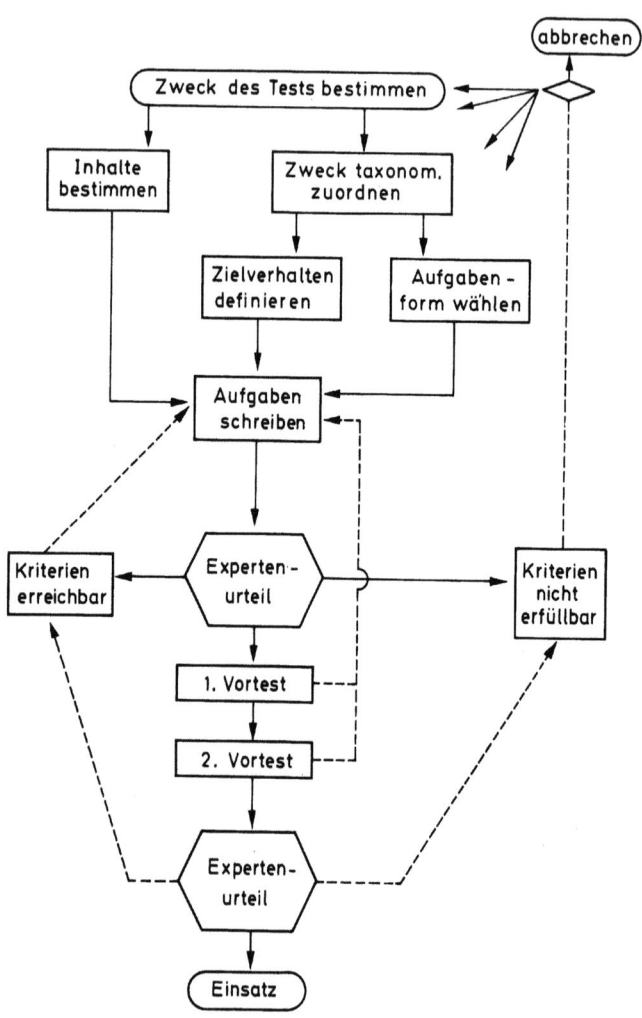

Abb. 53. Flußdiagramm

wesentlicher Passagen oder zum Einsatz von Hilfsmitteln; sie sind Steuermechanismen in dem kybernetischen System „Unterricht". *Große abschließende* Tests hingegen sind meist Leistungsprüfungstests; ihr *didaktischer* Wert für die augenblickliche Unterrichtssituation ist daher gering.

Die Technik des Testablaufs

Der Prüfer (oder die Prüfergruppe) unterrichtet die Prüflinge mündlich, besser *schriftlich* vor Testbeginn,
a) welche testspezifischen Formulare sie ausfüllen müssen;
b) welche sonstigen Formulare sie ausfüllen sollen:
   Teilnahmebelege; Erhebungsbögen, in denen die Prüflinge sich äußern zur eigenen fachlichen Vorbildung (Hinweis auf das Eingangsverhalten), zur Kommunikationsstruktur innerhalb der Lehrveranstaltung, zu Rollenschwierigkeiten zwischen Lehrern und Lernern, zur eigenen Arbeitstechnik, zur Motivationsstruktur, zu Unterrichtsform und -inhalt bestimmter Lehrveranstaltungen und zum Einsatz nichtpersonaler Hilfsmittel;
c) in welcher Reihenfolge sie die Formulare ausfüllen sollen;
d) wie sie spezielle Frageformen (projiziertes Diapositiv) beantworten sollen;
e) wie sie die Formulare abgeben sollen.

Darüber hinaus klären Sie die Prüflinge auf,
f) wie die Prüfung ausgewertet wird;
g) ggf. wie die Prüfung bewertet wird (Bewertungstransparenz, Auswertungstransparenz);
h) wo die Gesamtresultate ausgehängt werden (namentlich/chiffriert);
i) wann und wo die Testfragen gemeinsam besprochen werden (rasch: Feedback!).

Die Testbedingungen

Der Prüfer (oder die Prüfergruppe) unterrichtet die Prüflinge *sehr rechtzeitig* (je nach Umfang und Bedeutung des Tests Tage bis Wochen vor Testbeginn) mündlich, besser *schriftlich,*
a) ob der Test namentlich oder anonym durchgeführt wird; wenn anonym, ob absolute Anonymität oder nur von den Kommilitonen, nicht aber vor den Prüfern; welche Bedeutung die Chiffre-Nummer hat;
b) wieviel Zeit sie zur Beantwortung der Fragen haben. Diese Testzeit ist bekanntlich zuvor bei der Testkonstruktion ermittelt worden (siehe 11.1.2.3.!). Ein Dilemma entsteht nun stets, wenn die Prüflinge gleichzeitig Erhebungsbögen ausfüllen sollen: Vielfach sehen sie sich Problemen wie „Motivations- und Kommunikations-Struktur" erstmals bewußt ge-

genüber, sie brauchen also eine zuvor nicht ermittelte Zeit zum Problemerkennen und Problemlösen.

Gewährt man nun den Prüflingen für die Beantwortung der Testfragen *und* der Erhebungsfragen eine Zeit von pauschal z.B. 60 Minuten, so ist denkbar und wahrscheinlich, daß verschiedene Prüflinge nach unterschiedlichen Modi verfahren:

Gruppe 1 verwendet die Gesamtzeit für den Test.

Gruppe 2 arbeitet zügig Test und Erhebungsbogen durch und überarbeitet dann den Test.

Gruppe 3 arbeitet Test und Erhebungsbogen gleichmäßig in der vorgeschriebenen Zeit durch.

Gruppe 4 ist wenig am Test interessiert (wenn anonym), begrüßt jedoch die seltene Möglichkeit zur Unterrichtskritik.

Da nun dergestalt die Interessenschwerpunkte ungleichmäßig und unkontrollierbar auf Test (überwiegend) wie auf Erhebungsbogen gerichtet sein können, folgt: Test und Erhebungsbogen verlieren ihre absolute Aussagekraft, die Gesamtergebnisse sind nur Hinweise. Weiter folgt daraus: Test und sonstige Erhebungen müssen zeitlich getrennt werden;

c) welche Hilfsmittel sie benutzen dürfen;
d) welches Schreibgerät sie benutzen müssen (wichtig bei direkt vom Computer gelesenen Belegformularen);
e) ob und bis wann sie vom Test zurücktreten können;
f) ob der Test wiederholbar ist.

11.1.4. Wie wertet man einen Test aus?

Wie wir beim Curriculum darstellen, ist Unterricht kein fixes, unveränderliches Geschehen, sondern ständigen Wandlungen unterworfen; die Wandlungen sind bedingt durch die sich ändernden zahlreichen Variablen, deren eine der Lernerfolg ist.

Lernerfolg ist meßbar in Tests und prüfbar in Prüfungen; der Lernerfolg (oder der Lernmißerfolg) eines Lernerkollektivs steuert rückkoppelnd als Feedback den betreffenden Unterrichtsteil, dessen Lernziele er umfaßt. Je exakter man daher einen Test auswertet, desto präziser läßt sich der Lernerfolg definieren, und desto gezielter erfolgt der Feedback (über die Auswertung von Prüfungen siehe weiter unten).

Inhalt und Umfang der Auswertung

Die Testanalyse kann in verschiedenstem Umfang durchgeführt werden; meist sind Form und Umfang von lokalen und technischen Bedingungen abhängig. Wir bringen daher nur eine Übersicht über die wichtigsten Kriterien:

a) Analyse der Gesamtteilnehmer
Wie viele Aufgaben wurden richtig/falsch/zuviel/nicht gelöst (in Prozent, in absoluten Zahlen)?
Welche Aufgaben wurden überwiegend richtig/falsch/zuviel/nicht gelöst (in Prozent, in absoluten Zahlen)?
Wie ist die durchschnittliche Leistung (erreichte Punkte, Prozentzahl, numerische oder verbale Noten)?
In welcher Leistungs-Rangliste stehen die Prüflinge (Chiffre-Nummer)?
b) Analyse jedes einzelnen Teilnehmers
Wie viele Aufgaben wurden richtig/falsch/zuviel/nicht gelöst (in Prozent, in absoluten Zahlen)?
Welche Aufgaben wurden richtig/falsch/zuviel/nicht gelöst?
Welche Punktzahl (Prozentzahl, numerische oder verbale Note) hat der Prüfling erreicht?
An welcher Stelle der Rangliste steht der Prüfling?

Mit den unter (a) und (b) ermittelten Resultaten führt man schließlich durch die
c) Aufgabenanalyse
In der Aufgabenanalyse errechnet man den Schwierigkeitsindex und den Trennschärfindex jeder einzelnen Aufgabe.
Schwierigkeitsindex: Für jede Aufgabe wird die empirische Schwierigkeit errechnet nach der Formel

$$S = \frac{\text{Zahl der Prüflinge mit falscher/fehlender Antwort}}{\text{Gesamtzahl Prüflinge}}$$

(Manche Autoren geben im Zähler an die „Zahl der Prüflinge mit *richtiger* Antwort.)
Trennschärfindex: Gibt an, welcher Anteil der im gesamten Test leistungsstarken bzw. leistungsschwachen Prüflinge bei einer bestimmten Aufgabe die Richtigantwort gegeben haben, oder einfacher: wie weit bei einer bestimmten Aufgabe gute und schlechte Schüler divergieren. Ein sehr niedriger Trennschärfindex bedeutet also: an dieser bestimmten Aufgabe sind Leistungsstarke und Leistungsschwache gleichermaßen gescheitert; damit ist die Aufgabe ungeeignet und sollte eliminiert werden.
Da nun bei einer Testauswertung nicht nur diese Ergebnisse errechnet werden sollen, sondern der Prüfling das Ergebnis möglichst rasch (Feedback!) erfahren muß, und da überdies alle Daten gespeichert, mit den Ergebnissen anderer Tests verglichen und statistisch ausgewertet werden sollen, ist nur ein Computer effizient. Wir verweisen dazu auf Spezialliteratur bei der „Koordinationsstelle für EDV-Anwendungen im Bildungswesen, Stuttgart" und dem „Schulrechenzentrum der IBM Deutschland, Stuttgart".

Die manuelle Testauswertung

Umfang: Da aufwendige Rechnungen nicht möglich sind, muß man sich beschränken, die Zahl und Art der richtigen und falschen Lösungen für das Kollektiv und für den einzelnen zu ermitteln und eine Rangliste zu erstellen.

Anwendung: Bei kleinen Lernerfolgs- und Verständnistests zum Abschluß einer Unterrichtseinheit; als „großer" Test auch dann, wenn kein Computer zur Verfügung steht.

Nachteil: Fehlende Aufgabenanalyse, unvollkommener Feedback.

Die Testauswertung durch Computer

Allgemeine Eigenschaften (z.T. nach ALLINGER et al.) „Computerunterstützte Prüfungen befreien uns von Auswertungsroutinen. Sie gestatten, differenzierter auszuwerten. Das veranlaßt wiederum zu differenzierter Aufgabenstellung" (RÜTTER). Der Computer leistet dies durch die Eigenschaften.

Rationalisierung: Er spart Zeit und Personal ein und gibt dem Lehrer die Möglichkeit, effektiver zu wirken, da er ihn von Routinearbeiten entlastet.

Unmittelbare Rückmeldung: Die Bedingungen sind optimal beim Online-Test, da der Lerner hier selbst in der Prüfphase noch lernt (siehe bei SKINNER und GUTHRIE); zudem erhöht der Feedback die Lernmotivation. — Auch Off-line ist der Zeitgewinn erheblich; kein anderes Verfahren wertet gleich schnell aus!

Objektivierung: Der Computer vergleicht jede ihm angebotene Antwort systematisch mit einem Muster, das die „Richtig-Antwort" enthält; damit sind jegliche Subjektivismen und das Odium der Willkür ausgeschaltet, es sei denn, das Programm ist ungenau.

Optimierung: Der Rechner gibt die Möglichkeit, ein Prüfungssystem laufend zu verbessern. Er ermittelt die Schwierigkeit und Trennschärfe der einzelnen Aufgaben und bietet damit Unterlagen über die Qualität, Brauchbarkeit und eventuelle Gewichtung oder Eliminierung der Aufgaben an.

Einschränkungen: „Der Computer kann nicht über Sinn, Ziel und Weg einer Unterweisung entscheiden oder über Funktion, Stellenwert und Form einer Prüfung. Er entlastet uns nicht *von* diesen Tätigkeiten, sondern *für* sie" (ALLINGER et al.). Darüber hinaus ist die *Aufgabenform weitgehend festgelegt:* Für ungebundene Aufgaben wie Aufsatz oder Statement gibt es heute wie auch in der Zukunft keine ökonomischen Wege; halbgebundene Aufgaben können dort eingesetzt werden, wo die Lösung eindeutig festliegt (Zahlen, wenige Wörter, Formeln). Uneingeschränkt geeignet sind nur gebundene Aufgabenformen aller Art.

On-line-Einsatz des Computers: Wir haben diese Unterrichtsform bereits bei den Medien beschrieben.

Off-line-Einsatz des Computers: Im *direkten* Weg überträgt der Prüfling seine Angaben, Lösungen usw. auf eine maschinengerechte Strichlochkarte, auf einen Markierungsbogen oder auf ein Klarschriftformular; diese Daten können unmittelbar eingespeichert werden. Im *indirekten Weg* hingegen markiert er zunächst auf herkömmlichen Formularen, die dann in einem zweiten Arbeitsgang in maschinengerechtes Material verwandelt werden müssen.

Testauswertungsprogramme: Wir unterscheiden firmeneigene Programme (z. B. IBM: „Formen integrierter Bestimmung von Lernerfolgen [FIBEL]" und SIEMENS: „Individuelle computerunterstützte Prüfungs-Auswertung [INCAS]") und firmenunabhängige Entwicklungen (z. B. Projekt CUU der Universität Freiburg: „Test-auswertendes und statistisch erfassendes Computerprogramm [TASC]"). Genaueres siehe „Koordinationsstelle für EDV-Anwendungen im Bildungswesen, Stuttgart".

11.1.5. Die Testformen

Eingangstest (z. T. nach GLASER).

Im Eingangstest wird ermittelt, wieweit der Lerner
- erwünschtes Verhalten bereits erworben hat,
- für das erwartete Verhalten bereits Voraussetzungen erworben hat, welche dies sind, und ob sie den Lernprozeß erleichtern oder behindern werden,
- diskriminieren kann.

Indes ist das Testergebnis nie absolut: eine neue Lernumgebung kann das Eingangsverhalten ändern, und ist sie geeignet, die Lernleistung steigern.

Zwischentest, Behaltenstest, Verständnistest: Sogenannte „kleine" Tests, die am Ende eines Unterrichtsteiles über den Lernerfolg Auskunft geben und unmittelbar rückmeldend den Unterricht steuern.

Leistungstest: Leistungstests sind meist größere, abschließende Tests. CHAUNCEY und DOBBIN unterscheiden:

Lernzielorientierter Test: Die Aufgaben sind in ihrem Trennschärfeindex und Schwierigkeitsgrad für eine bestimmte Gruppe festgelegt.

Normgruppenbezogener Test: Die Aufgaben wenden sich an eine bestimmte, genau definierte Normgruppe eines Gesamtkollektivs (z. B. alle Studenten nach 1 Semester Dermatologie); sie dienen der Notengebung und helfen bei Selektionsüberlegungen.

Ein und dieselbe Testaufgabe kann also (lernzielorientiert) die Effektivität des Unterrichtssystems überprüfen wie auch (normgruppenbezogen) der Selektion von Individuen dienen.

11.1.6. Analyse für die Dermatologie

Will man die dermatologische Ausbildung der Studenten optimieren, so sind für den Feedback häufige Zwischentests, Behaltenstests und Verständnistests wünschenswert; erforderlich werden sie indes, wenn die neue Prüfungsordnung in Kraft tritt, denn sie sieht eine schriftliche Prüfung vor.

Wie wir nun oben dargestellt haben, setzt jeder Test, ja jede einzelne Aufgabe entsprechende, optimal definierte Lernziele voraus; und da für die Dermatologie noch keine Lernziele existieren, wird sich die Testentwicklung etwa in folgenden Phasen vollziehen müssen:

1. Phase: Definition von Lernzielen: Wir haben die entscheidenden Merkmale und Bedingungen unter 4.9. dargelegt.

2. Phase: Koordination der Ausbildung im Entwickeln von Tests: Wir haben oben dargestellt, daß die einzelnen Schritte, über welche schließlich der fertige Test entsteht, einen Personalstamm erfordern, der didaktisch interessiert und geschult, in der Testentwicklung ausgebildet und darüber hinaus experimentierfreudig ist. Als Voraussetzung für die folgenden Phasen ist daher geeignetes Personal — mindestens ein Vertreter von jeder interessierten Hautklinik — zusammenzufassen und zu schulen. Die Schulung sollte den Rahmen des Multiple-Choice weit übersteigen und auch die komplexen gebundenen Aufgaben mit einbeziehen, da alle Verhaltensdimensionen der BLOOMschen Taxonomie in — wenn auch schwer zu konstruierenden — Tests faßbar sind.

3. Phase: Koordination der Testentwicklung: Ziel dieser Phase ist, den Gesamtbedarf an Tests rasch und ökonomisch zu entwickeln, ohne daß es zu Überschneidungen kommt. Da viele Hautkliniken bereits Testmaterial besitzen, bietet sich an, bei der Testentwicklung in zwei Arbeitsgruppen zu gliedern:

a) Die eine Gruppe sammelt zentral alles schon bestehende dermatologische Testmaterial, analysiert jede Aufgabe, ob sie einem Lernziel zugeordnet werden kann, eliminiert die von vornherein ungeeigneten Aufgaben und evaluiert diejenigen, die geeignet erscheinen. Die Evaluierung kann zentral erfolgen oder an Kliniken mit geschultem Personal delegiert werden.

b) Eine zweite Gruppe beauftragt bestimmte Kliniken mit geschultem Personal, für ein bestimmtes Gebiet (z. B. Mykosen; Tumoren; Dermatosen) gemäß dem Lernzielkatalog Testaufgaben zu konstruieren und zu evaluieren.

4. Phase: Permanente Testrevision: Jeder Zwischen-, Leistungs-, Verständnis- oder Eingangstest, der maschinengerecht ausgewertet wird, wird zeigen, welche Aufgaben im Laufe der Zeit veralten und wo ein Bedarf für neue Aufgaben besteht. Diese Änderungen im Testsystem kann jede Klinik mit geeignetem Personal durchführen.

Zusammenfassung: Um Überschneidungen innerhalb der Arbeitsgruppen zu vermeiden, um in der Entwicklungs- wie Revisionsphase alle Erfahrungen, Ergebnisse und Änderungen zentral zusammenzufassen und um damit zu erreichen, daß das dermatologische Testwesen in der BRD erleichtert, vereinfacht und koordiniert wird, ist eine *Institutionalisierung* wünschenswert.

11.2. Die Prüfung

Wir verstehen im Folgenden unter „Prüfung" die Gesamtheit der *Rückmeldungen* von Lehreffizenz und Lernerfolg eines Curriculums an Lehrer und Lerner mit dem Ziel,
- den Lerner über seine Kenntnisse und Fähigkeiten zu informieren und ihm die Möglichkeit zu ihrer Verbesserung zu geben und
- das Lehr- und Hochschulsystem zu kontrollieren und gegebenenfalls zu korrigieren (SCHÜTZ et al.).

Die augenblickliche Prüfungsform wird dieser Forderung nur teilweise gerecht; im „Staatsexamen", Monate oder Jahre nach der Vorlesung, kommt in der Regel die Rückmeldung zu spät, um Lehr- und Lernstil zu beeinflussen. Auch die *Leistungskriterien,* die der Lerner erbringen soll, sind mit mannigfachen Mängeln behaftet:
- Sie sind, da prüferabhängig, subjektiv statt objektiv.
- Sie stellen weit auslegbare, totale Ansprüche: „Gründliche Kenntnisse aller . . . . .", „Vertrautheit mit . . . . ." (HUBER).
- Sie sind dem Studiengang nicht kongruent (GUHDE).
- Sie sind oft in höchstem Maße wirklichkeitsfremd, indem sie ohne Hilfsmittel wie Nachschlagwerke, Tabellen, Glossare u. ä. erbracht werden sollen, obwohl diese Hilfsmittel in analogen beruflichen Arbeitssituationen unvermeidlich und obligat sind, ja ihre Vernachlässigung als Oberflächlichkeit bis hin zur Fahrlässigkeit ausgelegt werden kann (JACOBI, THIEME).

Wie wir schon wiederholt ausführten, ist diesem Mißstand nur durch eine Orientierung an operational definierten *Lernzielen* zu begegnen. Damit entfallen sinnlose Prüfungsangst, sinnloses Anhäufen lexikalischen Wissens und Studienzeitverlängerung.

Insgesamt bedarf das gesamte Prüfungswesen weit mehr als bisher der *Transparenz* hinsichtlich
- der Zielsetzung (universell standardisierte Themenzusammenstellungen und Leistungsindizes) (SADER),
- der Prüfmethoden (KRAUSE; SADER),
- der Voraussetzungen, Urteilsfindung, Protokollierung und Bewertung (KRAUSE).

Durch Transparenz werden Prüfungen nicht etwa erleichtert: sie ermöglichen dem Lerner vielmehr, seine Energie sinnvoller als bisher einzusetzen (SADER).

11.2.1. Die Prüfung als Ritus?

Für die Mehrzahl der Hochschulsoziologen und Hochschulpsychiater verkörpern Prüfungen eine „falsche, irrationale und repressive Autorität gegenüber Erwachsenen"; während indes nach GOLDSCHMIDT die Hochschulen „vermittelst der Prüfung soziale Macht ausüben", überwiegt die Auffassung, daß das Examen sich von Initiationsriten herleite. SCHÜTZ et al., FEEST und KAPUSTE sowie der Psychoanalytiker MOELLER betonen deren hervorstehende Merkmale:
- Generationentrennung (Ältere prüfen Jüngere)
- Sadistische Tendenzen („Rigorosum")
- „Trieb"-Assoziationen („Reife"-Prüfung).

Die entscheidende psychische Wirkung solcher Riten war, Angst zu erregen; ihre entscheidende Funktion war, die Fähigkeit des Prüflings zu messen, Angst zu ertragen (MOELLER; SCHÜTZ et al.). In einem analogen Ritual, einer statuserhöhenden Zeremonie werden nach FEEST und KAPUSTE die Examenskandidaten „aus der Masse der Studenten ..... zum Status des jungen Kollegen emporgehoben. Es wird ihnen bewußt gemacht, daß sie — wenn auch noch nicht gleichberechtigt ..... beginnen, ein Anrecht auf kollegiale Behandlung zu haben".

Wir haben demgegenüber bereits wiederholt dargestellt und begründet, daß Prüfung „Rückmeldung vom Lerner zum Lehrer in einem kybernetischen Prozeß" ist. Will der Hochschullehrer in ihr trotzdem ein Ritual sehen, so schadet er zum einen sich selbst, indem er ein falsches Rollenbewußtsein zementiert, zum anderen auch der psychischen Entwicklung ihm anvertrauter junger Menschen.

11.2.2. Prüfungsordnung, Prüfungsrealität und Recht

Der Prüfling, der sich an der Prüfungsordnung orientiert, sieht sich in der Prüfung vielfach vollkommen veränderten Situationen gegenüber: er muß sich auf lokale Lehrmeinungen, auf besondere Eigenschaften und gelegentlich Willkür seines Prüfers einstellen; insbesondere weichen viele Prüfer von der Prüfung praktischer Fertigkeiten am Patienten ab. Die Gründe dafür liegen oft in Mängeln in der praktischen Ausbildung, oft in dem hohen Zeitbedarf solcher Prüfungen, gelegentlich auch in der Auffassung von Chefärzten, die Patienten würden durch die Kandidaten belästigt. „Es zeigt sich in diesen Befunden, daß eine Prüfungsordnung in der Praxis nur erfüllt werden kann, wenn auch die nötigen institutionellen Voraussetzungen vorhanden sind" (FEEST und KAPUSTE).

Da normative Regelungen fehlen, ist der Prüfling „weitgehend rechtlos. Es fehlt ihm die Möglichkeit, sich auf das Verfahren einzurichten und läßt die Änderung der Bedingungen, die tatsächlich wie Normen wirken, ohne den gleichen Schutz zu entfalten, in einem unerträglichen Umfang zu. Die Bindung der Prüfer durch das Gleichbehandlungsgebot des Art. 3 unseres Grundgesetzes, die regelmäßig als Ausweg erscheint, scheitert, wenn sich ein dauerhaftes Prinzip nicht erkennen läßt . . . . ." (KRAUSE).

11.2.3. Psychologische Aspekte

Die Angst

Die erwähnten unnötigen Ängste vor der Prüfung sind mit ihrer Zielsetzung nicht zu vereinbaren; besonders die großen punktuellen Abschlußprüfungen stellen psychische Ausnahmesituationen für den Prüfling dar. Wir betrachten im Folgenden die zur Angst prädisponierenden Faktoren sowie die Auswirkungen der Angst auf den Lerner, den Lernprozeß und den Lehrer:
  Prädisponierende Faktoren. SCHÜTZ et al. ermittelten als begünstigende Faktoren für Examensangst und Examensneurosen
* unbewältigte infantile Probleme,
* schwieriges Verhältnis zum Vater,
* realitätsblinde Studien- oder Berufswahl,
* fehlende oder vage Zukunftsvorstellungen,
* erschwerter sozialer Kontakt,
* fehlende Fähigkeiten zur Entspannung;
es springt besonders die mangelhafte intrinsische Motivation ins Auge!
  Psychosomatische Veränderungen der Prüflinge. Nach SCHÜTZ et al. ist die Prüfungsangst ein Gemisch aus Realangst und neurotischer Angst. Lange vor der Prüfung beginnend, äußert sie sich zunächst nur als psychische Veränderung (im Folgenden nach ECKSTEIN): Der Prüfling kann sich nicht mehr konzentrieren, verliert den Überblick, neigt zu Zweifeln und wird vergeßlich. Dazu gesellen sich in immer stärkerem Maße psychosomatische Beschwerden: Depression, Erschöpfung, Schlafstörung, Kopfschmerz, Kreislaufstörung, Magen-Darm-Affektionen und gestörtes Sexualverhalten bis zur Sexualphobie. Bedenklich stimmt, daß fast alle Patienten der psychologischen Sprechstunden an den Hochschulen „examenskrank" sind!
  Angst und Lernprozeß. Angst kann gegensätzliche Wirkungen entfalten, indem sie den einen stimuliert, den anderen lähmt. WAGNER analysierte in Experimenten die überwiegend negativen Auswirkungen wie stereotypes, rigides Denken, verminderte Auffassungsschärfe, Reaktionsgeschwindigkeit und Leistungsgüte, Einengung von Einfällen und komplizierten Denkfiguren. Daß derartige Phänomene (MITSCHERLICH: „Angst macht dumm") die Resultate verfälschen, liegt auf der Hand.
  Auswirkungen auf den Lehrer. Nach ECKSTEIN löst die Prüfung auch beim Prüfer unbewußte Konflikte aus: er ist eine institutionell angsteinflös-

sende oder zumindest angstaktualisierende Person. Bestehen zudem unterschwellige repressive oder sadistische Tendenzen oder Minderwertigkeitsgefühle, so kann die Prüfung soziales Fehlverhalten und psychische Störungen („Dozentenparanoia") aktualisieren.

Die Motivation

Ein Studium, das nicht per se durchgeführt wird (ECKSTEIN), sondern sich weitgehend auf das Examen ausrichtet, ist notwendig extrinsisch motiviert mit all seinen Folgen (s. das Kapitel „Motivation").

11.2.4. Der Prüfungsablauf

Die Prüfungsgebühr

Die Mehrzahl der von ECKSTEIN angesprochenen Hochschullehrer hält Prüfungsgebühren für moralisch fragwürdig; diese „kaufaktähnliche Handlung" läßt dem materiell verdienstlosen Studenten die Prüfung noch autoritärer erscheinen. Es scheint geeigneter, statt dessen die Hochschullehrerpauschale anzuheben.

Der Prüfungszeitpunkt

Wir stellen im Folgenden einander gegenüber die bisher in der Medizin übliche, auf das Staatsexamen beschränkte *punktuelle Prüfung* und die sich in einzelnen Abschnitten abspielenden *studienbegleitenden Prüfungen,* die in ihrer Gesamtheit *entweder* ein Teil des Gesamtexamens sein können *oder* selbst das kumulative Gesamtergebnis darstellen.

Punktuelle Prüfung: Vorteile. Der Lerner erwirbt zu *einem* Zeitpunkt das gesamte Faktenwissen und ein weitgreifendes Verständnis innerer Zusammenhänge für ein großes Spezialgebiet.

Punktuelle Prüfung: Nachteile. Der Lerner legt innerhalb einer kurzen Zeitspanne vor einem oder wenigen Prüfern ein Examen ab, das im Grunde eine aus zahlreichen Lernetappen bestehende Langzeit-Leistung repräsentiert. Eine solche punktuelle ad hoc-Überforderung, also eine Prüfung im Streß (GUHDE; ECKSTEIN) erbringt kein reales Bild des Leistungsvermögens und hat überdies mit der künftigen Berufssituation wenig zu tun. Zudem können Prüfer wie Kandidat indisponiert sein (ECKSTEIN); die Repräsentanz durch die relativ wenigen Prüfungsfragen ist ungenügend (SKOWRONEK); Wissen, das kurzfristig für eine Prüfung „eingepaukt" wird, wird schneller vergessen (GUHDE); das Studium zerfällt in inkohärente Phasen: „*Ein* Semester kann ich noch *studieren, dann* muß ich anfangen, mich auf die Prüfung vorzubereiten" (HUBER).

Studienbegleitende Prüfungen: Vorteile
- Der Feedback erfolgt rasch genug, um Lernerfolg und Lerneffizienz günstig zu beeinflussen; stetiger Feedback wirkt als durchgehender Leistungsanreiz.
- Feedback ermöglicht dem Lerner reale Selbsteinschätzung und gibt ihm größere Selbstsicherheit.
- Der größere Bedarf an Lehrern ermöglicht ein engeres Lehrer-Lerner-Verhältnis in der Gruppe und steigert die Motivation.
- Die Prüfungen erfolgen unter normalen Arbeitsbedingungen.
- Da die Prüfungen einen längeren Zeitraum erfassen, ermitteln sie einen typischen, repräsentativen Leistungsdurchschnitt.
- Die Prüfungen können ein Abschlußexamen weitgehend entlasten.
- Die Prüfungen ermitteln die beschränkt und nicht Studiengeeigneten rechtzeitig; diese Studenten können nach einem Abschluß auf mittlerem Niveau berufsfähig gemacht werden, so daß weder sie noch die Universität unzumutbar weiter belastet werden (ECKSTEIN).
- „Je häufiger die Examen und je kleiner die Wissensgebiete, über die geprüft wird, um so kürzer ist die durchschnittliche Studiendauer und um so größer ist der Prozentsatz der erfolgreichen Studenten" (POENSGEN, 1969: Experimente aus den USA).

ECKSTEIN schlägt zwei Formen der studienbegleitenden Prüfungen vor, die wir in der Analyse für die Dermatologie würdigen werden:
a) Analog dem amerikanischen „Credit-System" wird die „hochkonzentrierte" Abschlußprüfung in Teilstücke gegliedert, die über den Studiengang verteilt geprüft werden; die Einzelergebnisse ergeben kumulativ das Gesamtergebnis.
b) Noch über das Credit-System hinaus werden die Studenten sehr häufig getestet und geprüft, und zwar während des normalen Lern- und Arbeitsganges, jedoch nicht in einer Prüfungssituation (siehe auch die Forderungen der BAK). Das erfordert indes eine Abkehr von der Massenveranstaltung, also der großen Vorlesung, hin zur Kleingruppenarbeit.

Studienbegleitende Prüfungen: Nachteile. Nachteile benennt ECKSTEIN selbst für die beiden vorgeschlagenen Prüfungsformen:
a) Mißbraucht man das Credit-System, dann kann es zu vollständiger Reglementierung des Studiums führen und dem Studenten die letzten Reste von Spontaneität nehmen.
b) Entscheidet man sich für häufige Tests und Prüfungen in Kleingruppenarbeit, dann liegen die Informationen, die zum Erteilen oder Verweigern eines Credits führen, nicht mehr beim Hochschullehrer, sondern beim Tutor.

Entscheidet man sich für die Lösung (b), so muß man zudem wesentlich mehr Tutoren ausbilden und einsetzen.

Der Prüfer

Da die Prüfer wegen fehlender Lernziele uneinheitlich prüfen, versucht der Prüfling, sich so früh wie möglich auf *seinen* Prüfer einzustellen. Dieser auch von SCHÜTZ et al. gegeißelte Mißstand wird dadurch erschwert, daß der Prüfling den Namen des Prüfers manchmal schon Wochen zuvor erfährt, manchmal aber auch erst am Prüfungstage. Entsprechend bemühen sich die von FEEST und KAPUSTE interviewten Studenten,
- einen möglichst angenehmen Prüfer zu bekommen,
- möglichst früh seinen Namen zu erfahren und
- sich weitgehend auf seine Spezialgebiete, seine Lieblingsthemen, seine „üblichen" Fragen, seine spezielle Ausdrucksweise einzustellen.

Der häufige Wunsch vieler Prüflinge, sich den Prüfer selbst aussuchen zu dürfen, scheitert in der Praxis daran, daß die beliebten Prüfer dann überfordert werden. Es ist zudem die Gefahr nicht von der Hand zu weisen, daß diese derart überlasteten Prüfer „aus Selbstschutz" anfangen, „unbeliebter" zu werden.

Der äußere Rahmen

Der Prüfer darf in der Prüfung nicht ein initiierendes Ritual sehen, sondern einen in einem kybernetischen Prozeß sich vollziehenden Feedback vom Lerner zum Lehrer. Damit wird der äußere Rahmen von Prüfer und Prüfling gleichermaßen gestaltet, er wird humanisiert. Diese objektive Situation, deren allgemeines Ziel rückkoppelnde Leistungsmessung ist, verbietet überspitzte Kleiderordnungen (schwarzgekleidete Prüflinge im Hochsommer, der Prüfer in Khaki), Rauchverbot u. ä.

Die Öffentlichkeit

„Öffentlichkeit zerstreut Anschein und Gefahr der Willkür und ermöglicht eine Kontrolle der Prüfer, deren Versagen sich nicht im Inhalt der Prüfung erschöpft, sondern sich weitaus härter in der Durchführung der Prüfung niederschlagen kann" (KRAUSE). Öffentlichkeit wird auch — u. a. — von der BAK gefordert, um das Prüfungswesen auf die Dauer transparenter zu machen; allerdings nur dann, wenn dies der Prüfling nicht als unzumutbare Belastung empfindet.

Das Protokoll

Nach SADER sind Prüfungsprotokolle meist Stichwortprotokolle von zweifelhaftem Wert; der Prüfling kann die Aufzeichnungen nicht kontrollieren, eine Anfechtung ist entsprechend riskant. SCHÜTZ et al. fordern daher, den Prüfungsablauf auf Tonband oder in einem andern gleichwertigen Verfahren aufzuzeichnen.

Die Bewertung und Benotung

Die Bewertung einer Prüfung ist *für den Prüfling* ein nicht transparenter Meßakt, da er meist mehr oder weniger unfähig ist, seine eigene Leistung oder seine eigene relative Lage (gegenüber den Mitstudenten, innerhalb des Fachs usw.) einzuschätzen (LIEFMANN-KEIL).

Für den Prüfer gilt in sehr vielen Fällen, daß auch ihm die Bewertung wenig transparent ist (allerdings ist ihm diese Tatsache meist nicht bewußt), denn

- es ist nicht definiert, ob er Fleiß, Fähigkeit, Kenntnisse, praktische Berufstauglichkeit prüfen soll (ECKSTEIN, SADER),
- die Kriterien gehen durcheinander (SADER),
- es ist nicht möglich, alle Kriterien in der gleichen Dimension darzustellen (SADER).

Auch dieses Dilemma läßt sich darauf zurückführen, daß operational definierte Lernziele fehlen. In Unkenntnis dieser elementaren Tatsache verlangten daher immer wieder Stimmen, Bewertung und Benotung völlig abzuschaffen. Indes hätte diese Maßnahme einen Mangel im Bewertungssystem nicht kausal, sondern symptomatisch ausgemerzt: Prüfungen motivieren sekundär, haben also eine aktivierende Funktion und sind ein Faktor der Selbstkontrolle und Erfolgsbestätigung; es scheint also gerechtfertigt zu sein, bewertende Prüfungen beizubehalten. Allerdings sollte man Zwischenprüfungen — sofern nicht anonym — nicht bewerten, damit sie ihren Charakter als Beratungs- und Förderungsinstitution, als Studienkorrektiv behalten.

Wir stehen also vor einem grundsätzlichen Meßproblem, wie es GALILEI bereits 1621 formulierte: „Das Meßbare messen, das nicht Meßbare meßbar machen". Es sei vorweggenommen, daß wir zum heutigen Zeitpunkt noch keine genormte Meßskalen besitzen, eine Prüfung exakt zu bewerten; daraus folgt, daß auch jede Benotung subjektiv sein muß. Wir können in dieser Arbeit auf das Notenproblem nicht eingehen, wollen jedoch den zweifelhaften Wert von Noten an vier Beispielen erweisen:

- Das Urteil desselben Prüfers, der eine gleiche Leistung zu verschiedenen Zeitpunkten bewertet hat, divergiert. Die Bewertungssubjektivität ist bei mündlichen Prüfungen ausgeprägter als bei schriftlichen (GUHDE).

- Zwischen Urteilen desselben Prüfers, die zur gleichen Leistung zu verschiedenen Zeitpunkten abgegeben wurden, und den Urteilen anderer Prüfer (bei gleicher Leistung) besteht eine Korrelation von höchstens 0,5 (SKOWRONEK).

- „Was ist Durchschnittsnote 3: Hochbegabter Nichtstuer, fleißiger Durchschnittskopf, guter aber flüchtiger Denker, unselbständiger Routinier?" (FLITNER).

- Die Analysen von Schulbenotungen und die Untersuchungen von KAPUSTE ergeben: geht man von einer Notenskala von 1 bis 6 aus, dann liegt bei Bewertung durch einen Prüfer die Fehlergrenze zwischen $\pm \frac{1}{2}$ und ± 1. Eine Mittelwertbildung daraus bezeichnet FLITNER als „wissenschaftlichen Unfug" (ECKSTEIN).

Um in einem Prüfungssystem Subjektivismen soweit wie möglich auszuschalten, sind eine Reihe von Forderungen erhoben worden:
- Reduzierung der Benotung auf „Nicht bestanden", „Bestanden" und (sparsam verwendetes) „Summa cum laude" (ECKSTEIN).
- Öffentliche Bewertung mit/ohne Diskussion der Bewertungsergebnisse; Studentenvertreter als Mitbewerter (sie bewerten oft härter als die Prüfer) (SCHÜTZ et al.).
- Sofortige Bekanntgabe der Prüfungsergebnisse (auch als Suizid-Prophylaxe) (SCHÜTZ et al.).
- Begründung des Urteils (SCHÜTZ et al.).
- Möglichkeit einer Stellungnahme des Prüflings vor der endgültigen Beurteilung.

Die Wiederholung

SCHÜTZ et al. fordern, die Prüfung müsse beliebig oft wiederholbar sein. Das scheint zunächst auf eine unzumutbare Belastung der Prüfer hinauszulaufen; indes haben Experimente gezeigt, daß ein verschwindend geringer Anteil der Studenten tatsächlich von der Möglichkeit des Wiederholens Gebrauch macht. Vermutlich wirkt schon die bloße Möglichkeit des Wiederholenkönnens streßmindernd.

Der Rücktritt

GUHDE fordert, dem Prüfling solle vor Abschluß der Prüfung ein jederzeitiges Rücktrittsrecht ohne nachteilige Folgen eingeräumt werden; auch diese Möglichkeit dient dazu, Streß zu mindern.

11.2.5. Didaktische Aspekte der Prüfung

Typologie der Prüfungen

Wir haben die nachfolgende Typologie nach BORNEMANN stellenweise für die Bedürfnisse der Dermatologie modifiziert:

A. Praktische Leistungsprüfung

A.1. Vorprüfung
- Praktische Diagnostik mit Anamnese und Exploration.
- Spezielle, im Lernziel definierte praktische Techniken.

B. Mündliche Prüfungen

B.1. Formen der Fragestellung und Fragenauswahl
- Auslosen vorbereiteter Fragezettel (z. B.: „Melanom").
- Prüfungsgespräch nach Angabe selbstgewählter Interessengebiete.
- Prüfungsgespräch nach gestellten Aufgaben, z. B. größeren Wissensgebieten (z. B.: „Exogen bedingte Nagelerkrankungen").
- Problementwickeln und Problemlösen berufsadäquater Aufgaben (z. B. Konstruktion eines Falles zur Stellungnahme als Fachgutachter).

B.2. Formen der Durchführung
- Gruppenprüfung, einzeln: Jeder einzelne löst auf sich gestellt die Aufgaben.
- Gruppendiskussion: die gesamte Gruppe löst in der Diskussion ein ihr gestelltes Problem; der Prüfer spielt die Rolle des bewertenden Beobachters und greift gegebenenfalls ein.
- Öffentlichkeit: je nach Wunsch des Prüflings.
- Protokoll: Tonband, Protokollant und/oder Beisitzer je nach Wunsch des Prüflings.

C. Schriftliche Prüfungen

C.1. Tests in allen Formen
- Gleichgewicht zwischen Wissens- und Verständnisfragen. Hilfsmittel erlauben, soweit im Lernziel erlaubt.

C.2. Problemaufgaben
- Aufgaben dem Prüfling nach Schwerestufen geordnet zur Wahl vorlegen (z. B.: „Welche Aussagekraft hat eine positive KBR auf Go bei einer 7 Wochen bestehenden unspezifischen (?) Urethritis? Hilfsmittel: Bibliothek. Dauer: 2 Stunden").

C.3. Gutachten, Stellungsnahmen
- Wie unter B.1. dargestellt.

Gibt ein Prüfling eine komplexe schriftliche Arbeit ab, so muß ihm der Prüfer die mündliche Verteidigung *(Disputation)* gewähren:
- sie zeigt, wie weit die Argumente durchdacht sind;
- sie weist darauf hin, ob sich der Prüfling helfen ließ;
- sie zwingt den Prüfer zu einem sorgfältigen Urteil.

Die Frage, ob eine *Prüfung mündlich oder schriftlich* stattfinden solle, lassen wir durch die von FEEST und KAPUSTE interviewten Studenten beantworten; wir haben die wesentlichen Angaben tabellarisch zusammen gefaßt (M = mündlich, S = schriftlich) (Tabelle 17).

Tabelle 17

	M	S
Objektivität	(+)	+ +
Querschnitt durch den ganzen Lehrstoff	(+)	+ +
Eignung für wenig Beredte/Ausländer	(+)	+ +
Möglichkeit, Verständnis darzulegen	+ +	(+)
Einstellen und Umstellen auf den Prüfer	+	∅
Abhängigkeit von Launen und Meinungen	+	∅
Einfluß der Person (Bart! Langhaar! Ausländer!)	+	∅
Einhilfe durch den Prüfer	+ + +	∅

Prüfungsinhalte

Mit der Schaffung von Lernzielen werden die Normen für die Prüfungsinhalte gesetzt sein. Da jedoch auch diese Lernziele von Hochschullehrern, also „Prüfern" beschrieben und definiert werden, ist es förderlich, vorhersehend schon jetzt zu umreißen, welche Mängel derzeit noch bestehen: Diese Mängel sind der Maßstab für eine künftige Lernzielstellung!

FEEST und KAPUSTE ermittelten, daß das heutige Studium überwiegend *Wissen* und weniger *Verständnis* vermittelt, und daß entsprechend im Staatsexamen die Wissensfragen überwiegen. Überdies ergab die Analyse dieser Wissensfragen, daß der größte Teil sich in nichtpersonalen Tests ermitteln ließe.

Die Mehrzahl der Studenten verneint, daß die Prüfung ein guter *Querschnitt* durch wesentliche Teile des Fachs gewesen sei (FEEST und KAPUSTE).

Praktische Fertigkeiten werden zwar verlangt, jedoch überwiegen die Fälle, in denen der Prüfling (z.B.) den Patienten in Abwesenheit des Prüfers untersucht (FEEST und KAPUSTE).

SADER fordert daher, die Prüfungsinhalte so festzulegen, daß dem Prüfling ein enger, klar definierter Pflichtkatalog vorgegeben wird, darüber hinaus aber Freiheit in der Wahl eines Schwerpunktgebietes; dieses Verfahren befürwortet auch die BAK.

Prüfungstechniken

Für jeden Prüfling bedeutet eine mündliche Prüfung einen Unsicherheitsfaktor mit vielfältigen Variablen, deren wesentliche wir im Folgenden darstellen (nach SADER; FEEST und KAPUSTE):
- Werden einzelne Fragen gestellt, oder soll man im Zusammenhang berichten?
- Welche Rolle spielen Daten (Inkubationszeit usw.)?
- Sind persönliche Stellungnahmen erwünscht oder gelten sie als überheblich?

Zu den Variablen gehört auch die Prüfungsführung; wir beschreiben die beiden Extreme, zwischen denen der „ideale Prüfer" zu suchen ist:

Passiver Prüfer: Läßt ausführlich berichten und bringt den Prüfling nicht aus dem Konzept; gibt jedoch auch keinerlei Hilfen, so daß es bei unsicheren Prüflingen zu fatalen Stockungen bis zum katastrophalen Stupor kommen kann.

Aktiver Prüfer: Verlangt präzise und knappe Antworten, läßt jedoch kein Erläutern oder Abweichen zu und kann einen Prüfling über die verbale Einengung total einschüchtern.

Die Prüfungsgruppe

Meist entsteht die Prüfungsgruppe schon Monate vor Examensbeginn und repräsentiert in ihrem Gefüge nicht lediglich eine temporäre Summe von Einzelpersonen, sondern bildet eine soziale Gruppe im engeren Sinne. Dementsprechend identifizieren sich die meisten der von FEEST und KAPUSTE interviewten Studenten mit „ihrer" Gruppe; sie äußern „Wir"-Gefühle und entwickeln Normen gegenseitiger Hilfe und Rücksichtnahme. Diese Identifizierung geht so weit, daß viele Prüflinge in der Examensleistung eine Gruppenleistung sehen und es als legitim erachten, wenn der Prüfer statt des einzelnen die Gruppe bewertet.

Das „Wir-Verständnis" der Gruppe kann indes in der Prüfung ernstlich belastet werden, wenn der Prüfer eine nichtbeantwortete Frage an den nächsten weitergibt. Der Prüfer mag lediglich damit bezwecken, zu erfahren, ob die Frage zu schwer ist, oder ob sie überhaupt verstanden wurde. Die Gruppe hingegen sieht das Problem wesentlich komplexer: in einem Fall sagen die ersten alles, was sie wissen, und der letzte macht einen schlechten Eindruck; im anderen Fall kann der Nachfolgende die falschen Antworten für sich schon ausschließen und nennt dann die dritte oder vierte (zufällig stimmende) Möglichkeit. Allgemein halten sich viele Prüflinge für unkollegial, wenn sie einen Gruppenkollegen öffentlich berichtigen sollen, tun es aber dann doch, um das Gruppenniveau zu heben (FEEST und KAPUSTE).

11.2.6. Prüfungsforschung

Wie man den Test bei seiner Entwicklung evaluiert, um ihn valide, reliabel und objektiv zu gestalten, und wie jeder neue Testdurchgang einer erneuten Evaluierung gleichkommt, so bedarf auch die Prüfung einer „Wertmessung". Bevor man jedoch mißt, braucht man meßbare Daten: diese Datenerfassung ist Hauptaufgabe der Prüfungsforschung.

Die Prüfungsforschung hat also zunächst die *Forschungsobjekte* zu beschreiben und darauf geeignete *Verfahren* zu entwickeln, um die Objekte tatsächlich erforschen zu können (im Folgenden z.T. nach ECKSTEIN und GUHDE):

Forschungsobjekte sind besonders: typische Prüfungserwartungen, die psychische Situation des Prüflings, die Beziehungen zwischen Prüfer und Prüfling, Vorteile und Nachteile typischer Prüfungsstrategien, Objektivierung und Kontrolle u. a.

Forschungsverfahren, wie Prüfungsmitschau (unmittelbar oder über Fernsehen), systematisch ausgewertete größere Mengen von Tonbandmitschnitten, Interviews und Fragebogen werden in einem gesonderten Kapitel dargestellt.

11.2.7. Analyse für die Dermatologie

Analysieren wir das Prüfungswesen, so muß sich die Analyse notwendig auf *Test und Prüfung* erstrecken aus folgenden Gründen:
- Die neue Prüfungsordnung wird auch schriftliche Prüfungen vorsehen.
- Nur ein *rechtzeitiger* Feedback in Form des Tests kann Lehrer, Lerner und Unterricht in gewünschter Weise steuern; „rechtzeitig" bedeutet dabei „während und als Bestandteil der augenblicklichen Unterrichtsphase".
- Primäre (intrinsische) Motivation und Lernerfolg sind bei punktueller Prüfung geringer als bei einer — wie auch immer — „verteilten" Prüfung.
- Die Mehrzahl interviewter Studenten befürwortet verteilte Prüfungen, und zwar nach DÄUMLING (1968): „fraktioniert, wobei Denkfragen die Wissensfragen überwiegen", und nach FEEST und KAPUSTE: „schriftliche (Wissens-)Prüfung *und* mündliche (Verständnis-)Prüfung *und* praktische Prüfung am Patienten miteinander kombiniert".

Wie man aus den genannten Argumenten ersieht, zeichnet sich im Prüfungswesen eine Tendenz ab

---

weg von der punktuellen, einseitigen Prüfung, hin zur fraktionierten, vielseitigen Prüfung!

Daß Tests und Prüfungen vielseitig sein können, ja müssen, ergibt sich aus dem Wesen des jeweiligen Lernziels, das sie operationalisieren: je nach dem geforderten beobachtbaren Verhalten soll der Lerner unterschiedliche, „vielseitige" Eigentätigkeiten zeigen. ECHSTEIN und andere führen aus, daß Rückmeldung nicht auf mündliche oder schriftliche Tests und Prüfungen beschränkt bleiben sollten, und beschreiben gangbare Wege:
- Diskussion und gegenseitige Korrektur der Ergebnisse und Auffassungen in der Gruppenarbeit;
- Bewährung in der praktischen Arbeit, für die in den Studiengängen neuer Raum geschaffen werden muß;
- Standardisierte Abfrage des eigenen Wissens anhand von Item-Banken („Fragen-Pool") und Vergleich der eigenen Leistung mit dem allgemeinen Standard;

- Beratungsgespräche mit den Tutoren usw.

Spätestens bei diesen Beispielen wird offenkundig: es ist falsch wie auch unmöglich, Prüfungswesen oder Prüfungsreform als isoliertes Problem aufzufassen. Lernen und Rückmelden bilden eine Einheit, und ändert sich die *Lernweise* (Unterrichtsformen! Lehrstrategien! Medien!), dann ändert sich auch die Rückmeldung und damit die *Prüfweise* (Abb. 54), oder noch absoluter ausgedrückt in Abb. 55.

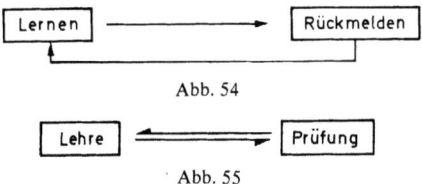

Abb. 54

Abb. 55

Entsprechend fordert SADER 1971: „Eine Analyse der Prüfungsmisere führt ..... zu der Forderung, endlich eine funktionsfähige Studienberatung aufzubauen, die Curricula zu überprüfen, die Lehrmethoden zu modernisieren.....".

Aufbauend auf diesen didaktisch begründeten, von Hochschulpolitik unbeeinflußten Voraussetzungen bieten sich für die Reform des dermatologischen Prüfungswesens eine *Sofortlösung*, eine *Übergangslösung* und eine *Langzeitlösung* an (alle setzen als Fundament operational definierte *Lernziele* voraus):

Sofortlösung

a) *Die mündliche Prüfung* bleibt bestehen, beschränkt sich jedoch auf kognitive Leistungen höherer Ebene: Verständnis, Transfer, Analyse, Synthese, Bewerten.
Voraussetzung: Unterrichtsformen und Lehrmethoden, die über die Wissensvermittlung hinaus in diesen Dimensionen schulen.

b) *Der Test* wird als selbstverständlicher, integrierter Bestandteil in den Unterricht einbezogen; d.h.: am Ende eines Unterrichtsabschnittes oder Unterrichtsteiles, also 1—2mal pro Vorlesungsstunde, werden etwa fünf Minuten lang Testaufgaben als Diapositive projiziert, wobei der Feedback im *Zuruf*, in der *Covert-Response* oder im *Prompting* bestehen kann. Der Test sollte Faktenwissen prüfen, kognitive Leistungen höherer Ebene sollten durch eine dialogische Unterrichtsform ermittelt werden.
Im Abstand von 2—4 Wochen wird weiterhin regelmäßig ein umfangreicher, schriftlicher, anonymer Test durchgeführt.

c) *Die Prüfung praktischer Fertigkeiten* findet zusammen mit der mündlichen Prüfung statt.

Übergangslösung

a) *Mündliche Prüfung* und *Prüfung praktischer Fertigkeiten* werden wie bei der Sofortlösung gemeinsam durchgeführt.
b) *Der Test* wird wie bei der Sofortlösung in den Unterricht einbezogen mit dem Unterschied, daß die bisher anonymen *großen* Tests jetzt namentlich erfolgen; das Gesamtergebnis des einzelnen wird zu Semesterende kumulativ ermittelt. Aus organisatorischen Gründen kann es anfangs möglich sein, daß der namentliche Test sich nur 1 (—2) mal, nämlich abschließend, durchführen läßt.

Langzeitlösung

Da die neue Approbationsordnung auch das Prüfungsverfahren neu regelt, kann eine Langzeitlösung hier nur in ihren Umrissen projektiert werden: denn diese Lösung richtet sich daran aus, wie stark sich das Bild der Lehre durch neue Unterrichtsformen, Lehrstrategien, Medien usw. künftig verändern wird. Es wäre wünschenswert, daß die mündliche Prüfung als Rückmeldung kognitiver Leistungen der höheren Dimensionen (s. o.) bestehen bliebe; wieweit die übrigen Wissensleistungen erbracht werden — im Credit-System, in einer berufsadäquaten Situation, in Tests, in der Gruppenarbeit —, läßt sich indes noch nicht absehen.

(Wir berühren in der Analyse für die Dermatologie *nicht* jene Probleme, die einer generellen Klärung bedürfen, wie jederzeitiges Rücktrittsrecht, beliebige Möglichkeit zur Wiederholung, Benotung usw.)

12. Sprache und Nomenklatur

12.1. Sprache und Stil

Wir haben bereits verschiedentlich das Wesen und die Bedeutung der Sprache angerührt, so bei der Darstellung der visuellen Aspekte (3.4.3.), des Tonfilms (6.3.3.), des gedruckten Materials (6.5.4.) und des Lehrbuchs (Seite 96). Fassen wir das Gesagte zusammen:

Unsere Gegenwart wird zu einem mehr und mehr optischen Zeitalter; die Erkenntnis, daß die Anschauung eindeutiger und klarer ist als jede Beschreibung, läßt die alte Wort- und Begriffskultur vor dem Bilde zurücktreten, um so mehr, je stärker ein Gebiet optisch/morphologisch gewichtet ist. Indes wiederholt jede Ab„bildung" den Gegenstand in seiner jeweiligen Besonderheit und bleibt damit *Reproduktion,* wohingegen die Sprache in einem Akt der *Transformation* Reales zu Begriffen abstrahiert, das Allgemeine kennzeichnet und von den Besonderheiten der Phänomene absieht. Für den Hochschullehrer wie für den Studenten behält also das Wort sein Primat, „da es beim Studium vor allem um das Erkennen und um den Aufbau fachspezifischer Denkstrukturen geht, die sich vorwiegend in sprachlicher Form darstellen, da abstrakte Sachverhalte vermittelt und abstrakte Denkoperationen wie das Lösen von Problemen und das Erkennen und Anwenden von Prinzipien eingeübt werden müssen . . . . ." (PETERS).

Sprache muß jedoch nicht notwendig diese Denkprozesse fördern: Unfähigkeit oder mangelnde Übung im Umgang mit der Sprache können sie geradezu hemmen!

Die Abkehr von einem verbalen, aktiven, transitiven Sprechen und die Zuwendung zum nominalen, passiven Formulieren kennzeichnet die gesamte Medizin und erklärt, warum so vieles Einfache unklar erscheint und warum die Studenten „nichts lernen". Will man diese Studenten zum Denken erziehen, so muß man sie auch lehren, das Werkzeug „Sprache" frei, leicht und unverbildet handzuhaben: „Die Grenzen *meiner* Sprache begrenzen *meine* Welt" (WITTGENSTEIN).

Guter Stil (im gesprochenen wie geschriebenen Wort, in der stichwortartigen wie in der ausführlichen Darstellung) ist daher weit mehr als bloße Befriedigung ästhetischer Bedürfnisse. Guter Stil ist ein Hilfsmittel, dessen der Lehrer sich nicht begeben darf; mit seiner Hilfe ordnet er seine Gedanken und überträgt dieses Können bei häufigem Anwenden auch auf den Lernenden: „Den Stil verbessern — das heißt den Gedanken verbessern und nichts weiter" (NIETZSCHE).

12.2. Die Nomenklatur

Nomenklatur ist die wissenschaftliche Benennung der Objekte eines Fachgebietes: bestimmten Prozessen oder Phänomenen werden bestimmte Termini eindeutig zugeordnet. Nach der Art, wie der Mediziner diese Termini verwendet, muß man die Nomenklatur gliedern in einem vulgären und einen exakten Bereich. Beide Bereiche durchdringen einander, indem z.B. der Dermatologe *vulgär* im klinischen Bereich einen Krallennagel behandelt, den er gleichzeitig *exakt* als Onychogryposis publiziert.

Wir haben die umfangreiche Problematik, die eine Nomenklatur aufwirft, an anderer Stelle ausführlich behandelt (SAUERBREY) und heben hier lediglich *den einen* wesentlichen Gesichtspunkt hervor, der im Rahmen der Didaktik von Bedeutung ist:

> Jedem Objekt des Fachgebietes muß *ein* Terminus *eindeutig* zugeordnet sein!

Die Schaffung einer derartigen eindeutigen Nomenklatur ist vordringlich vor allen anderen hochschuldidaktischen Reformen! Wir haben wiederholt — beim Lehrprogramm, beim Curriculum, bei der Unterrichtsplanung und -entwicklung, beim Test und bei der Prüfung — hervorgehoben, daß am Anfang jeglichen Lehrens das Ziel definiert sein müsse. Ziele lassen sich jedoch nur erreichen, wenn sie auch eindeutig, also unverwechselbar definiert sind. An dieser Forderung dürfte die Erstellung von Lernzielen für die Dermatologie bereits scheitern: die dermatologische Nomenklatur ist für didaktische Zwecke ungeeignet, weil

- Grammatik und Orthographie der Termini uneinheitlich ist (wichtig bei jedem Register!),
- *ein* Objekt oftmals durch eine Vielzahl von Synonymen bezeichnet wird, die regional unterschiedlich verwendet werden,
- der Gebrauch von Eigennamen anstelle von Termini überhand nimmt.

Um für die Definition dermatologischer Lernziele überhaupt die Voraussetzungen zu schaffen, schlagen wir daher vor, die Nomenklatur nach den folgenden Gesichtspunkten *vordringlich* zu überarbeiten:

a) Grammatische und orthographische Optimierung

Wir verweisen dazu auf unsere Arbeiten an anderem Ort (SAUERBREY).

b) Reduzierung oder Eliminierung der Synonyme
Synonyme sind zweifellos erforderlich für jeden, der wissenschaftlich arbeitet: sie gestatten ihm, sich im Schrifttum zu orientieren, da sie je nach Land, Epoche und Lehrmeinung unterschiedlich verwendet werden. Synonyme verwirren jedoch jede Lehre, da sie den Lehrer zwingen, mit vielen Worten zu sagen, was mit wenigen möglich wäre:

Synonyme in der Lehre sind Redundanz!

Die Nomenklatur für didaktische Zwecke sollte sich daher auf jeweils *einen* Terminus beschränken; bekanntestes Beispiel der Sprachverwirrung ist die Neurodermitis diffusa, die in verschiedenen Teilen der BRD mit ausdrücklichem Anspruch auf Gültigkeit auch Neurodermitis constitutionalis, Neurodermitis disseminata, Neurodermitis atopica oder atopisches oder endogenes Ekzem heißt.

c) Reduzierung oder Eliminierung der Eigennamen
Wer Eigennamen verwendet, sieht sich aus vier möglichen Gründen dazu veranlaßt: aus
Notwendigkeit:
- Der Name steht als *Terminus für ein Krankheitsbild:* QUINCKE-Ödem; Herberdensches Knötchen.
- Der Name steht als *Terminus für ein Syndrom:* MELKERSSON-ROSENTHAL-Syndrom (Lingua plicata, Fazialisparese, Cheilitis).

Gewohnheit, Üblichkeit:
- LYELL-Syndrom für „Epidermolysis acuta toxica"; Morbus DUHRING für „Dermatitis herpetiformis".

Bequemlichkeit:
- Der kurze Name tritt an die Stelle des umständlichen Terminus: Morbus BROCQ für „Erythrodermie pityriasique en plaques disseminées"; HAILEY-HAILEY für „Pemphigus chronicus benignus familiaris".

Eitelkeit:
- Der Name ist überflüssig: „Säuremantel der Haut nach MARCHIONINI", „Pemphigus vegetans NEUMANN".
- Der Name ist (paradoxerweise) sogar umständlicher und länger als der Terminus: „NONNE-MILROY-MEIGE-Syndrom" statt „Trophödem".

Für didaktische Zwecke müssen Eigennamen der Kategorie „Bequemlichkeit" und „Eitelkeit" eliminiert werden; üblich gewordene Eigennamen sollte man in zwingenden Gründen beibehalten.

13. Die Forschungsmethoden für die Didaktik

Jeder Hochschullehrer muß in gewissem Umfang auf dem Gebiet der Didaktik forschen: nur so können ihm Informationen zufließen über Motivation, Lernstand und Lernerfolg der Lerner und über Interaktion und Kooperation aller am Unterricht Beteiligten, und nur so kann die Lehre rückkoppelnd gesteuert werden. Wir werden uns im Folgenden auf Wesentliches beschränken und verweisen in Detailfragen auf DOHMEN: „Forschungstechniken für die Hochschuldidaktik" mit zahlreichen weiterführenden Literaturhinweisen.

13.1. Begriffsbestimmung

„Forschung ist Aktivität, die sich auf die Vermehrung unserer Fähigkeit richtet, Geschehnisse innerhalb eines bestimmten Bereiches zu verstehen, vorauszusagen und zu steuern" (GAGE). *Gegenstand* unserer Forschung ist demnach der Hochschulunterricht, den wir (im Folgenden z.T. nach RÜTTER) mit dem Instrumentarium der empirischen Didaktik, der Psychologie und der Soziologie zu analysieren haben; *Verfahren* sind die Beobachtung, die Befragung und der lernzielorientierte Test. Alle diese Verfahren „sind ihrem Gegenstand insofern angemessen, als sie — in verschiedener Weise — *das Verhalten* von Personen, die irgendwie an einen Unterricht beteiligt sind, zu ermitteln gestatten" (RÜTTER, 1971).

Unterrichtsforschung stützt sich also stets auf beobachtbares *Verhalten,* denn Motivation, Neigung, Eignung, Leistung, Verständnis, Fähigkeit oder Kreativität sind als solche nicht erkennbar, sondern erst, wenn man sie äußert. Aber auch dieses Verhalten ermitteln wir nicht schlechthin, sondern wählen aus bestimmten Verhaltensmerkmalen aus.

Eine *Verhaltensäußerung* bezeichnet man als *direkt,* wenn man den einzelnen oder die Gruppe beobachtet, und als *indirekt,* wenn man Testformulare o.ä. auswertet (frozen („eingefrorenes") behavior). Darüber hinaus ist es oft noch aufschlußreicher, das interpersonale Verhalten, also die Interaktion aller am Unterricht Beteiligten zu ermitteln. *Interaktion* kann ebenfalls *direkt* erfolgen, wenn das Verhalten unmittelbar zwischen Personen ausgetauscht wird (zu beobachten ist, daß der Untersucher hier weder die

Rolle des Lehrers noch die des Lerners tragen darf), oder *indirekt*, wenn die Kommunikation zwischen Personen von apersonalen Medien mitgetragen wird (zu beachten ist, daß die Forschungsmittel nicht zugleich Unterrichtsmittel sein dürfen).

Die Verfahren, mit denen das Verhalten analysiert wird (Beobachtung, Befragung, Test), müssen die *Gütekriterien Validität, Reliabilität* und *Objektivität* erfüllen; wir haben diese Kriterien bereits beim Test definiert.

13.2. Die Verfahren

Jedes Verfahren, das ein Verhalten ermittelt, hat in dem Maße didaktischen Wert, wie es die jeweilige Verhaltensermittlung unverfälscht läßt: „Unterricht als Gegenstand der empirischen Untersuchung darf von den Untersuchungsverfahren nicht beeinträchtigt werden" (RÜTTER).

13.2.1. Die Beobachtung

Beobachtung setzt ein Ziel voraus, Beobachtung als didaktische Forschungsmethode folglich ein „Lernziel". Dieses Lernziel kann das beobachtete Verhalten eines *einzelnen* beschreiben (z.B. psychomotorische Fertigkeiten) oder das einer *Gruppe* (z.B. kollektiver Lernerfolg, Fähigkeit zur Kommunikation). Oft ist die Beobachtung die Anfangsmethode; aber auch wenn sie zunächst noch wenig strukturiert ist, gibt sie doch frühzeitig darüber Aufschluß, mit welchen Verfahren man die Leistung am besten erfassen kann und welche sich weniger eignen.

Nach JADOHA-DEUTSCH-COOK (zitiert bei GLÜCK, 1971) trägt wissenschaftliche Beobachtung folgende Kennzeichen: sie
- dient einem definierten Forschungszweck;
- ist wissenschaftlich geplant und bleibt nicht dem Zufall überlassen;
- wird systematisch aufgezeichnet und auf allgemeinere Urteile bezogen;
- wird wiederholten Prüfungen und Kontrollen hinsichtlich ihrer Validität, Reliabilität und Objektivität unterworfen.

Die Beobachtung ist also eine „Fremdbeobachtung" wie im chemischen oder physikalischen Experiment und den gleichen Kriterien unterworfen; daher ist entscheidend, daß der Forscher rein rezeptiv bleibt und vermeidet, durch verbale und andere Reize die erwünschten Reaktionen hervorzurufen (GLÜCK; SCHEUCH).

Die Beobachtungsverfahren

Eine Beobachtung ist mit zahlreichen Verfahren möglich; meist kombiniert man sie miteinander oder setzt sie alternierend ein, nur selten lassen sie sich streng isolieren. GLÜCK (1971) teilt die Beobachtungsverfahren ein:

a) *Dauer der Beobachtung*
- *gelegentlich*, anektotisch
- *kurzzeitig, systematisch*
- *langzeitig* (Längsschnitt), mit/ohne Unterbrechung

b) *Situation der Beobachteten*
- standardisierte *Labor*situation: optimale Kontrolle! Experimentell erzeugbare Variablen!
- *„Feld"*: nicht standardisierte, normale alltägliche Situation.

c) *Stellung des Beobachters zu den Vpn*
- *teilnehmend* im Sinne eines echten Mitgliedes der Gruppe: dadurch fühlen sich Vpn nicht beobachtet und kontrolliert; der „unsichtbare" Beobachter verfälscht die Ergebnisse nicht!
- *direkt beobachtend:* Beobachter im gleichen Raum; Kontakt mit Vpn ist weitestgehend einzuschränken!
- *indirekt beobachtend:* Beobachtung durch Einwegsichtscheibe außerhalb des Raums; Auswertung von Tonband/Bildband; Fernsehübertragung.

d) *Hilfsmittel für die Aufzeichnung der Beobachtung*
- *keine Hilfsmittel:* „freier" Bericht:
- *Protokollbogen* (s. Spezialliteratur)
- *Tonband, Bildband*

e) *Registrierverfahren*
- *Zeichensysteme* (s. Spezialliteratur)
- *Kategoriensysteme* (s. Spezialliteratur)
- *Schätzskalen* (Rating Scales): der Beobachter schätzt auf einer Skala ab, wie weit bestimmte Eigenschaften ausgeprägt sind:

```
          schweigsam                            redselig
          introvertiert 1-----2-----3-----4-----5 extrovertiert
          ablehnend                             zugewandt
```

Beobachtungsfehler

HASEMANN und CRANACH-FRENZ nennen folgende Fehler (zitiert bei GLÜCK):

Informationsdifferenz: Unterschiedlicher Informationsumfang über die zu Beobachtenden bewirkt unterschiedliche Urteile.

Mildeeffekt: Bekannte oder sympathische Vpn werden besser beurteilt.

Zentrale Tendenz: Der Beobachter vermeidet extreme Urteile und ordnet alle Vpn den mittleren Zahlen in einer Schätzskala zu.

Halo-Effekt (THORNDIKE): Aus dem Gesamteindruck schließt der Beobachter auf Teileigenschaften.

Logische Fehler: Der Beobachter assoziiert irrtümlich diskordante Eigenschaften (Aktivität und Leistung) und wertet entsprechend falsch.

Einstellungsfehler: In der Annahme, die Vpn hätte ihm gleiche (oder ihm entgegengesetzte) Eigenschaften, urteilt der Beobachter falsch.

Analyse für die Dermatologie

Wenn man keine anerkannte Theorie besitzt, sollte man (GLÜCK) stets beginnen mit einer unsystematischen, *naiven Beobachtung,* in der wesentliche Gesichtspunkte erfaßt werden; ihr folgt die *Hypothesenbildung* (mit Berücksichtigung eines theoretischen Bezugsrahmens). Erst danach setzt die *systematische (bzw. wissenschaftliche) Beobachtung* ein. Die Daten, die man empirisch aus ihr gewinnt, werden auf Validität und Reliabilität geprüft: erst jetzt kann man die Ergebnisse interpretieren.

Für die Dermatologie bieten sich drei Möglichkeiten an, beobachtend zu forschen:
a) *Beobachtung von Verhaltensformen, die der Student erwerben soll*
z. B.
- Erheben einer Fachanamnese
- Erheben eines Fachbefundes
- Diagnosestellung allein aus den Hautveränderungen. Entwickeln eines Gedankenganges (mit Tafelanschrieb) vor einer Gruppe von Kommilitonen usw.

Ziel: Typische, gehäufte oder Flüchtigkeitsfehler in dem zu erwerbenden Verhalten weisen den Lehrer darauf hin, was er noch klarer, noch deduktiver, noch pragmatischer lehren muß; überraschende, „geniale" Vereinfachungen zeigen ihm, wo er selbst zu umständlich denkt.
b) *Beobachtung des Hochschulunterrichts,*
d. h.
- Lehrverhalten des Lehrers
- Lernverhalten des einzelnen
- Lernverhalten der Gruppe
- Interaktion innerhalb der Gruppe und zwischen der Gruppe und dem Lehrer.

Die Unterrichtsbeobachtung sollte sich über alle Lehrveranstaltungen erstrecken, insbesondere über die der jüngeren Assistenten und Tutoren, nicht minder jedoch die „erfahrener" Dozenten oder Professoren. Besonders bei den Hochschullehrern ist mit Unverständnis, wenn nicht Widerständen zu rechnen: gemeinhin gelten Erfahrung und Routine, mit Wissen gepaart, als das beste Rüstzeug. Indes kann nie deutlich genug hervorgehoben werden: Unterrichtsbeobachtung meint nicht besserwisserisches Korrigieren, sondern Optimierung des Unterrichtsverhaltens von Lehrer und Lerner.
Ziel: Der Beobachter vergleicht ein Merkmalsmuster (nämlich didaktische Idealvorstellungen oder Vorbilder) mit dem tatsächlichen Verhalten von Lehrer und Lerner; die Interpretation dieses Vergleichs zielt beim (lehrerbetonten) Unterricht als Feedback zum Lehrer, bei der kleinen Gruppe in all ihren Formen als Feedback zur Interaktionsgemeinschaft Lehrer–

Gruppe. Erst mit dem Feedback schließt sich der Regelkreis, der Unterrichtsverbesserung möglich macht.
c) *Beobachtung der mündlichen Prüfung,*
    d. h.
- Prüfverhalten des Prüfers
- Verhalten des Prüflings und der Gruppe
- Interaktion innerhalb der Gruppe und zwischen der Gruppe und dem Prüfer.

Ziel: In analoger Weise wie bei der Unterrichtsbeobachtung werden tatsächliches Verhalten und Idealmuster verglichen. Ein derartiges Muster hatten wir in Abschnitt „Prüfung" bereits geschaffen, indem wir die Kriterien der „guten" und der „schlechten" Prüfung beschrieben. Überdies haben wir jedoch bei der Prüfung dargestellt, daß der Feedback sehr ausgeprägt ist: er steuert nicht nur die Prüfung, sondern — weiter rückkoppelnd — auch den Unterricht. Prüfungsbeobachtung gestattet mithin Interpretation von *Lehre und Prüfung;* um so bedauerlicher, daß gerade dieses Forschungsverfahren von allen Formen der Beobachtung am wenigsten geübt wird.

13.2.2. Die Befragung

Nach SCHEUCH ist die Befragung (Interview; Fragebogen) als Forschungsinstrument definiert als „planmäßiges Vorgehen mit wissenschaftlicher Zielsetzung, bei dem die Versuchsperson durch eine Reihe gezielter Fragen oder mitgeteilter Stimuli zu verbalen Informationen veranlaßt werden soll". KOLB (1971) setzt voraus, daß dieses Meßinstrument standardisiert — also objektiv, gültig und zuverlässig — sein müsse, und sieht diese Voraussetzung gewährleistet,
- indem man den Informationsaustausch mit Hilfe spezifischer Fragebogen strukturiert und
- indem man die Befragenden intensiv schult und ihr Verhalten damit standardisiert.

Er nennt für

Die Planung

drei Phasen: Makroplanung, Mikroplanung und Auswahl der Stichprobe.
a) *Die Makroplanung.* Die Untersucher definieren den Themenkreis, gliedern ihn in einzelne Untergruppen („Fragenbatterien") und ermitteln die voraussichtliche Länge des Interviews (60—90 Minuten überfordern den Befragten nicht). Besonders komplexe und schwierige Fragen werden dem mittleren Drittel der Befragung zugeordnet, da hier die Spannungskurve offenbar am höchsten ist.
b) *Die Mikroplanung.* Die Untersucher legen für jede Frage Typ und Form fest, formulieren die Fragen und schließen aus, daß sich einzelne Fragen

gegenseitig beeinflussen; sie wählen inhaltlich stets den Weg von allgemeinen zu spezifischen Fragen.
c) *Die Auswahl der Stichprobe (Sample).* Will man eine Befragung statistisch einwandfrei auswerten, so müssen die zu Befragenden *gelenkt* ausgewählt werden; von den zahlreichen Möglichkeiten der Soziologieforschung seien die folgenden, bei KOLB ausführlich beschriebenen Formen erwähnt: Zufallsstichprobe, Schichtenstichprobe, Quotenstichprobe, unsystematische Stichprobe; Mischformen.

Interview und Fragebogen

Jede Befragung kann sich (im Folgenden z. T. nach KOLB) zwischen den Polen „unstrukturiert" und „strukturiert" bewegen; wir werden die einzelnen Möglichkeiten weiter unten tabellarisch darstellen.

Die *unstrukturierte Befragung*, dem Wesen nach ein reiner freier Dialog, läßt sich ausschließlich als *Interview* durchführen.

In der *strukturierten Befragung* hingegen werden fest formulierte Fragen in einer bestimmten Reihenfolge dargeboten: sie läßt sich daher einmal im *Interview* verwirklichen, doch können die Fragen den zu Befragenden auch als *Fragebogen* vorgelegt werden, ohne daß man einen Interviewer dazwischenschaltet (Tabelle 18).

Tabelle 18. *Die Typen des Interviews*

	unstrukturiertes oder Tiefen-Interview	halbstrukturiertes oder halbstandardisiertes I.	strukturiertes oder standardisiertes I.
Struktur	Nur Leitlinie des Interviews als „Interviewer-Leitfaden"	Reihenfolge-Schema mit bestimmten bereits formulierten Fragen	Streng festgelegte Fragen (Wortlaut!) Stimuli, Reihenfolge. Jeder Befragte antwortet stereotyp auf das gleiche Fragenpaket
Frageform	freier Dialog	offene Frage	geschlossene Frage
Vorzüge	– „gestattet die Standardisierung von Bedeutungen eher als die der oberflächlichen Aspekte der Reizsituation; – zuverlässiger, da es zu lebensnäheren Antworten ermutigt; – elastischer" (KOLB)		– – meßbar – – bewertbar – – vergleichbar – – zuverlässig – – Fehler beim Wortlaut der Frage minimal

Fragetypen (nach KOLB)

A. Fragetypen: Frageinhalt

A.1. Fakt- oder Tatsachenfrage:
Nach welchem Lehrbuch haben Sie Dermatologie gelernt? (Antwort notieren): .....

A.2. Verhaltensfrage
Wissen Sie schon, wie Sie sich auf Ihr Examen vorbereiten werden?
allein .....
in einer Gruppe .....
KA .....

A.3. Einstellungs- und Meinungsfrage
Sind Sie mit dem derzeitigen Prüfungsmodus einverstanden, oder sollte man das Examen teilen in Faktenwissen, das schriftlich, und Zusammenhangs- und Verständniswissen, das mündlich geprüft wird?
weiter wie bisher .....
Examen teilen .....
KA .....

B. Fragetypen: Instrumentelle Funktion

B.1. Einleitungsfrage (z. B. zur Motivation)
Lassen Sie mich beginnen mit der Frage, weshalb Sie Medizin studieren. (Antwort notieren): .....

B.2. Übergangsfrage (um im gleichen *Themenbereich* ein anderes Teilgebiet anzusprechen): Sie meinten vorhin, die Rückmeldung in der „Propädeutik" sei unzureichend: soll sie nun durch einen oder durch mehrere große Tests oder durch sehr zahlreiche Zwischentests gefördert werden?
großer Abschlußtest .....   ständige Kurztests .....
2—3 Zwischentests .....   KA .....

B.3. Pufferfrage (um zu einem *anderen Themenbereich* zu kommen): Ich wende mich nun Ihrer Dissertation zu: Was hat Sie veranlaßt, gerade ein dermatologisches Thema zu wählen? (Antwort notieren): .....

B.4. Filterfrage
Haben Sie schon einmal eine programmierte Unterweisung gelesen?
Ja .....
Nein .....
KA .....
(Bei Antwort „Nein" wird der Befragte mit den nächsten Fragen, die sich auf PU beziehen, nicht konfrontiert.)

B.5. *Auswahlfrage*
Können Sie ungefähr schätzen, wieviele Ihrer Kommilitonen außerhalb der Lehrveranstaltung Kontakt mit ihren Lehrern und Tutoren haben?
0—10 % . . . . .   40—50 % . . . . .
10—20 % . . . . . über 50 % . . . . .
20—30 % . . . . . WN . . . . .
30—40 % . . . . . KA . . . . .

B.6. *Listenfrage*
In welchem Fachgebiet promovieren Sie:
Innere . . . . .
Chirurgie . . . . .
Frauen . . . . .
. . . . .
. . . . .
HNO . . . . .
KA . . . . .

C. Fragetypen: Meßeigenschaften

C.1. *Direkte Frage*
Sind Sie der Ansicht, daß man im . . . . .-Praktikum ausreichend mit dem Kranken in Kontakt kommt, oder wäre ein Bedside-Teaching besser?
Praktikum genügt . . . . .
Bedside zusätzlich . . . . .
Kommt darauf an . . . . .
KA . . . . .

C.2. *Indirekte Frage*
Sollte man einen Dozenten bitten, unstrukturierte und übermäßige Details künftig auszulassen (also nicht etwa: *Würden Sie* einen . . . .)?
Ja . . . . .
Nein . . . . .
WN . . . . .
KA . . . . .

Frageformen

A. Offene Frage

Welche Teile der propädeutischen Vorlesung sind Ihrer Ansicht nach besonders revisionsbedürftig? (Antwort notieren): . . . . .

B. Geschlossene Frage

B.1. Dichotomische Frage
Praktizieren Sie gern, oder ist es Ihnen unsympathisch, einen Kranken vor dem ganzen Hörsaal zu untersuchen?
Gern . . . . .
Ungern . . . . .
KA . . . . .

B.2. Kartenfrage (vorgegebene Karten/Symbole)
Beispiel 1: Wenn Sie das Arbeitsklima der . . . . .-Vorlesung ausgespannt sähen zwischen den Polen „bedrückt" und „leicht", wo würden Sie es auf dieser Karte einordnen? (Karten überreichen):

A	B	C	D	E

bedrückt   leicht

Beispiel 2: Iche gebe Ihnen hier eine Liste mit verschiedenen Aussagen; bitte nennen Sie die Ziffer des Satzes, dem Sie zustimmen!
(Karte überreichen):
Gutes Unterrichten
1. setzt Wissen und Erfahrung voraus.
2. setzt voraus, daß jemand habilitiert/Hochschullehrer ist.
3. setzt didaktische Kenntnisse und Übung voraus.
4. ist eher nebensächlich, da die meisten Studenten aus Büchern lernen.

Beispiel 3: In dieser Liste finden Sie 10 Eigenschaften; nennen Sie bitte die drei, die auf jeden Hochschullehrer zutreffen sollten! (Karte überreichen):
Umgänglich — kooperativ — aufgeschlossen — gebildet — kritisch — ordentlich — jugendlich — ehrgeizig — fortschrittlich — nonkonformistisch.

Fehlerquellen und Verzerrungen (nach KOLB)

a) Typ des Interviews
- weich: Interviewer verhält sich vermittelnd und kooperativ
- neutral: Interviewer verhält sich indifferent
- hart: Interviewer verhält sich aggressiv, kontrollierend

b) Interviewer
- Auftreten und Gebaren
- Formulierung der Fragen
- Vorgefaßte Einstellung zum Befragten/zum Gegenstand
- Vorgefaßte Erwartungen
- Unterschiedliche Aufzeichnungen von Daten

c) Befragter
- Unwahre Angaben
- Stimmungsschwankungen
- Raten bei vorgegebenen Antworten
- Überschätzen von Gedächtnisleistungen
- Empfindlichkeit gegenüber bestimmten Themen

Die Auswertung

Wir verweisen dazu auf Spezialliteratur, z.B. KÖNIG.

Analyse für die Dermatologie

Die Befragung kann als Forschungsinstrument Informationen aus sehr unterschiedlichen Bereichen vermitteln: sie
- erfaßt emotionale oder affektive Verhaltensweisen im Lehr- und Lernprozeß;
- schafft das für Unterrichtsforschung erforderliche Material;
- legt die Interessenstruktur der am Lehr- und Lernprozeß beteiligten Institutionen offen;
- ermöglicht (als Expertenbefragung) eine Curriculumreflexion und Revision und
- gestattet die Analyse, welche Bedeutung das Fach — die Dermatologie — in der künftigen Lebenssituation des Studierenden hat, d.h. mit welchen Qualifikationen er diese Situation wird meistern können (vgl. hierzu ROBINSON im Kapitel „Das Curriculum").

Von diesen geschilderten Möglichkeiten werden die beiden letzten — Curriculumreflexion und Zukunftsanalyse — im Rahmen dieser Arbeit nicht behandelt, genauer hingegen *die* Verfahren, die uns Auskunft geben über Motivation, soziale Verhaltensweisen, Lernprozeß usw. Wir haben für diese Aufgabe Material ausgewertet, insbesondere von BECKSMANN et al., BORNEMANN, BROCHER, HOFER, KOLB und PORTELE und formulieren im Folgenden für bestimmte Bereiche geeignete Fragen oder Fragenkomplexe; für die Befragung müssen diese „Richtfragen" entsprechend dem Forschungsziel gegliedert, detailliert dargestellt und einem geeigneten Fragentyp bzw. einer geeigneten Fragenform zugeordnet werden (s.o.) (Abkürzungen: GA = Gruppenarbeit; UV = Unterrichtsveranstaltung).

a) Befragung zur Person. Name/Kennziffer? Zahl der bis zum Physikum benötigten Semester? Zahl der klinischen Semester? Geschlecht? Alter? Berufsziel? Studienfachwechsel? Vor dem Studium berufstätig?

b) Befragung zur Motivation. Empfinden Sie diese UV als Pflicht, als gute Examensvorbereitung oder macht sie Ihnen Freude? — Würden Sie die UV auch besuchen, wenn sie nicht scheinpflichtig wäre? — Überwiegen, wenn

Sie arbeiten, Lust oder Wille? — Haben Sie ein festes Berufsziel? — Arbeiten Sie selbständig wissenschaftlich?

c) Befragung zur Transparenz. Kennen Sie das Studienziel? — Was erwarten Ihre Prüfer im dermatologischen Staatsexamen? Wie und wonach bewerten sie? — Vorschläge!

d) Befragung zum Unterricht. Form: Welche UV befürworten Sie: reine Vorlesung, Medienverbund, Vorlesung mit Kleingruppenarbeit? — Wie würden Sie die verschiedenen UV in der Dermatologie durchführen? — Was muß bei den bisherigen UV verbessert werden? — Sollen Tutoren bei der Einführung in die wissenschaftliche Arbeit helfen oder beim Nacharbeiten einer UV? — Sind Sie mit zeitlicher Aufteilung, Organisation, Teilnehmerzahl einverstanden? — Welche Vor- und Nachteile haben andere Organisationsformen? — Begrüßen Sie die Scheinpflicht? — Welche Mängel hat die praktische Ausbildung? — Was muß eine Studienberatung bieten? — Wann soll in einer UV Möglichkeit zum Fragen gegeben werden? — Wie ist Ihr Urteil über *diese* UV? — usw. — Vorschläge!

Inhalt: Was ist der Hauptzweck der Vorlesung: Erläuterung von Grundbegriffen und Zielen, straffe Repräsentation des Examenswissens, Einführung in Methoden und Hilfsmittel, Erarbeiten von Problemen und Vertiefungen, enzyklopädische Wissensvermittlung, Ausrichtung auf die künftige berufliche Situation? — Waren Sie mit Stoffauswahl, Aufgabenstellung, Reihenfolge und Art der Behandlung einverstanden? — Soll sich GA nach dem Vorlesungsstoff ausrichten, soll sie Faktenwissen oder Verständnis vermitteln? — Wie ist Ihr Urteil über diese UV? usw. — Vorschläge!

Durchführung: War der Hochschullehrer/Tutor der ihm gestellten Aufgabe gewachsen (Vorbereitung, Vorkenntnisse, Aktivität, Organisation, pädagogisches Geschick, Art der Leitung der Gruppe)? — Wurden alle gleichmäßig beteiligt? — Scheint Ihnen eine GA zu schwerfällig? — Wie ist Ihr Urteil über diese UV? usw. — Vorschläge!

Effektivität: Lernen Sie in der Vorlesung, in der GA oder beim Selbststudium (Buch) am meisten? — Haben sie von der Arbeit in *dieser* UV profitiert? — Glauben Sie, daß die UV ihr Ziel erreicht hat? — Hat diese UV Wissen und Probleme anschaulich, examensnah, berufsbezogen, zeitraubend vermittelt? — Wie ist Ihr Urteil über diese UV? usw. — Vorschläge!

Teilnahme: Wie regelmäßig haben Sie an dieser UV teilgenommen? — Wie begründen Sie Ihre regelmäßige/unregelmäßige Teilnahme? — Haben Sie sich auf die UV vorbereitet, wenn ja: wie? usw. — Vorschläge!

e) Befragung zu sozialen Verhaltensweisen. Sind die Teilnehmer dieser UV isoliert, distanziert, abgekapselt oder zugewandt, aufgeschlossen, kooperativ? — Ist das Gefüge dieser UV autoritär oder demokratisch? — Überwiegt der Monolog, der gelegentliche Dialog, der freie Dialog? — Haben Sie außerhalb der UV Kontakt mit den Lehrern/den Kommilitonen? Wie oft und wie lange? — Wie ist Ihr Urteil über diese UV? usw. — Vorschläge!

f) Befragung zu Unsicherheit, Angst und Streß. Bekamen Sie Hilfe und Unterstützung, wie Sie sie gebraucht hätten? — War das Arbeitsklima bedrückt oder leicht? — Fürchten Sie das Examen? — Wieviel Prozent der Teilnehmer wird die Tests/Prüfung nicht bestehen? — Wie ist Ihr Urteil über diese UV? usw. — Vorschläge!

g) Befragung zu den Medien. Sind die Medien zu konzis/zu langatmig? — Vermitteln die Medien den Stoff bereits beim ersten Abarbeiten ausreichend? — Wie beurteilen Sie Gliederung, Strukturierung usw.? — Wie ist Ihr Urteil über diese Hilfsmittel? — usw. Vorschläge!

h) Befragung zur Reglementierung. Haben Sie genügend Studienfreiheit oder sind Sie zu sehr eingeengt? — Halten Sie Teilnahmekontrollen für sinnvoll? — Würden Sie anstelle *einer* vorgeschriebenen Dermatologie-Vorlesung lieber zwischen mehreren gleichwertigen Alternativen wählen? usw. — Vorschläge!

i) Befragung zur Partizipation. Können Sie über den Weg, der in Vorlesung oder Prüfung eingeschlagen wird, mitentscheiden? — Können Sie Gründe angeben, weshalb Sie an UV/Prüfung inhaltlich oder organisatorisch mitentscheiden sollten? — Wie ist Ihr Urteil über diese UV? usw. — Vorschläge!

k) Befragung zu Dialog/Diskussion. Ist das Ziel der Diskussion erreicht/verfehlt? — War die Diskussion sachfremd oder sachbezogen? — Ist eine Verständigung gelungen? — Wie ist Ihr Urteil über diese UV? usw. — Vorschläge!

l) Befragung zu Test/Prüfung. Haben Test/Prüfung einen Leistungsquerschnitt ermittelt? — Wie begründen Sie Wert oder Unwert derzeitiger Tests/Prüfungen? — Wie bereiten Sie sich vor? — Wie schätzen Sie Ihren Erfolg ein? — Wie beurteilen Sie die ..... Prüfungssysteme? — Wie ist Ihr Urteil über diese Prüfung? usw. — Vorschläge!

13.2.3. Der lernzielorientierte Test

Wir haben den Test bereits im Kapitel „Test und Prüfung" ausführlich dargestellt. Man bedient sich seiner als Forschungsverfahren insbesondere, wenn man die *Effektivität* eines *Unterrichts* oder eines *Curriculums* prüfen will. Indes sagt auch er nichts absolut Gültiges aus, da seinem Einsatz Grenzen gesteckt sind:

- Beschränkt man die Untersuchung auf ganz wenige, besser kontrollierbare Variablen, so gewinnt man bestenfalls einen Mikro-Aspekt.

- Wählt man dagegen den Laborversuch — wenige Teilnehmer, überschaubare Bedingungen —, so kann man zwar eine weitaus größere Zahl an Variablen wirkungsvoll kontrollieren; überträgt man die Aussage jedoch in das soziale Feld, so verliert sie an Gültigkeit und Zuverlässigkeit.

Die Effektivitätskontrolle des Unterrichts

Will man die Lernwirksamkeit bestimmter Unterrichtsformen und Unterrichtsverfahren prüfen, so bietet sich nach SCHMALOHR besonders die Experimentierungsgruppe an, deren Endverhalten gegenübergestellt wird dem Endverhalten einer zufriedenstellenden Kontrollgruppe. Das Endverhalten beider Gruppen wird durch identische *Tests* ermittelt. Darüber hinaus kann man durch *Unterrichtsbeobachtung* Variablen wie Lernverhalten, Verhaltensaustausch innerhalb der Gruppe usw. erfassen. Bestimmte Bedingungen müssen erfüllt sein (z. T. nach SCHMALOHR):

a) Der „Lehrerfaktor" muß konstant sein; d. h.: ein und derselbe Lehrer muß sowohl die Experimentierungsgruppe wie die Kontrollgruppe unterrichten.

b) Alle Variablen, die die Ergebnisse beeinflussen können, müssen entweder konstant gehalten oder entsprechend berücksichtigt werden (Beobachter, Prüfungen, Raum, zeitlicher Ablauf usw.).

c) Alle gefühlsmäßigen Reaktionen des Lerners gegenüber einem der Unterrichtsverfahren müssen entweder von vornherein ausgeschlossen oder entsprechend berücksichtigt werden: sie können den Lernprozeß bahnen oder hemmen (HAWTHORNE-Effekt: neue Methoden werden entweder begeistert aufgenommen oder abgelehnt).

Die Effektivitätskontrolle des Curriculums

Wir haben schon darauf hingewiesen, daß Curriculumforschung und Curriculumrevision ständig sich wiederholende „iterative" Prozesse sind. In welchen Schritten dabei die Effektivität von Curricula geprüft wird, beschreibt GAGNE:

a) Man unterteilt das Curriculum in Wissenseinheiten (WE) und unterscheidet dabei zuerst vermittelte, „niedere" Wissenseinheiten (NWE) und später vermittelte, „höhere" Wissenseinheiten (HWE).

b) Man testet nicht die Effektivität, sondern die Abhängigkeit der WE voneinander.

c) Die Effektivität wird in zwei Testphasen geprüft:
Testphase 1: Wieviel Prozent der Lerner beherrschen eine bestimmte Zahl von WE?
Testphase 2: Werden die NWE oder die HWE besser beherrscht?

d) Evaluierung:

NWE > HWE: Die Einheiten des Curriculums sind wahrscheinlich richtig angeordnet.

NWE < HWE: Die Einheiten des Curriculums sind wahrscheinlich nicht richtig angeordnet.

Unterscheiden sich die Leistungen der Lerner sehr erheblich, müssen zusätzliche Einheiten eingefügt werden.

14. Die Ausbildung des Lehrers

14.1. Die Ausgangssituation

Ein schlechter, ungeschickter Hochschullehrer konnte früher stets auf Verständnis hoffen, wenn er nur ein erfolgreicher Forscher war; diese Ansicht gilt auch noch heute vielfach (SCHMALOHR). Das bedeutet — da es eine planvolle Vorbereitung auf die Lehrfunktionen noch nicht gibt —, daß alles didaktische Geschick primär auf „Erfahrung" beruht. Wer indes Erfahrungen sammelt, ist lediglich durch die Summe seiner Unterrichtsveranstaltungen zum Unterrichten konditioniert worden; da er aber in diese Unterrichtsveranstaltungen stets seine eigenen Vorstellungen und Variablen einbrachte, konnte er auch nur für seinen eigenen (guten oder schlechten) Lehrstil konditioniert werden. Der solcherart zweifelhafte Wert von Erfahrungen wird durch ungeklärte Fragen weiter gemindert: bestimmen allein die Dauer der Lehrtätigkeit oder zusätzliche Faktoren „Erfahrung"? Gibt es bleibende Erfahrungen, oder müssen sie stets neu reflektiert werden? Gibt es neben Selbst-Erfahrungen auch kommunizierbare Erfahrungen?

Zu diesen Einschränkungen gesellt sich das mangelhafte Rollenbewußtsein vieler Hochschullehrer: man engagiert und interessiert sich für Forschungsaufgaben weit mehr als für Lehraufgaben. Der Hochschul„lehrer", sich als Hochschul„gelehrten" verstehend, sieht in den lästigen Lehrverpflichtungen den Preis, den er notgedrungen entrichten muß; durch seine wissenschaftlichen Leistungen indes sichert er seine Existenz und sein Fortkommen an der Hochschule.

14.2. Zieldefinition

Die Problematik macht deutlich, daß im Grunde eine *Ausbildung* zum Hochschullehrer nicht genügt, sondern daß vielmehr an ihre Stelle eine *Erziehung* zum Hochschullehrer treten muß; und weiter: daß diese Erziehung letztlich voraussetzt, den Hochschullehrer für seine Aufgabe intrinsisch zu motivieren.

Intrinsische Motivation läßt sich indes nur anregen, wenn man zugleich die Ziele offenlegt, denen sich der zu Motivierende zuwenden soll. Man muß ihm daher *Hochschullehre* — losgelöst von ihren Inhalten — definieren als

> Sozialpädagogische, z.T. sogar sozialtherapeutische Arbeit auf den Grundlagen der Didaktik, der Psychologie und der Soziologie

Ist es nun in einem *ersten Schritt* gelungen, den künftigen Hochschullehrer für eine Beschäftigung mit diesen Gebieten zu motivieren, so muß man ihm in einem *zweiten Schritt* ermöglichen, entsprechende Kenntnisse zu erwerben. „Ermöglichen" bedeutet: Es müssen Seminare, Skripten, Programme, Workshops, Literatur, Beratung u. ä. in hinreichender Menge verfügbar sein; denn es ist nicht zumutbar, von ihm auch das Heraussuchen geeignetem Materials zu verlangen.

Hat er sich das erforderliche didaktische Wissen angeeignet und beherrscht er das für sein Fach spezifische organisierte und kommunizierbare Sach-Wissen, so kann er (erst jetzt!) in einem *dritten Schritt* mit dem Unterricht beginnen. Diese Unterrichtsphase ist zugleich Phase der permanenten Reflexion: sie kann nur fruchtbar sein, wenn sie parallel zum „Tun", parallel zum Lehren geschieht. In dieser Phase muß der Lehrer täglich neu, auf den problembewußt erarbeiteten didaktischen Konzepten fußend, die für den Einzelfall brauchbare Lösung ableiten: die gewonnene Einsicht stimuliert ihn zu neuem (revidiertem) Tun.

Seitdem (seit erst wenigen Jahren) offenkundig ist, daß die Hochschul-„lehrer"-Ausbildung der Verbesserung bedarf, mehren sich auch die Zweifel an der „Hochschullehrer-Eignungsprüfung", der Habilitation (bisher rein wissenschaftlicher Qualifikationsnachweis); zunehmend fordern die Didaktiker (z.B. SADER), daß zur Habilitation zumindest die Anfangsgründe der Lehrbefähigung vorauszusetzen seien, und daß der Kandidat neben dem öffentlichen Vortrag auch eine Doppelstunde Arbeitsgemeinschaft, Seminar o. ä. mit nicht mehr als 30 Teilnehmern durchführen solle.

14.3. Wann ist ein Lehrer geeignet?

Eignung setzt zunächst, wie oben dargestellt, Motivation, didaktisches Wissen und kommunizierbares Sachwissen voraus. Neben dieser *obligaten* Eignung sind weitere Eigenschaften wünschenswert, die — *nicht obligat* — das Unterrichten begünstigen (z.T. nach ECKSTEIN; FEEST und KAPUSTE): der Lehrer sollte aktiv, initiativ, improvisativ, extrovertiert, innovations- und kommunikationsfreudig sein. Natürlich werden sich diese Eigenschaften erst in längerer Zeit ausbilden lassen; denn wer in einem rezeptiven Schul- oder Hochschulsystem erzogen wurde, wird nicht über Nacht entscheidungsfreudig, phantasievoll und selbständig. — Wie aus dem Gesagten erhellt, ist weiterhin die Habilitation für die reine Lehrtätigkeit nicht Voraussetzung.

14.4. Wie bildet man den Lehrer aus?

14.4.1. Der Beginn der Ausbildung

Die Ausbildung zum Lehrer und das Unterrichten selbst sollten so früh wie möglich einsetzen. Dabei muß der junge Lehrer nicht etwa notwendig Assistent sein oder gar schon vor seinem Eintritt in die Hochschullehrerlaufbahn stehen: zahlreiche Beispiele beweisen, daß selbst studentische Tutoren mit zum Teil großem Erfolg mitunterrichten (BERENDT; BORNEMANN; ECKSTEIN). In der Medizin liegt der Schwerpunkt in Deutschland noch auf den vorklinischen Fächern; in den USA hingegen betraut man post-graduate-students bereits seit Jahrzehnten mit ersten Lehraufgaben. Die *Vorteile* dieses Vorgehens liegen auf der Hand: je früher jemand den Studenten im Unterricht — d. h. so gut wie immer in der Kleingruppe — gegenübertritt,
- desto geringer ist die altersbedingte Kluft zwischen ihm und der Gruppe;
- desto geringer ist die Gefahr, daß Rollenschwierigkeiten entstehen;
- desto eher wird er — selbst noch ein Lerner — für Lernschwierigkeiten und ihre Überbrückung Verständnis zeigen.

Natürlich hat auch dieses System seine *Nachteile:*
- Das Sach-Wissen eines jungen Lehrers ist beschränkt.
- Der Einsatz in der Lehre kann die Assistentenzeit verlängern.
- Ein unsicherer Tutor wechselt bei einer „starken" Gruppe vom demokratischen zum autoritären Unterrichtsstil usw.

14.4.2. Die theoretische Ausbildung

Der Ausbildungsrahmen

Zunächst sind die Ziele, die wir eben bei der „Zieldefinition" umrissen haben, operational zu beschreiben. Sodann ist (wie bei jedem Unterricht) ein Plan zu entwickeln, mit welcher Unterrichtsform, mit welchen Medien und in welcher Sequenzierung diese Ziele am besten erreicht werden.

Es wird sich spätestens in dieser Phase zeigen, daß Ausbildungsveranstaltungen wie Vortragsreihen, Referate, Selbststudium u.ä. zum Scheitern verurteilt sind: Wie in der herkömmlichen Vorlesung verlangen sie kein

Endverhalten, keine Eigenaktivität; operationale Lernziele lassen sich also nicht verwirklichen. Wesentlich geeigneter sind „Workshops", also Kleingruppen, in denen ein möglichst großer Teil der Probleme in gemeinsamem Bemühen erarbeitet wird. Ein Feedback an die Teilnehmer findet statt
- unmittelbar während der Gruppenarbeit durch Gespräch, Diskussion, Korrektur usw.;
- durch Verständnis- und Behaltenstest bei schwierigeren Problemen;
- durch das gute/schlechte Ergebnis einer eigenen Arbeit (Definition einer Gruppe von Lernzielen, Konstruktion einer Programmsequenz);
- durch die Erfolge/Mißerfolge bei praktischen Lehr„übungen" mit Studenten (s. weiter unten).

Derartige Workshops können anfangs von kurzer Dauer sein — Wochenendseminar oder Kurse von wenigen Wochenstunden —: es kommt zunächst nicht darauf an, perfekte Lehrer auszubilden, sondern die bereits Unterrichtenden auf eine vertretbare Ausgangsbasis zu bringen: „... damit hätten die Tutoren immer noch mehr pädagogische Ausbildung als die Mehrzahl ihrer Ordinarien" (ECKSTEIN).

Die Ausbildungsinhalte

Die Lehrerausbildung muß neben Kenntnissen auf dem Gebiet der Psychologie und Soziologie insbesondere didaktisches Wissen vermitteln; wir haben alles dazu erforderliche Material in dieser Arbeit zusammengetragen. Die Ausbildung soll weiterhin jene Erkenntnisse sowie „Taktiken" vermitteln, die sich in Unterrichtsexperimenten als besonders lernwirksam erwiesen haben. Wir beschränken uns auf die wesentlichsten Zielgebiete: Überzeugungskraft und optimale Informationsübermittlung (z.T. nach SCHMALOHR):

Die *Überzeugungskraft* eines Lehrers kann, wie HOVLAND 1953 nachwies, Folge seiner Beliebtheit sein. Dieser sehr subjektive Effekt wird durch Experimente von BONGART und KRAMP bestärkt, die Kommilitonen als Fachexperten für Vorträge ankündigten und nachwiesen, daß die Zuhörer sie voll akzeptierten; HOVLAND bestätigt diese Angaben durch eigene Experimente. Es hängt also die Glaubwürdigkeit eines Lehrers von dem sehr subjektiven Urteil ab, mit dem ihm die Lerner ein größeres oder geringeres Wissen zuschreiben. Damit schwankt offensichtlich die Bereitschaft der Lerner, den Darlegungen des Lehrers zu folgen: die Wirksamkeit ein und derselben Unterrichtsveranstaltung variiert.

Die *optimale Informationsübermittlung*, objektivierbar in Verständnis- und Retentionstests, gelingt *dem* Lehrer, den die Lerner als möglichst neutrale Quelle des Wissens und als tatsachenorientiert betrachten (HOVLAND).

Extrinsische Motivation (Drohung, Lockung, selbst brillante Rhetorik) erzielen diese Effekte nicht. Sie verringern sich jedoch, wenn der Lehrer es

versäumt, verschiedene Standpunkte zu erörtern und einen vielseitigen Beweis zu führen. Die Darstellung verschiedener Ansichten und Standpunkte ist um so effektiver,
- je intelligenter die Lerner;
- je wahrscheinlicher, daß die Aspekte bisher nicht bekannt sind;
- je wahrscheinlicher, daß die Lerner außerhalb der Vorlesung gegenteilige Argumente kennenlernen konnten (SCHMALOHR).

14.4.3. Die praktische Ausbildung

Die Ausbildung an den Medien

In steigendem Maße übernehmen — besonders technische — Medien im Unterricht objektivierte Lehraufgaben. Der Lehrer, der sie einsetzen soll, muß nicht nur ihre technischen Möglichkeiten und Grenzen kennenlernen, sondern auch die ihnen eigentümlichen Formen der Informationsübertragung („Programm"): eine differenzierte Handhabung dieses vielseitigen didaktischen Instrumentariums ist ohne eine entsprechende didaktische Qualifikation der Lehrerschaft kaum möglich.

Der Lehrer muß daher die „gängigen" Medien selbständig für die verschiedensten Lernziele einsetzen können, darüber hinaus jedoch auch grundsätzlich Programmierungstechniken kennen und in der Lage sein, zumindest eine „Lernstraße", aus einzelnen Lernzielen zusammengesetzt, für *seine* Unterrichtsveranstaltung zu programmieren. Eine exakte Ausbildung im Programmieren hingegen ist nur dann effektiv, wenn der Lehrer selbst Programme schreiben will *und* seine Klinik/Institut alle Möglichkeiten zur Evaluierung besitzt.

Micro-Teaching

In diesem „Lehrexperiment" wird die Unterrichtssituation vereinfacht; das Forschungsverfahren (s. dort) zur Optimierung der Lehre ist die Unterrichtsbeobachtung (im Folgenden nach ZIFREUND):

Der Lehrer unterrichtet eine nur kleine Gruppe (5—20 Lerner). Bild und Ton werden aufgenommen (Video-Recorder) und anschließend vor Kollegen abgespielt und diskutiert. Danach unterrichtet der Lehrer in einem zweiten Trainingsversuch eine andere Schülergruppe; das Stoffgebiet ist das gleiche.

Der Vorteil dieses Verfahrens liegt darin, daß der Lehrer elementare Verhaltenssicherheit in zahlreichen „technical skills" erwirbt; besonders erlernt er die Technik, ohne verbale Informationsüberflutung, also nicht-monologisch zu unterrichten.

Variationen:
a) Der Lehrer wertet die Aufzeichnungen allein aus, ohne sich vor Dritten rechtfertigen zu müssen.
b) Das Lehrexperiment wird ohne Direktbeobachtung aufgezeichnet.
c) Die Lerner sind (gut bekannte) Kollegen.

Der Unterricht in der Gruppe

Im Gruppenunterricht, allein auf sich gestellt, übt und verbessert der Lehrer durch den ständigen Feedback seine bis hierher erworbene Fertigkeiten (näheres s. im Kapitel „Unterrichtsformen"). Erst wenn er alle Möglichkeiten dieser Lehrform wiederholt hat durchspielen können, sollte man ihm größere Unterrichtsveranstaltungen zugestehen.

Die Wahrung der Individualität

Während die theoretischen Kenntnisse ein elementares, unabänderliches Rüstzeug für den Lehrer bedeuten, stellen Unterrichtsformen und praktische Verfahren lediglich eine Summe von auswechselbaren Variablen dar. In den Lehrern, die ja alle ihre spezifischen, individuellen Fähigkeiten und Persönlichkeitsmerkmale besitzen, treten diese Variablen mit weiteren Variablen in Interaktion.

Diese Individualität des Lehrers verbietet nun aber, den Gebrauch von Lehrverfahren oder Hilfsmitteln in irgendeiner Weise zu reglementieren:

Der hervorragende Sprecher wird zum Vortrag tendieren, der geschickte Taktiker zur Diskussion; der eine (WAKEL) ist bei weniger Begabten erfolgreich, ein anderer bei Begabten usw. Jeder Lehrer muß sich in dem Lehrstil verwirklichen können, der seiner Natur gemäß ist, und sollte sich einem pauschal und absolut festgelegten Lehrvorhaben widersetzen.

14.4.4. Kommunikation, Kooperation und Koordination

Alle Unterrichtsformen, die die herkömmliche Vorlesung auflockern oder neu strukturieren, erfordern zusätzlich Hochschullehrer oder Tutoren. Wenn jedoch diese Gesamtheit der Lehrer sich nicht in ständiger schöpferischer Wechselbeziehung als Gruppe empfindet, besteht die Gefahr, daß Interessen und Strebungen auseinanderlaufen und das angestrebte Ziel nicht erreicht wird.

Dieser Gefahr kann man nur durch ständige *Kolloquien* begegnen, an denen *alle Lehrpersonen* teilnehmen; die Kolloquien sollten Interessierten, also künftigen Tutoren offenstehen (BERENDT). Ihr *Ziel* ist, keinen Lehrer sich selbst zu überlassen, sondern anzuregen, anzuleiten, zu beraten, Erfahrungsaustausch zu ermöglichen usw. Auf fest umrissene Programme sollte man verzichten und statt dessen versuchen, die Inhalte selbst zu bestimmen.

BERENDT schlägt folgende Lösung vor: Vor Beginn des neuen Semesters werden die neuen Tutoren ausgebildet (s. oben), danach setzen die Kolloquien *regelmäßig* und *periodisch* (etwa 14tägig) ein. Die Organisation des Unterrichtsbetriebes sollte dabei nicht die übergeordnete Rolle spielen; vielmehr sollten bestimmte didaktische Rahmenthemen von einzelnen Lehrern vorbereitet und anschließend in einer Gruppendiskussion erarbeitet werden.
— Wir halten Themen folgender Inhalte für geeignet (Beispiel):

- Welche Vorlesungsphasen können Tutoren übernehmen, um den Hochschullehrer zu entlasten?
- Wie kann man die kleine Gruppe zu Aktivität anregen?
- Welche akuten Gruppenschwierigkeiten können entstehen? Wie begegnet man ihnen?
- Wie kann man die ..... Arbeit noch mehr motivieren?
- Wie kann man Problemlösen, Kreativität usw. schulen?
- Kann man eigenen Unterricht selbst kontrollieren?

Um diese Interaktion und Weiterbildung der Hochschullehrer und Tutoren zu koordinieren und didaktisch zu optimieren, um damit die Vorbereitung, Durchführung und Auswertung von Unterricht zu rationalisieren und um schließlich durch ständige Zusammenarbeit mit übergeordneten didaktischen Institutionen das Wissen auf dem neuesten Stand zu halten und mit anderen Kliniken zusammenzuarbeiten, ist es unumgänglich, daß jede Klinik/Institut einen Mitarbeiter hauptamtlich als *Didaktiker* mit der Wahrung dieser Aufgaben betraut (ECKSTEIN). Wir werden bei der „Institutionalisierung" noch näher auf seine Person eingehen.

14.5. Analyse für die Dermatologie

Wie für jeden anderen Unterricht ist zunächst das *Ausbildungsziel* umfassend zu beschreiben:

Der Lehrer soll in der Lage sein,
- für eine bestimmte Lehrveranstaltung Lernziele zu beschreiben,
- mit ihrer Hilfe Unterricht zu planen und zu entwickeln,
- den Unterricht in verschiedenen Kommunikationsformen und mit unterschiedlichen Hilfsmitteln durchzuführen und
- den Lernerfolg mit geeigneten Test- und Prüfungsverfahren zu kontrollieren.

Sodann ist dieses Endziel — wie in dem Kapitel „Lernziel" erläutert — in die einzelnen Groblernziele zu zergliedern:

Der Lehrer kann
1. Den Begriff „Motivation" und seine Bedeutung fürs Lernen erläutern.
2. Das Wesen der Lerntheorien von SKINNER, GUTHRIE, THORNDIKE und CROWDER benennen.
3. Angeben, in welcher Weise er das Lernverhalten und den Lernerfolg positiv oder negativ steuern kann.
4. Wesentliche Wechselbeziehungen innerhalb einer Gruppe erläutern.
5. Lernziele operational beschreiben.
6. Einfache und komplexe Programme mit ihren Verzweigungsmöglichkeiten im Prinzip darstellen.
7. Die in seiner Klinik oder seinem Institut vorhandenen Medien optimal einsetzen.
8. Die verschiedenen Unterrichtsformen mit ihren Vor- und Nachteilen beschreiben.

Der Lehrer kann auf diese Basis
9. Unterricht planen und entwickeln.
10. Den Lernerfolg mit geeigneten Test- und Prüfungsverfahren kontrollieren.

Dieses Lehr„programm" läßt sich gliedern in vier Unterprogramme:
(UP1) : 1–3   (Psychologie)
(UP2) : 4   (Soziologie)
(UP3) : 5–8   (Unterrichtstechnologie: „Didaktik" i.e.S.)
(UP4) : 9–10   (Praxis)

Die Unterprogramme 1, 2 und 3 stehen inhaltlich miteinander in Beziehung (- - - - - - -) und bedingen miteinander das Unterprogramm 4 (⟶) (Abb. 56).

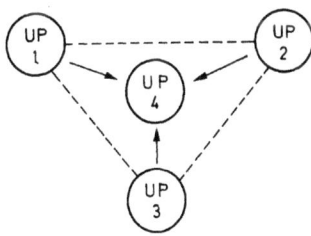

Abb. 56. Unterprogramme

Die inneren Beziehungen veranschaulicht deutlicher das Flußdiagramm, die „Lernstraßenkarte" (Abb. 57).

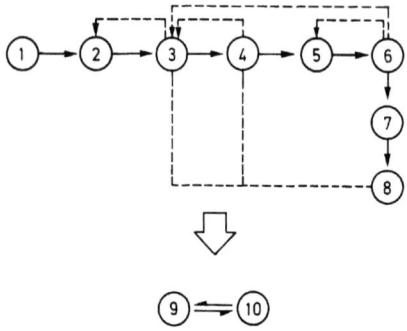

Abb. 57. Flußdiagramm („Lernstraßenkarte")

Die Ausbildung des Hochschullehrers und Tutors ist also, wie man sieht, recht komplex. Sie ist viel zu komplex für ein Selbststudium; sie ist aber auch zu komplex, als daß sie der eine oder der andere Hochschullehrer im Wechsel und periodisch übernehmen könnte. Es ist daher zu fordern, daß in jeder Hautklinik ein geschulter Didaktiker die Ausbildung und Weiterbildung des Lehrkörpers übernimmt. Er sollte bei allen die Lehre betreffenden Fragen hinzugezogen und gehört werden und überdies die didaktischen Kolloquien von Hochschullehrern und Tutoren leiten; er sollte allerdings, um die Lehre nicht zu reglementieren, nicht weisungsbefugt sein, sondern lediglich beraten.

Die Ausbildung wäre indes unvollkommen, wenn sie auf didaktische Inhalte beschränkt bliebe: der Lehrkörper besteht ja nicht aus hauptamtlichen Didaktikern, sondern aus Klinikern und Theoretikern mit ihren Spezialgebieten. Damit sie sich in diesen Gebieten verwirklichen können, müssen sie die Fertigkeit des Problemerkennens und des Problemlösens, des Abstrahierens, der Analyse und Synthese in berufsadäquaten Situationen üben (wobei sie die gewonnenen Fertigkeiten wiederum im Unterricht nutzbringend auf die Lerner übertragen können). Ein solches Üben gelingt nur in zwangloser Interaktion innerhalb einer Gruppe. Daher muß man den Hochschullehrern und sämtlichen Assistenten die Möglichkeit geben, ständig miteinander zu kommunizieren und zu kooperieren, wobei alle Teilnehmer *gleichmäßig* mit Referaten, Stellungnahmen und in der freien Diskussion zu beteiligen sind.

Es bieten sich an:
- Histologische Demonstrationen (Schwierigkeit des Präparates dem Ausbildungsstand des einzelnen angemessen). Leitung: Histologe.
- Wöchentliche Literaturbesprechungen (Kurzreferate, 2—5 Minuten Dauer, Auswahl durch Fachexperten). Leitung: Direktor.
- Periodische — etwa monatliche — Kolloquien über Spezialthemen (Allergologie, Andrologie, Phlebologie usw.). Leitung: Fachexperte.

usw.

Im übrigen sollte man darauf dringen, daß alle Assistenten, die sich an einer Universitäts-Hautklinik zum Facharzt für Dermatologie weiterbilden, in irgendeiner Weise an der Lehre beteiligt werden; wenn auch nicht unmittelbar unterrichtend, so doch in der Studienberatung, in der Gruppenarbeit usw. helfend und unterstützend. Nur so kann die Verbindung zwischen Universität und Student allmählich enger geknüpft werden.

15. Die Institutionalisierung der medizinischen Didaktik

15.1. Begriffsbestimmung

Wenn man das spezifische Verhalten bestimmter Individuen zu bestimmten Phänomenen durch Regeln festlegt, dann „institutionalisiert" man dieses Verhalten. Die so geschaffene Institution soll hauptsächlich
- die bestehenden Absichten und Strebungen lenken, straffen und begrenzen, d. h. sich selbst definieren;
- durch die Konzentration Vieler auf ein gemeinsames Ziel das Erreichen dieses Zieles fördern;
- durch ihre Dauerhaftigkeit sich von Zufällen und Umständen unabhängig machen.

Indes ist damit das Wesen einer institutionalisierten medizinischen Didaktik nur sehr allgemein umrissen. Versuchen wir daher, ihre Ziele zu beschreiben (dabei sei unter „Information" verstanden der Wesensgehalt von Publikationen, Forschungsergebnissen, Verordnungen, Richtlinien, Entwicklungen usw.). Sie soll
1. alle relevanten didaktischen Informationen einheitlich erfassen, taxonomieren und jederzeit abrufbar zur Verfügung halten;
2. ermöglichen, daß alle Glieder einer Fachdisziplin (hier: alle Hautkliniken) die für sie spezifischen Informationen nach identischen Merkmalsmustern erhalten und untereinander austauschen; sie soll also den Informationsgehalt und Informationsfluß koordinieren und damit ökonomisch gestalten;
3. auf dem Boden dieser fachspezifischen Information die Produktion und Übermittlung neuer Informationen, also Analysen, Forschungen, Entwicklungen usw., ermöglichen.

Die Vermutung, daß wir hier ein komplexes kybernetisches System beschreiben, liegt auf der Hand. In der Tat lassen sich die drei Ziele = Phasen vereinfacht ausdrücken:
1) Informations(Daten)-*Erfassung* und Taxonomierung
2) Informations(Daten)-Verarbeitung;
   hier: *Koordination* nach Merkmalsmustern;
3) Informations(Daten)-Verarbeitung;
   hier: *Produktion* und Übermittlung von Informationen.

Der in der dritten Phase gewonnene Informationszuwachs wird nun stetig in der ersten Phase neu erfaßt; damit läßt sich das System vereinfacht darstellen (Abb. 58).

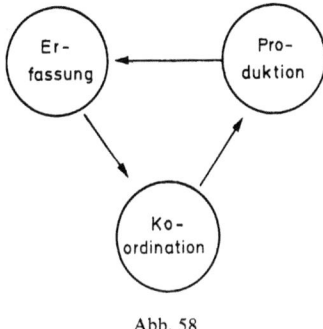

Abb. 58

Wir werden im Folgenden zunächst die Gründe für eine Institutionalisierung angeben und danach die drei obengenannten Phasen erläutern.

15.2. Warum Institutionalisierung?

Während in allen Produktionssystemen selbstverständlich und selbsterhaltend ist, die Kräfte zu organisieren und zu konzentrieren, ist dies in den Ausbildungssystemen — Volksschule, höhere und Hochschule — weitgehend unbekannt oder ungeubt. Mit unendlichem Zeitaufwand vollzieht man — mehr oder weniger isoliert — alle erforderlichen Arbeitsschritte immer wieder neu, als lägen nirgendwo bereits Ergebnisse vor, auf die man sich stützen könnte. Dadurch gerät die Etablierung der medizinischen Didaktik immer mehr bedenklich in Verzug, so daß zu befürchten ist, daß wir den Anschluß an die immer schnellere wissenschaftliche Entwicklung verlieren werden.

Damit nun die veraltete und unreflektierte Lehre rechtzeitig den heutigen Bedürfnissen angepaßt wird, bedarf sie eines organisierenden und koordinierenden Managements, benötigt Geld vom Bund, Ländern und Stiftungen sowie einen ausreichenden Stamm im In- oder Ausland geschulter Didaktiker. Zeitraubender Perfektionismus ist verderblich! Bei einer hinreichend flexiblen Planung kann man Konzeptionen, die sich als unzweckmäßig erweisen, jederzeit korrigieren oder eliminieren.

15.3. Zielbeschreibungen für die Institutionalisierung

15.3.1. Die Informationserfassung und Taxonomierung

Die wesentlichen Quellen für die Informationen lassen sich übersichtlich in einem Diagramm darstellen (Abb. 59).
Analyse für die Dermatologie. Das Informationsmaterial ist zu umfangreich, als daß es jede Hautklinik für sich bewältigen könnte, geschweige denn der einzelne Hochschullehrer. Es ist daher für den Bereich der BRD

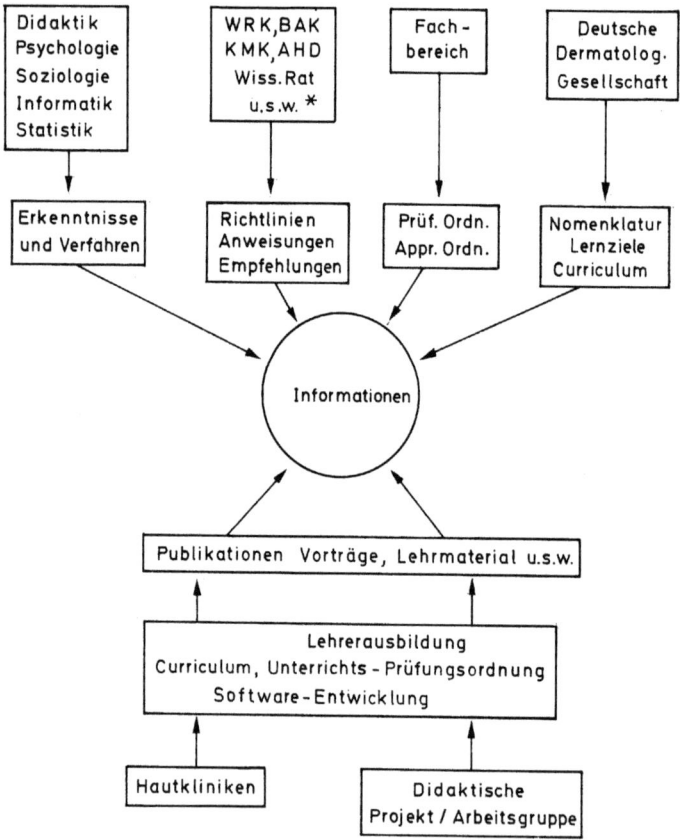

Abb. 59. Diagramm. *Die Abkürzungen werden im Anschluß erläutert (15.3.2.)

eine Hautklinik damit zu beauftragen, eine *didaktische Zentralstelle* einzurichten. Sie hat die Aufgabe,
- enge Zusammenarbeit zu pflegen mit allen über- und nebengeordneten didaktischen Institutionen des Bundesgebietes,
- didaktisches Informationsmaterial aller Art zu erfassen,
- didaktisches Lehrmaterial wie objektivierte Unterrichtsteile und Testserien zu archivieren und (ggf. vervielfältigt) auf Abruf bereit zu halten und
- die Deutsche Dermatologische Gesellschaft (DDG) in didaktischen Fragen zu informieren und zu beraten.

Weiterhin ist in jeder Hautklinik ein *Didaktiker* auszubilden oder (besser) eine *lokale Arbeitsgruppe* zu schaffen mit der Aufgabe,
- didaktisches Informationsmaterial für den praktischen und augenblicklichen Bedarf zu erfassen und
- eigenes didaktisches Lehrmaterial zu archivieren.

Wesentlich bedeutsamer als diese Funktion lediglich der Erfassung ist

15.3.2. Die Koordination

Versucht man sich einen Überblick zu verschaffen über Institutionen, die sich mit Lehrfragen befassen, so erstaunt man über ihre große Zahl, mehr jedoch noch darüber, wie wenig sie koordiniert sind und zusammenarbeiten. Der eingangs geklagte mangelnde Informationsaustausch findet hier seinen deutlichen Ausdruck. Wir haben die wesentlichen Institutionen zusammengestellt, um dem Interessierten eine Orientierungshilfe zu geben (Tabelle 19).

Ein Blick in die Publikationsmittel zeigt eine ähnliche Vielfalt; hier wird die Vielfalt jedoch für den einzelnen verderblich, denn er läuft Gefahr, daß ihm wesentliche Informationen entgehen, wenn er nicht alle Zeitschriften kennt oder hält (Tabelle 20).

Um einer derartigen Entwicklung zu wehren oder um bereits bestehende Mißstände zu bessern, ist es notwendig, daß Informationsaustausch allgemein und einheitlich erfolgt, daß also koordiniert wird. Eine derartige Koordination ermöglicht raschen Zugriff zur Information und optimalen Kräfteeinsatz bei Forschungen und Entwicklungen; sie verhindert unökonomische Parallelentwicklungen und Redundanzen.

Analyse für die Dermatologie

A. Die didaktische Zentralstelle

Die Zentralstelle
- erwirkt, daß *eine* dermatologische Fachzeitschrift zusätzlich zu ihren bisherigen Aufgaben die Information und Koordination auf dem Gebiet der

Tabelle 19

Arbeitsgemeinschaft für Hochschuldidaktik (AHD), Hamburg
Arbeitsgruppe Didaktik der Medizin, Hannover
Arbeitsgruppe didaktische Forschung (ADF) an der Universität Ulm
Arbeitskreis zur Förderung und Pflege wissenschaftlicher Methoden des Lehrens und
    Lernens, Heidelberg
Bundesministerium für Bildung und Wissenschaft, Bonn
Deutsche Forschungsgemeinschaft (DFG)
Deutsches Institut für Fernstudien (DIFF) der Universität Tübingen
Deutsches Institut für internationale pädagogische Forschung, Frankfurt
Forschungsgruppe Hochschulkapazität der Universität Mannheim
Forschungs- und Entwicklungsabteilung für objektivierte Lehr- und Lernverfahren
    (FEoLL), Paderborn
Forschungs- und Organisationsstelle für Unterrichtsplanung der Universität Ulm
Hochschuldidaktischer Ausschuß der Bundesassistentenkonferenz (BAK)
Hochschul-Informations-System (HIS) GmbH, Hannover
Institut für Ausbildungsforschung (IFA), München
Institut für wissenschaftliche Lehrmethoden, München
Koordinationsstelle für EDV-Anwendungen im Bildungswesen, Stuttgart
Kultusministerkonferenz (KMK)
Pädagogisches Zentrum, Berlin
Schulrechenzentrum der IBM Deutschland, Stuttgart
Stiftung Volkswagenwerk, Wolfsburg
Westdeutsche Rektorenkonferenz (WRK)
Zentralstelle für programmierten Unterricht, Augsburg
Zentrum für neue Lehrverfahren der Universität Tübingen

Tabelle 20

---

aula (Fachzeitschrift für Arbeitsmittel, Unterrichtshilfen, Lehrmittel,
    Ausstattungen)
Blickpunkt Hochschuldidaktik
Didacta Medica
Die Deutsche Schule
Hochschuldidaktische Materialien
Konstanzer Blätter für Hochschulfragen
Neue Unterrichtspraxis
Pädagogische Arbeitsblätter
Pädagogische Beiträge
Pädagogische Rundschau
pl (programmiertes lernen und programmierter unterricht)
Schul–Management
Zeitschrift für erziehungswissenschaftliche Forschung
Zeitschrift für experimentelle und angewandte Psychologie

Didaktik wahrnimmt; diese Aufgabe entfällt, sobald *ein* entsprechendes Publikationsorgan für die gesamte medizinische Didaktik geschaffen wird;
- versorgt die Hautkliniken ausreichend und unaufgefordert mit didaktischem Informationsmaterial;
- koordiniert die Lehrerausbildung in den Hautkliniken;
- koordiniert Test und Prüfung;
- koordiniert Planung, Entwicklung und Erprobung sowie Archivierung, Vervielfältigung und Austausch objektivierter Unterrichtsteile und
- koordiniert aufwendige Forschungs- und Entwicklungsvorhaben.

B. Die lokale Arbeitsgruppe

Der Didaktiker oder die Arbeitsgruppe
- informiert den Lehrkörper, insbesondere die Hochschullehrer, periodisch über neue Erfahrungen, Entwicklungen usw. und
- koordiniert die Ausbildungsvorhaben an seiner Klinik gemäß den Anweisungen der Kliniksleitung.

15.3.3. Die Produktion und Übermittlung von Informationen

Informationserfassung, Taxonomierung und Koordination, die wir eben darstellten, bewirken beim Rezipienten lediglich kenntniszeigendes oder verständniszeigendes Verhalten. Diese Verhaltensformen gehören noch zu den niederen Ebenen der Bloomschen Taxonomie; erst wenn Informationen neugeschaffen werden sollen, werden die höheren Bereiche gefordert, also Anwendung, Analyse, Synthese und schließlich Bewertung. Damit wird diese dritte Phase zur entscheidenden, schöpferischen, denn sie allein ermöglicht Fortentwicklung.

Analyse für die Dermatologie

A. Die didaktische Zentralstelle

Die Zentralstelle
- übernimmt die Weiterbildung in Spezialkursen (z.B. „Soziologie") dann, wenn die lokalen Arbeitsgruppen damit überfordert sind;
- forscht auf den Gebieten Lernzielanalyse, Curriculum, Unterrichtseffektivität, Lehrobjektivierungen, Medien, Unterrichtstechnologie, Test und Prüfung, Motivation, Sozialpsychologische Verhaltensweisen, Eingangsverhalten usw. oder überträgt diese Forschung den lokalen Arbeitsgruppen und
- führt gezielte Expertenbefragungen durch.

B. Die lokale Arbeitsgruppe

Der Didaktiker oder die Arbeitsgruppe
- übernimmt die Ausbildung und Weiterbildung der Hochschullehrer und Tutoren gemäß den Anweisungen der Klinikleitung;
- erstellt — im Auftrage der Zentralstelle oder im Einvernehmen mit ihr — Tests und objektivierte Unterrichtsteile und
- forscht — im Auftrage der Zentralstelle oder im Einvernehmen mit ihr — auf den Gebieten, die wir eben bereits bei den Aufgaben der Zentralstelle beschrieben.

15.4. Institutionalisierung als Gesamtkonzept

Indem man eine didaktische Zentralstelle schafft und an jeder Hautklinik einen Didaktiker oder eine Arbeitsgruppe einsetzt, hat man lediglich die dermatologische Didaktik institutionalisiert. Darüber hinaus bestehen jedoch weitere hochschuldidaktische Institutionen (oder werden eingerichtet werden), denen die einzelne fachspezifische Institution sich nicht verschließen kann und darf. Das ist darin begründet, daß sich viele Probleme des Hochschulunterrichts, wie z. B. Bauplanungen, Lehrentwicklungen, Kapazitätsberechnungen, Änderungen der Studienordnungen und des Prüfungswesens nur lösen lassen, indem Hochschulen, Fachbereiche und Fachdisziplinen zusammenarbeiten.

Wie fest soll man nun die einzelnen Glieder zu einem System verknüpfen? Soll man der Gesamtinstitution eine hierarchische Struktur geben und ihre Aktivitäten reglementieren, oder soll man im freien Zusammenspiel eine ungezwungene Koordination erstreben? Beide Lösungen haben ihre Vor- und Nachteile: Reglementierung, d.h. legislative Gewalt strafft und intensiviert Forschungs- und Entwicklungsvorhaben und treibt sie damit voran; freie Wahl der Mittel, Verfahren und Ziele hingegen schafft Motivation und vertieft Problembewußtsein. Diese Alternativen gegeneinander abzuwägen ist nicht Aufgabe unserer Arbeit; es zeichnet sich indes bereits heute ab, daß die Didaktik dahin tendiert, die Glieder ihrer Institution nur lose aneinander zu knüpfen: „Für eine Institutionalisierung bieten sich ... die lockeren Formen des Arbeitskreises oder des Kolloquiums an" (HUBER).

Eine ähnliche allgemeine Tendenz zu gelockerter Koordination zeigen HERZ et al. in ihren „Organisationsmodellen für eine Institutionalisierung der Hochschuldidaktik", indem sie die Modelle Dahmer und Bielefeld, Dohmen, Eckstein, HIS, Huber, Konstanz, Meienberg, München, Rimbach, Wagemann und VDS beschreiben. Alle diese Modelle lassen sich im Prinzip auf *ein* System zurückführen; es besitzt hierarchische Struktur und ist vertikal in drei Ebenen gegliedert:

Untere Ebene: Lokale Arbeitsgruppen
Mitarbeiter: Hochschullehrer, Tutoren (und Studenten).
Stellung der Mitarbeiter: Nebenamtlich tätig; Ausbildung im Rotationsprinzip.
Aufgaben: Weitgehend identisch denen der dermatologischen lokalen Arbeitsgruppen (s. o.).

Mittlere Ebene: Lokale Projektgruppen
Mitarbeiter: Wissenschaftler der beteiligten Disziplinen; Didaktikspezialisten.
Stellung der Mitarbeiter: (Haupt- und) nebenamtlich tätig.
Aufgaben: Im Prinzip identisch denen der didaktischen Zentralstellen. Da diese Projektgruppen jedoch nicht eine Fachdisziplin — etwa die Dermatologie — repräsentieren, sondern einen Fachbereich (die Medizin), sind ihre Aufgaben entsprechend weitergreifend und umfassen Kapazitätsanalysen, Studienordnungen, Entwicklung von Curricula und dergleichen.

Obere Ebene: Regionale/Überregionale Projektgruppen
Mitarbeiter: Expertenteams: Planer, Pädagogen, Psychologen, Soziologen, Statistiker, Fachwissenschaftler (nach HUBER).
Stellung der Mitarbeiter: Hauptamtlich tätig.
Aufgaben: Allgemeine, umfassende Forschung auf den Gebieten Kapazitätsanalysen, Studienordnungen, Curriculum.

An der Spitze dieses Komplexes wird ein bereits projektiertes, aber noch nicht geschaffenes „Zentrales Forschungszentrum für Hochschuldidaktik" oder „Hochschuldidaktisches Zentrum" stehen.

15.5. Analyse für die Dermatologie

Will man die dermatologische Didaktik institutionalisieren, so sollten die zu schaffenden Institutionen weitgehend in Kongruenz gebracht werden mit den Institutionen der (gesamt-)medizinischen Didaktik und schließlich der Hochschuldidaktik überhaupt: die anzustrebende Gesamtkoordination gelingt um so besser, je zwangloser alle Glieder sich zueinander fügen.

Das „maß"gebende Bezugssystem ist die institutionalisierte Hochschuldidaktik, hierarchisch gegliedert in
(Z) Hochschuldidaktisches Zentrum
(R) Regionale Projektgruppen
(L) Lokale Projektgruppen
(A) Lokale Arbeitsgruppen (Abb. 60)

Eine ähnliche, wenn auch einfachere Struktur zeigt die dermatologische Didaktik:

(ZS) Zentralstelle   ◯ Lokale Arbeitsgruppe (Abb. 61)

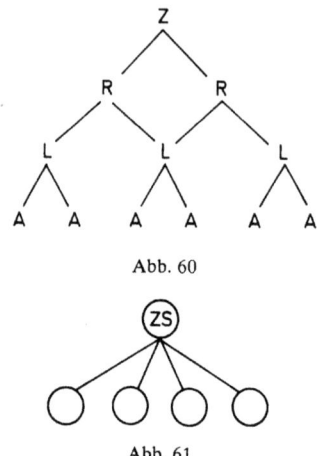

Abb. 60

Abb. 61

Da die lokalen Arbeitsgruppen (der Hochschuldidaktik wie der dermatologischen Didaktik) identisch sind, lassen sie sich harmonisch in das neue, weitergreifende System einfügen, ohne ihre ursprünglichen Beziehungen einzubüßen; die dermatologische Zentralstelle wird integrierter Bestandteil der übergeordneten Ebenen des Gesamtsystems (Abb. 62).

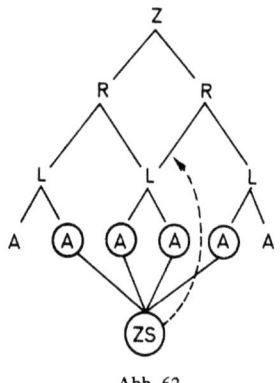

Abb. 62

Ein derart verknüpftes Modell ermöglicht eine dermatologische Didaktik, die offen ist zur Kommunikation und Kooperation, zugleich aber frei von Zwängen und Bindungen und damit fähig zu eigener schöpferischer Entfaltung.

16. Schrifttum

Für die Hardware-Analyse im Kapitel „Die Medien und ihre Einsatzmöglichkeiten" wurde Material (Prospekte, Literatur, Einsatzbeschreibungen, Betriebs- und Programmieranweisungen) folgender Firmen verwendet und ausgewertet:

1. Maschinenmedien

1.1. Datenverarbeitungsanlagen für Lehrzwecke
EDUCOMP AG, 1000 Berlin 30, Kurfürstenstraße 84
IBM, 7000 Stuttgart 1, Königstraße 32
MEIER, Ch-8640 Rapperswil, Bahnhofstraße 32
NCR GmbH, 8900 Augsburg, Ulmer Straße 160
NIXDORF COMPUTER, 4790 Paderborn, Rathausplatz 7
SIEMENS AG, 8000 München 70, Hoffmannstraße 51
SYNELEC, 8000 München 2, Lindwurmstraße 117

1.2. Geräte zum Anschluß an Datenverarbeitungsanlagen
BASF AG, 6700 Ludwigshafen
IBM, 7000 Stuttgart 1, Königstraße 32
NIXDORF COMPUTER, 4790 Paderborn, Rathausplatz 7
SIEMENS AG, 8000 München 70, Hoffmannstraße 51

1.3. Antwort-Auswerteanlagen
BASF AG, 6700 Ludwigshafen
IBM, 7000 Stuttgart 1, Königstraße 32
MEIER, CH-8640 Rapperswil, Bahnhofstraße 32
NCR GmbH, 8900 Augsburg, Ulmer Straße 160
NIXDORF Computer, 4790 Paderborn, Rathausplatz 7
SIEMENS AG, 8000 München 70, Hoffmannstraße 51

2. Audiovisuelle Medien

2.1. Lehrsysteme für programmierte Unterweisung
AEG Telefunken, 3000 Hannover, Göttinger Chaussee 76
AKAI GmbH, 6079 Buchschlag, Am Siebenstein 4
AV-Centrum GmbH, 6070 Langen, Gartenstraße
BASF AG, 6700 Ludwigshafen
BELL & HOWELL GmbH, 6360 Friedberg, Frankfurter Straße
BONACKER AG, 2820 Bremen 77, Postfach 770 113
BOSCH GmbH, 7000 Stuttgart 1, Postfach 50
EDUCOMP AG, 1000 Berlin 30, Kurfürstenstraße 84
FOTO QUELLE, 8500 Nürnberg, Dieselstraße 75
LAUX, 6000 Frankfurt, Sandgasse 6
LEITZ GmbH, 6330 Wetzlar, Postfach 210/211
MEIER, CH-8640 Rapperswil, Bahnhofstraße 32
NCR GmbH, 8900 Augsburg, Ulmer Straße 160

PHILIPS GmbH, 2000 Hamburg 63, Postfach 630 111
PHYWE AG, 3400 Göttingen, Postfach 665
TELDEC GmbH, 2000 Hamburg 19, Heußweg 25

2.2. AV-Medien für konventionellen Unterricht

AEG-Telefunken, 3000 Hannover, Göttinger Straße 76
AGFA-GEVAERT AG, 5090 Leverkusen-Bayerwerk
BELL & HOWELL GmbH, 6360 Friedberg, Frankfurter Straße
BOSCH GmbH, 7000 Stuttgart 1, Postfach 50
EDUCOMP AG, 1000 Berlin 30, Kurfürstenstraße 84
ELEKTRON GmbH, 6992 Weikersheim, Industriestraße 18
GRUNDIG GmbH, 8510 Fürth, Kurgartenstraße 37
KODAK AG, 7000 Stuttgart 60, Hedelfinger Straße
LEITZ GmbH, 6330 Wetzlar, Postfach 210/211
OLYMPIA AG, 2940 Wilhelmshaven, Postfach 960
PHILIPS GmbH, 2000 Hamburg 63, Postfach 630 111
PHYWE AG, 3400 Göttingen, Postfach 665
SIEMENS AG, 8000 München 70, Hoffmannstraße 51
UHER, 8000 München 71, Postfach 711 020

3. Akustische Medien

AEG-Telefunken, 3000 Hannover, Göttinger Straße 76
ELEKTRON GmbH, 6992 Weikersheim, Industriestraße 18
GRUNDIG GmbH, 8510 Fürth, Kurgartenstraße 37
PHILIPS GmbH, 2000 Hamburg 63, Postfach 630 111
PHYWE AG, 3400 Göttingen, Postfach 665
SIEMENS AG, 8000 München 71, Postfach 711 020
SONY GmbH, 5000 Köln 41, Aachener Straße 311

4. Visuelle Medien

4.1. Projektoren (Dia-, Film-, Overhead-), Episkope

AGFA-GEVAERT AG, 5090 Leverkusen-Bayerwerk
AV-Centrum GmbH, 6070 Langen, Gartenstraße
BELL & HOWELL GmbH, 6360 Friedberg, Frankfurter Straße
BONACKER AG, 2820 Bremen 77, Postfach 770 113
BOSCH GmbH, 7000 Stuttgart 1, Postfach 50
FOTO QUELLE, 8500 Nürnberg, Dieselstraße 75
INDUSTRIE-DRUCK GmbH, 3400 Göttingen, Postfach 959
KODAK AG, 7000 Stuttgart 60, Hedelfinger Straße
LEITZ GmbH, 6330 Wetzlar, Postfach 210/211
LEYBOLD-HERAEUS GmbH, 5000 Köln 51, Bonner Straße 504
ORMIG GmbH, 4970 Bad Oeynhausen, Brunhildestraße 18
PHYWE AG, 3400 Göttingen, Postfach 665

4.2. Sonstige

FISCHER, 6507 Ingelheim, Rheinstraße 191

17. Literatur

Allinger, U., Busch, H., Gross, M., Rütter, Th.: Computerunterstützte Prüfungen im Quadriga-Funkkolleg. IBM Fachbibliothek Form 81585. 5. 70 (1970).
Augsburger, W.: Computer im Bildungswesen heute und morgen. Eigenverlag der Stiftung Rehabilitation-Heidelberg (1972).
Bartmann, Th.: Leistungsmotivation im Programmierten Unterricht. Programmiertes Lernen 3, 119 (1966).
Bauer, F. L., Goos, G.: Informatik. Berlin-Heidelberg-New York: Springer-Verlag, 1971.
Beard, R. M.: Research into Teaching Methods in Higher Education. London: Society for Research into Higher Education Ltd., 1967.
Becksmann, U., Hassenstein, B., Kuhn, W.: Arbeit in kleinen Gruppen im Rahmen der einführenden Biologievorlesung an der Universität Freiburg. Blickpunkt Hochschuldidaktik 4, 119—132 Hamburg: Himmelheber Druck, 1969.
Berendt, B.: 18 Jahre Tutorenarbeit an der FU Berlin. Blickpunkt Hochschuldidaktik 3. Hamburg: Himmelheber Druck, 1969.
— Richtlinien, Ordnungen und Fragebögen zum Tutorenprogramm der FU Berlin. Hochschuldidaktik Materialien 16. Hamburg: Lüdke Druck, 1970.
Bericht über die erste Jahrestagung des Arbeitskreises für Hochschuldidaktik in Hannover am 21. Juni 1968 (Hochschuldidaktische Materialien 1, 1968).
Berlyne, D. E.: Curiosity and Exploration. Science, 153, 25—33 (1966).
Bernheim, E.: Der Universitätsunterricht und die Erfordernisse der Gegenwart. Berlin: Calvary & Co., 1898.
Blankertz, J.: Theorien und Modelle der Didaktik. München: Juventa Verlag, 1969.
Blatt, E.: Kleines Computer-Seminar. Einführung in die DV und Programmierkurs für Mediziner. perimed Verlag Dr. Straube. Basel-München-New York: Vertrieb S. Karger, 1972.
Bloom, B. S.: Taxonomy of Educational Objectives. Cognitive Domani, Handbook I, New York (1956).
Böhm, K., Halme, W., Köhler, C., Wagner, G.: Datenschutz durch rechnerinterne Verordnung. Zschr. f. DV 10, 377—379 (1972).
Bornemann, E.: Das Wesen der kleinen Gruppe. Blickpunkt Hochschuldidaktik 4, 18—22. Hamburg: Himmelheber Druck, 1969.
— Reform der Universitäten durch Arbeit mit kleinen Studentengruppen. Blickpunkt Hochschuldidaktik 4, 1—18. Hamburg: Himmelheber Druck, 1969.
— Versuch einer systematischen Aufzählung möglicher Prüfungsformen. Blickpunkt Hochschuldidaktik 1, 22—23 (1969).
— Wege zur Verbesserung des Hochschulunterrichts durch Tutorenausbildung. Hochschuldidaktische Projekte 5—22 (1972).
Bruner, J. S.: Towards a Theory of Instruction. Cambridge, Mass.: 1966.
Buck, P., Büttner, G., Hengstenberg, R., Peters O., Schecher O.: Erste Erfahrungen bei der Planung und Entwicklung von Fernstudieneinheiten. Lehren und Lernen im Medienverbund 3, 43—49 (1971).

Bundesminister für Bildung und Wissenschaft: Zweites Datenverarbeitungsprogramm der Bundesregierung. Bonn: Bonner Universitäts-Buchdruckerei, 1971.
Burt, C., Cooper, W. F., Martin, J. C.: A Psychological Study of Typography. Brit. J. Stat. Psychol. **8**, 29—58 (1955).
Chauncey, H., Dobbin, J. E.: Der Test im modernen Bildungswesen. Stuttgart: Klett-Verlag, 1968.
Cloetta, B. et al.: Lehrerausbildung. Deutsche Forschungsgemeinschaft, Mitteilungen **3**, 59 (1972).
Computer für Bildung und Ausbildung. IBM Form 71, 535—2.
Corell, W.: Lernpsychologie. Donauwörth: Auer Verlag, 1965.
Cube, von, F.: Kybernetische Grundlagen des Lernens und Lehrens. Stuttgart: Klett-Verlag, 1965.

Däumling, A. M.: Psychologische Probleme des Hochschulexamens. Jahrbuch für Psychologie, Psychotherapie und medizinische Anthropologie, 1—2, 104—115 (1968).
Davis, R. H.: Zur Design-Problematik von Lernsystemen. Übersetzt in: programmiertes Lernen **5**, 164—171 (1968).
Dember, W. N., Earl, R. W.: Analysis of Exploratory Manipulating and Curiosity Behaviors. Psychological Review **64**, 91—96 (1957).
Döring, K. W.: Unterricht mit Lehr- und Lernmitteln. Weinheim-Berlin-Basel: J. Beltz Verlag, 1971.
— Zur Didaktik der Lehr- und Lernmittel. aula **3** (1970).
— Lehr- und Lernmittelforschung. Weinheim-Berlin-Basel: J. Beltz Verlag, 1971.
Dohmen, G.: Fernstudium im Medienverbund. Entlastung und Reformanstoß für die Hochschulen. Weinheim-Berlin-Basel: J. Beltz Verlag, 1970.
— Reform des Hochschulunterrichts durch Fernstudien? Lehren und Lernen im Medienverbund. **3**, 34—43 (1971).
— Was heißt „Fernstudium im Medienverbund"? Lehren und Lernen im Medienverbund **3**, 11—22 (1971).
— Die Rolle der Rundfunkanstalten im Rahmen eines Erststudiums im Medienverbund. Lehren und Lernen im Medienverbund **3**, 42—49 (1971).
— Rundfunk und Fernsehen im Rahmen des Fernstudiums. Lehren und Lernen im Medienverbund **3**, 73—80 (1971).
— Reformanstöße für die Hochschule durch Fernstudien? Konstanzer Blätter für Hochschulfragen **30**, 5—13 (1971).
Drescher, H. E.: Der Lehrer als Moderator bei einer Integration von Fernsehaufzeichnungen, Programmierter Instruktion und herkömmlichem Unterricht — dargestellt an einem Unterrichtsversuch. Programmiertes Lernen **6**, 65—76 (1969).
Düker, H., Tausch, R.: Über die Wirkung der Veranschaulichung von Unterrichtsstoffen und das Behalten. Zschr. f. exp. und angew. Psychologie **4**, 384—400 (1957).

Ebel, R. L.: Measuring Educational Achievement. Englewood Chiffs, N. J.: Prentice-Hall (1965).
Eckel, K., Freibichler, F.: Computerunterstützter Unterricht (CAI), Freiantwortkontrolle und CAI-Sprachen-Vergleich. Programmiertes Lernen, Unterrichtstechnologie und Unterrichtsforschung **4**, 236—246 (1970).
Eckstein, B.: Auswirkungen der Gruppenarbeit auf Student, Hochschullehrer und Hochschule. Blickpunkt Hochschuldidaktik **4**, 141—153. Hamburg: Himmelheber Druck, 1969.
— Lerntechnische und gruppendynamische Auswirkungen der Gruppenarbeit. Blickpunkt Hochschuldidaktik **4**, 29—39. Hamburg: Himmelheber Druck, 1969.

Eckstein, B.: Zur Problematik der Examensbenotungen. Blickpunkt Hochschuldidaktik **13**, 46—53. Hamburg: Lüdke Druck, 1971.
— Skowronek, H.: Studienbegleitende Prüfungen. Blickpunkt Hochschuldidaktik **13**, 68—77. Hamburg: Lüdke-Druck, 1971.
Eigler, G.: Prüfung von Lehrprogrammen. Zschr. f. erziehungswiss. Forsch. **2**, 118 bis 134 (1968).
Entwurf zum Hochschulrahmengesetz (HRG). Entwurf und Begründung der Bundesregierung vom 4. 12. 1970.
Feest, J., Kapuste, H.: Interviews in Ixburg. München-Berlin-Wien: Urban und Schwarzenberg, 1970.
Fischbach, F., Haake, W.: Einsatz von Computern in Fachhochschulen. Zschr f. DV **10**, 528—531 (1972).
Fitsch, M. L., Drucker, A. J., Norton, J. A.: Frequent Testing as a Motivating Factor in Large Lecture Classes. J. Educ. Psychology **42**, 1—20 (1951).
Flammann, K., Schwittmann, D.: Effektives Lernen beim Studium im Medienverbund. Lehren und Lernen im Medienverbund **3**, 118—159 (1971).
Flechsig, K. H.: Die Entwicklung von Plänen für Kurse und Lehrprogramme. Blickpunkt Hochschuldidaktik **8**, 48—50. Hamburg: Lüdke Druck, 1970.
— Ritter, U. P.: Konstanzer Werkstattseminar. Blickpunkt Hochschuldidaktik **8**, Hamburg: Lüdke-Druck, 1970.
Forschendes Lernen — Wissenschaftliches Prüfen. BAK-Schriften Heft 5.
Frank, H.: Kybernetische Grundlagen der Pädagogik. Baden-Baden: Agis Verlag, 1969.
— Kybernetische Maschinen. Frankfurt: S. Fischer Verlag, 1964.
Freibichler, H.: Tendenzen in der Entwicklung und im Einsatz von Systemen für den Computerunterstützten Unterricht (CUU). Folge I. Zschr. f. DV. **10**, 185—190 (1972).
— Tendenzen in der Entwicklung und im Einsatz von Systemen für den Computerunterstützten Unterricht (CUU). Folge II. Zschr. f. DV. **10**, 314—320 (1972).
Fritsch, H. et al.: Fernstudium im Medienverbund, Projektbeschreibungen. Blickpunkt Hochschuldidaktik **14**, Hamburg: Lüdke-Druck, 1971.
— et al.: Blickpunkt Hochschuldidaktik, **14**, Fernstudium im Medienverbund — Projektbeschreibungen. Hamburg: Lüdke Druck, 1971.
Fuchs, W. R.: Knaurs Buch der Denkmaschinen. München-Zürich: Droemer-Knaur-Verlag, 1968.
— Knaurs Buch der modernen Mathematik. München-Zürich: Droemer-Knaur-Verlag, 1966.
— Knaurs Buch vom neuen Lernen. München-Zürich: Droemer-Knaur-Verlag, 1969.
Fuchshuber, R.: Wir machen ein Programm. Rowohlt Taschenbuch, Verlag Reinbek (1969).

Gagel, J.: Untersuchungen zur Lesbarkeit und Erkennbarkeit von Druckschriften. Bericht für die Deutsche Forschungsgemeinschaft, Hamburg (1965).
Gagné, R. M.: Die Bedingungen des menschlichen Lernens. Hannover: Schroedel-Verlag, 1969.
Gall, M. W.: Computer verändern die Medizin. Frankfurt: Fischer Taschenbuch-Verlag, 1971.
Galla, K.: Die Erziehung der Studenten zur selbständigen schöpferischen Arbeit mittels der Hauptformen des Hochschulunterrichts, insbesondere mittels der Übungen. Hochschulpäd. Schriftenreihe, VI, 83—95, Berlin: VEB Deutscher Verlag der Wissenschaften, 1963.

Glaser, R.: Die Konstruktion von Unterricht. Blickpunkt Hochschuldidaktik **8**, 52 bis 54. Hamburg: Lüdke Druck, 1970.

Glück, G.: Methoden der Beobachtung. Forschungstechniken für die Hochschuldidaktik, 57—66. München: C. H. Beck Verlag, 1971.

— Theorien und Instrumente zur Lernzielbeschreibung. Forschungstechniken für die Hochschuldidaktik, 38—49. München: C. H. Beck Verlag, 1971.

Grell, J.: Die sogenannte Erfahrung. betrifft: Erziehung III, **8**, 17—19 (1970).

Grüning, H. et al.: Medium Studienbrief. Deutsches Institut für Fernstudien an der Universität Tübingen. Weinheim-Basel: Beltz Verlag, 1972.

Guhde, E.: Angelsächsische Literatur zur Didaktik und Methodik der Hochschulbildung. Hochschuldidaktische Materialien **10**, 27—69. Hamburg: Lüdke Druck, 1970.

— Hochschuldidaktische Materialien **17**, Bibliographie zur Hochschuldidaktik. Hamburg: Lüdke Druck, 1970.

Gutschow, H.: Über die Schwierigkeiten beim Verlegen von Programmen. Die Deutsche Schule, **58**, 345—354 (1966).

Haefner, K.: Status und Zukunft des Computer-unterstützten Hochschulunterrichts in Naturwissenschaften und Medizin. Didaktische Studien 76—110, Stuttgart: E. Klett Verlag, 1972.

— Zielsystem für die Förderung im Bereich „Datenverarbeitung im Bildungswesen". Bundesministerium für Bildung und Wissenschaften. Forschungsbericht DV 72 bis 10 (1972).

Harless, W. G.: Case: A Computer-Aided Simulation of the Clinical Encounter. J. Med. Education **46**, 443—448 (1971).

Hartmann, F.: Die gegenwärtigen Entwicklungslinien der Ideen, Systeme und Formen ärztlicher Ausbildung. Didactica **2**, 1—32 (1968).

— Die Klein-Studiengruppe in der Medizin als Vorwegnahme der zukünftigen ärztlichen Situation. Blickpunkt Hochschuldidaktik **4**, 133—137. Hamburg: Himmelheber Druck, 1969.

Hartmann, F. R.: Single and Multiple Channel Communication. Aud. Vis. Commun. Rev. **9**, 235—262 (1961).

Heimann, P.: Zur Dynamik der Bild-Wort-Beziehung in den optisch-akustischen Massenmedien. Bild und Begriff, München (1963).

Heipcke, K.: Die methodologische Bedeutung des programmierten Lernens für die experimentelle Unterrichtsforschung. Die Deutsche Schule, **59**, 687—697 (1967).

Henk-Riethmüller, U.: Unterricht als Forschungsobjekt. Forschungstechniken für die Hochschuldidaktik, 22—31. München: Verlag C. H. Beck, 1971.

Herz, O., Huber, L., Walther, M.: Organisationsmodelle der Hochschuldidaktik. Blickpunkt Hochschuldidaktik **9**, Hamburg: Lüdke Druck, 1970.

Hochschuldidaktik. Bericht über den 7. Pädagogischen Hochschultag vom 13. bis 16. Oktober 1968 in Bremen. Zschr. f. Pädagogik, 8. Beiheft.

Hofer, M.: Die Verbesserung von Lehrbüchern als hochschuldidaktische Notwendigkeit. Hochschuldidaktische Projekte 38—53. Stuttgart: Klett Verlag, 1972.

Holmes, B., Lauwerys, J. A.: Education and Examinations. Examinations London (1969).

Huber, L.: Blickpunkt Hochschuldidaktik **5**: Kann man Hochschuldidaktik „institutionalisieren"? Hamburg: Himmelheber Druck, 1969.

— Reglementierung und individuelle Freiheit des Studiums. Blickpunkt Hochschuldidaktik **1**, 86—92. Hamburg: Lüdke Druck, 1969.

Jadoha, M., Deutsch, M., Cool, S. W.: Beobachtungsverfahren. Beobachtung und Experiment in der Sozialforschung. Praktische Sozialforschung **II**, Köln (1956).

James, W.: Psychology. New York: World Publishing Co., 1948.

Jaspers, K., Rossmann, K.: Die Idee der Universität. Berlin-Göttingen-Heidelberg: Springer-Verlag, 1961.
Kamlah, W., Lorenzen, P.: Logische Propädeutik. Mannheim-Wien-Zürich: B-J-Hochschulbücher-Verlag, 1967.
Kapuste, H.: Die große Reform des Medizinstudiums läßt auf sich warten. Wirtschaft und Wissen 5 (1969).
Keil, W., Piontkowski, U., Sader, M.: Strukturen und Prozesse im Hochschulunterricht. Deutsche Forschungsgemeinschaft, Mitteilungen 3, 43—49 (1972).
Knorre, W. A.: Analogcomputer in Biologie und Medizin. Jena: VEB Gustav Fischer Verlag, 1971.
König, R.: Das Interview. Köln: 1966.
Kolb, G.: Interview und Fragebogen. Forschungstechniken für die Hochschuldidaktik 67—78. München: C. H. Beck Verlag, 1971.
Krampen, M.: Forschungs- und Entwicklungsprojekte in der Hochschuldidaktik der Medizin. Hochschuldidaktische Materialien 21, Hamburg: Lüdke Druck, 1970.
Krause, P.: Recht- und Prüfungswesen. Blickpunkt Hochschuldidaktik 13, 17—27. Hamburg: Lüdke Druck, 1971.
Kunz, G.: Stichwort Interview. Bernsdorf, W. (Hrsg.): Wörterbuch der Soziologie, Stuttgart: 1969.
Lautmann, R.: Gesellschaftliche Mechanismen im Examen. Blickpunkt Hochschuldidaktik 13, 35—41. Hamburg: Lüdke Druck, 1971.
Lehnert, U.: Das Lehrsystem EDUCATOR. Neue Unterrichtspraxis 6, 3—13 (1971).
Leupold, R.: Zur Verträglichkeit der Systeme herkömmlicher Unterricht — programmiertes Lernen. Programmiertes Lernen 2, 65—74 (1967).
Leuze, O.: Eduard Zellers kleine Schriften. Berlin: Reimer, 1910.
Liefmann-Keil, E.: Sind Prüfungen geeignete Entscheidungshilfen im Studium? Blickpunkt Hochschuldidaktik 13, 42—45. Hamburg: Lüdke Druck, 1971.
— Studentische Arbeitsgemeinschaften. Hochschuldidaktische Materialien 5. Gedruckt mit Mitteln der Stiftung Volkswagenwerk (1969).
Lohberg, R., Lutz, Th.: Was denkt sich ein Elektronengehirn? München: Wilhelm Heyne Verlag, 1968.
Lysaught, J. P.: Inducing Change in the Classroom through the Development of Teacher-Programmers. In: Aspect of Educational Technology, Methuen-London: 1967.
— Williams, C. M.: Einführung in die Unterrichtsprogrammierung. München: Oldenbourg-Verlag, 1967.
Mager, R. F.: Lernziele und programmierter Unterricht. Weinheim-Berlin-Basel: J. Beltz Verlag, 1971
Mattl, W.: Probleme der Curriculumforschung. Forschungstechniken für die Hochschuldidaktik. 31—38. München: Verlag C. H. Beck, 1971.
McCollough, C., Atta, L. van: Statistik programmiert. Aus dem Amerikanischen von Dr. M. Hofer. Weinheim-Berlin-Basel: J. Beltz Verlag, 1971.
McKeachie, W. J., Hiber, W.: The Problem Oriented Approach to Teaching Psychology. J. Educ. Psychology 45, 224—232, 1954.
Müller, D.: Programmierung elektronischer Rechenanlagen. Mannheim-Wien-Zürich: B-J-Hochschultaschenbücher-Verlag, 1969.
Nicklis, W. S.: Kybernetik und Erziehungswissenschaft. Bad Heilbrunn: Klinkhardt Verlag, 1967.
Peters, O.: Die didaktischen Funktionen des gedruckten Materials beim Fernstudium im Medienverbund. Lehren und Lernen im Medienverbund 3, 55—67 (1971).
Pöggeler, F.: Methoden der Erwachsenenbildung. Herder-Verlag, 1964.

Poensgen, O. H.: Vorschläge zur Neuordnung von Studium und Fachbereich in den Wirtschaftswissenschaften. Zschr. für die gesamte Staatswissenschaft, **3**, 446 bis 472. (1969).
Pollex, W.: Strukturierte Lichtbildreihen als Gesprächsbasen im Geographieunterricht. Die Deutsche Schule, **61**, 223—232 (1969).
Portele, G.: Intrinsische Motivation in der Hochschule. Blickpunkt Hochschuldidaktik **12**, Hamburg: Lüdke Druck, 1970.
Prior, H.: Formen des Hochschulunterrichts. Blickpunkt Hochschuldidaktik **2**. Hamburg: Himmelheber Druck, 1969.
Programmiertes Lernen. Berlin: Lehrtechnik GmbH & Co., 1972.
Ray, W. S.: The Experimental Psychology of Thinking. London: Macmillan, 1967.
Rebel, K.: Modelle der Kooperation von wissenschaftlichen Hochschulen und Rundfunkanstalten. Lehren und Lernen im Medienverbund **3**, 30—42 (1971).
— Der Beitrag des Fernstudiums zur Reform der Lehre in Schule und Hochschule. Lehren und Lernen im Medienverbund **3**, 23—34 (1971).
— Wissenschaftliche Ausbildung auf visuell-auditivem Wege. Lehren und Lernen im Medienverbund **3**, 80—106 (1971).
Reese, J.: Leistungsbewertung und Leistungsanerkennung im Prüfungssystem der Hochschule. Blickpunkt Hochschuldidaktik **13**, 10—16. Hamburg: Lüdke Druck, 1971.
Reiners, L.: Stilkunst. München: C. H. Beck Verlag, 1964.
Rimbach, E.: Begründung für die Einrichtung hochschuldidaktischer Zentren in den Medizinischen Fakultäten. Hamburg: Himmelheber Druck, 1969.
Robinsohn, S. B.: Bildungsreform als Revision des Curriculum. Neuwied: 1967.
Roth, H.: Schule als optimale Organisation von Lernprozessen. Lehr- und Lernmittelforschung 3—24. Weinheim-Berlin-Basel: Beltz Verlag, 1971.
Rütter, Th.: Forschungsinstrumente. Forschungstechniken für die Hochschuldidaktik 51—56. München: C. H. Beck Verlag, 1971.
— Aufgabenformen für den lernzielorientierten Test. Forschungstechniken für die Hochschuldidaktik 93—109. München: C. H. Beck Verlag, 1971.
— Computerunterstützte Prüfungen. Blickpunkt Hochschuldidaktik **13**, 78—95. Hamburg: Lüdke Druck, 1971.
Sader, M.: Prüfungen als Studiensteuerung. Blickpunkt Hochschuldidaktik **13**, 1—9. Hamburg: Lüdke Druck, 1971.
Sauer, S.: Entscheidungstabellen in Theorie und Praxis. Zschr. f. DV **10**, 99—105 (1972).
Sauerbrey, W.: Probleme der dermatologischen Nomenklatur (I). Hautarzt **23**, 318 bis 321 (1972).
— Probleme der dermatologischen Nomenklatur (II). Im Druck.
Schmalohr, E.: Die Wirksamkeit akademischer Lehrveranstaltungen — Bericht über amerikanische Untersuchungen. Hochschuldidaktische Materialien **10**, 1—25. Hamburg: Lüdke Druck, 1970.
Schorb, A. O.: Der Film im Unterricht. Päd. Rundschau **19**, 156—164 (1965).
— Die Unterrichtsmitschau in der Hochschulpädagogik und der Lehrerweiterbildung. Didactica **1**, 101—118 (1967).
Schürmann, E.: Prüfungsmethoden im Hochschulbereich. Blickpunkt Hochschuldidaktik **13**, 102—106. Hamburg: Lüdke Druck, 1971.
Schütz, M., Skowronek, H., Thieme, W.: Prüfungen als hochschuldidaktisches Problem. Blickpunkt Hochschuldidaktik **1** (1969).
Schwittmann, D.: Zur Evaluierung von Fernstudieneinheiten. Lehren und Lernen im Medienverbund **3**, 193—217 (1971).
Seiffert, H.: Hochschuldidaktik und Hochschulpolitik. Luchterhand Verlag, 1969.

Sewering, H. J.: Reform des Medizinstudiums. Deutsches Ärzteblatt **27**, 959 (1959).
Siemens AG: ICU/Planit — Language Reference Manual. Best. Nr. Siemens D 14/40177-101.
— ICU/Planit — Author's Guide. Best. Nr. Siemens D 14/40089-101.
Skinner, B. F.: Die Wissenschaft vom Lernen und die Kunst des Lehrens. In: W. Correll (Hrsg.): Programmiertes Lernen und Lehrmaschinen. Braunschweig: Westermann Verlag, 1965.
Slowronek, H.: Psychologische Grundlagen einer Didaktik der Denkerziehung. Hannover: Schroedel Verlag, 1968.
Spindler, D.: Hochschuldidaktik. 25 Dokumente zur Hochschul- und Studienreform. Bonn: Verlag Studentenschaft, 1968.
Tait, K.: Towards Adaptive Teaching Systems. Vortrag vor der Projektgruppe CUU' der Universität Freiburg (1972).
Thorndike, R., Hagen, E.: Measurement and Evaluation in Psychology and Education. New York: 1955.
Überla, K.: Elektronische Datenverarbeitung in der Medizin — Stand und Entwicklung. Denkschrift der Deutschen Forschungsgemeinschaft (1971).
Uexküll, Th.: Probleme des Medizinunterrichts. München-Berlin-Wien: Urban & Schwarzenberg, 1968.
Wagenschein, M.: Verstehen lehren. Weinheim-Berlin-Basel: J. Beltz Verlag, 1970.
Weißgerber, H.: Objektive Leistungsmessung und Selbstkontrolle im Grundstudium der Physik. Staatsexamensarbeit im Fachbereich Physik der Universität Regensburg (1971).
Weizsäcker, E. von et al.: Baukasten gegen Systemzwänge. Der Weizsäcker-Hochschulplan. München: Piper Verlag, 1970.
Weltner, K., Warnkross, K.: Über den Einfluß von Schülerexperimenten, Demonstrationsunterricht und informierendem Physikunterricht auf Lernerfolg und Einstellung der Schüler. Die Deutsche Schule **61**, 553—563 (1969).
Wenke, H.: Die Vorlesung in Vergangenheit und Gegenwart des akademischen Unterrichts. Didactica **2**, 197—205 (1967).
— Akademisches Prüfungswesen in Deutschland. Jahrbuch für Amerikastudien **12**, Heidelberg: 1967.
Wieczerkowski, W. et al.: Die Auswirkung verbesserter Textgestaltung auf Lesbarkeitswerte, Verständlichkeit und Behalten. Z. Entw. Päd. Psych. **2**, 257—268 (1970).
Witte, A.: Vom Programmierten Unterricht zur Lernorganisation. Neue Unterrichtspraxis **1** (1970).
Wucherpfennig, H., Rüster, E.: Der Einfluß fertiger und im Unterricht entwickelter graphischer Darstellungen auf den Lernerfolg. Die Deutsche Berufs- und Fachschule **78**, 35—45 (1970).
Zielinski, J.: Ausbildungsforschung — Berichte und Kriterien. Loccumer Protokolle **15**, 34—42 (1966).
Zifreund, W.: Konzept für ein Training des Lehrverhaltens mit Fernsehaufzeichnungen in Kleingruppenseminaren. Beih. 1 programmiertes lernen und programmierter Unterricht, Berlin (1966).
— Audio-visuelle Mittel und Unterrichtsprogrammierung. Film, Bild, Ton **5**, 5 (1968).
— Über den Zusammenhang von Programmierter Instruktion, Unterrichtstechnologie und Unterrichtsforschung. Programmiertes lernen **6**, 2—24 (1969).
— Zur Problematik schulischer Innovationen im Zusammenhang mit objektivierten Lehr- und Lernverfahren. Programmiertes lernen **5**, 122—129 (1968).

Sachverzeichnis

Adaptationsniveau 8
Affiliation 13
Aktivation 8
Akustische Medien, Übersicht 222
Alternativaufgaben 156—157
Angst, extrinsische Motivation 11
Anpassung 8
Anschauungsformen, Wahl der 27
Antwort, selbstformulierte 17
Antwortformen 37
Antwortwahl 18
Antwortwahlaufgaben 157
Arbeitsfilme 81
Arbeitsgruppe, lokale 218
Arbeitsmaterialien, schriftliche 105
—, Ausgabe der schriftlichen 106
Atlas 108—109
—, Nachteile 107
—, Vorteile 107
Audiovisuelle Medien, Eigenschaften 77
— —, Einsatz 77
— —, Übersicht 221
Aufgaben mit vorgegebenen Konstruktionselementen 160
Aufmerksamkeitslenkung, Akzentuierung 26
—, Bewegungstechniken 26
—, Testankündigung 26
Aufsatzthemen 155
Auswahlreihenfolgeaufgaben 159—160
Auswertungstransparenz 154

Bedside-Teaching 132—133
—, Bedarfsermittlung 133
—, Durchführung 133
Befragung 192
—, Dermatologie 197—199
—, strukturiert 193
—, unstrukturiert 193
Behaltensleistung, Modell vs. realer Gegenstand 34
Behaltenstest 169
Benotung, Dilemma der 177
Beobachtung 189
—, Dermatologie 191—192
Beobachtungsfehler 190—191
Beobachtungsverfahren 189—190
Bestrafung 19
Bewertungstransparenz 154
Bild, Analyse 28
Bilder 106
Bildplatte 85
Book Machine, Scrambled 73—75
Bundesassistentenkonferenz, Zielkatalog 12

Computer 58, 63—73
—, und Adressat 66
Constructed Response vs Covert Response 34
Covert Response 21
Curriculum 145—147
—, Begriffsbestimmung 145
—, Dermatologie 147
—, Effektivitätskontrolle 200—201
Curriculumforschung 146
Curriculumreflexion 146
Curriculumrevision 147

Datenbank, kontrollierte 70
Datenschutz und computerunterstützter Unterricht 72
Darstellungsformen 27
Demonstration, life 28
Demonstrationsmodell 115
Demonstrations-Unterricht 36
Diagramm, im Unterricht 34
Diagramme 106
Dialogsysteme 63
Diapositiv 28, 90
—, Methodik der Darstellung 90
—, Nachteile 92
—, Vorteile 92
—, zeitliche Beziehung 91

Diapositiv-Wandplan, Vergleich 114
Didaktik, Begriffsbestimmung
  188—189
—, Def. 1
—, Dermatologie 219—220
—, Forschungsmethoden 188—201
— in der Medizin, Informations-
  produktion 217—218
— — — —, Informationsübermitt-
  lung 217—218
— — — —, Institutionalisierung
  212—220
— — — —, Koordination
  215—217
— — — —, Zielbeschreibung 214
Direktstudium 122
Diskussionsgruppe, Dermatologie 130
—, Gefahren 130
—, Gruppendynamik 130
—, Lerneffekt 130
—, Zusammensetzung 129
Durchgliedern im Text 35

Effektgesetz (Thorndike) 19
Eigenaktivität 13
Eigenaktivitäten 34, 35
Eigennamen, Eliminierung der 187
—, Reduzierung der 187
Eigentätigkeit 52
Einfachinterpretationen 155
Eingangstest 169
Electronic-Video-Recorder (EVR),
  Beschreibung 79
Endverhalten 39, 40, 42
Entscheidungen, Dermatologie 142
—, —, Entscheidungstabelle 142—143
—, —, graphische Darstellung 142
—, —, verbale Darstellung 142
—, echte 141
—, logische Struktur 141—144
—, Routine 141
Entscheidungsfelder 22
Episkop 93
Erfolgsmeldung 17
Erfolgsrückmeldung 52
Ergänzungsaufgaben 156
Evaluierung 149—151
—, formative 150
—, summative 150
Examensdruck 13
Extinktion, Gesetz der (Skinner) 19

Extrinsische Motivation, Angst 11
— —, Aufregung 11
— —, Hoffnung 11
— —, Lohnerwartung 11
— —, Streß 11

Fachteam, Definition 148
Fading 18
Farbe, Gebrauch bei Bildern 34
Farbfernsehen 32—33
—, dermatologisches Praktikum 33
Feedback 11, 53
Feinlernziele 41
Feldphase 151
Fernsehen 86—88
—, hochschulextern, Nachteile 88
—, hochschulintern 87
—, —, Eignung 87
—, —, Vorteile 87
—, Nachteile 87
Fernstudium 122
— im Medienverbund 122
Film 28
Filmarten 80
—, Übersicht 81
Film-Lehrer-Lerner 82
Film, Nachteile 83
—, Unterrichtsbeginn 83
—, Unterrichtsende 83
—, Unterrichtsmitte 83
—, Vorteile 83
Filmeinsatz im Unterricht 82
Flußdiagramm 28, 46
Formale Logik 138
— —, Dermatologie 139
Frage, geschlossene 196
—, offene 195
Fragen, Beantworten von 35, 55
—, Fehlerquellen 196—197
—, Verzerrungen 196—197
Fragebogen 193
Fragetypen, Funktion 194—195
—, Inhalt 194
—, Meßeigenschaften 195
Freiwilligkeit 13
Frustrationstoleranz 17

Gedrucktes Material, Eigenschaften 93
Gegenstand, real -Gebrauch im Unter-
  richt 33—34
Gesamtlehrgebiet, Aufgliederung 148
Graphiken, im Unterricht 34

Groblernziele 40
Grundlagenfilme 82
Gruppe, kleine 124—129
—, —, Def. 124
—, —, Nachteile 129
—, —, Zweckdefinition 125
Gruppenarbeit, didaktische Aspekte 128
—, Evaluierung 128
—, Feedback 128
Gruppenunterricht, Durchführung 127
—, Organisation 127
—, Studenteninitiative 127
—, Unterrichtsphase 127
—, Vorplanung 127

Hafttafel, Dermatologie 116
—, Prinzip 116
Hardware 63
Hauptlernweg 54
Hautschnittskizze 31—32
Hochschuldidaktik, Forschungsmethoden 2
—, Forschungsplanung 2
—, Innovationsstrategie 2
—, Theorie der 1
—, Ziele 2
Hochschullehre, Aufgaben 4—5
Hochschulunterricht, Hilfswissenschaften 3
—, Theorie des Def. 2
Hoffnung, extrinsische Motivation 11

Inhalte, Strukturierung 148
Innovation 16
Intentionen 22
Interpretationsaufgaben 155
Interview 193
—, Typen 193

Kommunikationsprozeß (Crowder) 21
Kommunikationsstruktur, Lehrveranstaltungen 14
Konditionierung, Gesetz der (Skinner) 18
Kontaktsperren 5
Kontiguitätstheorie 20
Kreidezeichnung 28
Kurzantwortaufgaben 155—156
Kurzfilme 82

Laborphase, Dezimalzählung 151
—, Didaktik 150
—, formale Kriterien 151
—, inhaltliche Kriterien 150
—, Marginalien 151
—, sonstige Kriterien 150
Lehr-Atlanten 107
Lehrbuch 96—103
—, Adressatendefinition 96
—, Anmerkungen 102
—, ausgewählte Themenstruktur 100
—, chronologische Struktur 100
—, didaktische Optimierung des Textes 99
—, Fachausdrücke 99
—, Glossare 101
—, Illustrationen 99
—, Inhaltsverzeichnis und Register 101
—, kleinste Einheit — übergeordnetes Prinzip 100
—, Lernziele 102
—, optische Aufteilung 98
—, Readability 98
—, Schattieren 98
—, Schemata und Tabellen 101
—, Schrifttyp 98
—, Stoffauswahl 97
—, Stoffgliederung 97
—, Strukturierung 100
—, Telegrammstil 101
—, Testfragen 101
—, Titelgestaltung 96
—, übergeordnetes Prinzip — kleinste Einheit 100
—, Zeilenlänge 98
—, Zusammenfassungen im Text 101
—, Zweckdefinition 96
Lehrbücher 95
Lehre 1
—, Def. 7
Lehrer 23
—, Eignung 203—204
—, als Moderator 121
Lehrerausbildung 202—211
—, Ausbildungsinhalte 205—206
—, Ausbildungsrahmen 204—205
—, Ausgangssituation 202
—, Beginn 204
—, Dermatologie 208
—, Grundsätze 209
—, Gruppenunterricht 207

Lehrerausbildung, Kommunikation 207
—, Koordination 207
—, optimale Informationsübermittlung 205
—, Zieldefinition 202—203
Lehrfreiheit, Einschränkung der 45
Lehrinhalte 2
Lehrkörperfragen 3
Lehrmaschine 58
—, Arbeitsprinzip 75—76
Lehrprogramm 50—62
—, und klassisches Lehrsystem 51
—, als kybernetisches System 52
— und Lehrmedien 51
—, Prinzip 51
—, soziologische Breitenwirkung 51
—, statistische Überprüfbarkeit 52
—, Umfang 60
—, Zeitadaptivität 52
Lehrprogramme, Dermatologie 60
—, Kosten 58
—, Prüfung 59
—, Risiko 58
—, spezielle 53
Lehrsituation 2
Lehrtätigkeit, Objektivierung 52
Leistungsmotivation, sekundär 12
Leistungstest 169
Leitfunktion 71
Lernbestätigung 58
Lernen, als analytischer Vorgang 21
—, und Belohnung 7
—, — Bestrafung 7
—, extrinsisch motiviert 7
—, intrinsisch motiviert 7
Lernerfolg 36
—, Kenntnis 37
Lernkanäle, Effektivität 94
Lernmotivation 7—14
Lern-Programm 45
Lernprozeß 2
—, Stufen 16
Lernpsychologie, Erkenntnisse 15
Lernschritt 53
Lernschritte, kleine 16
Lernsicherung 58
Lernstraßennetze 54
Lerntechnik 95
Lerntheorie, Gültigkeit 16
—, Guthrie 20
—, Skinner 16—19
Lerntheorien 16—21

Lernvoraussetzungen, soziokulturell 23
—, sozioökonomisch 23
Lernwirksamkeit, Steigerung der 34
Lernzeit 95
Lernziel, Begriffszusammenfassung 48
—, Beurteilungsmaßstäbe 42
—, operationales Def. 42
— und Prüfung 47—48
—, als Prüfungslimitierung 42
Lernzielbeschreibung 39
Lernzieldefinition 148
Lernziele 2, 39—49
—, adäquate 40
—, Def. 39
—, Dermatologie 36—37, 45, 48—49
—, Erstellung 43
—, nicht-adäquate 40
Lernzielkatalog 41, 44
Lernzielorientierung 22
Lichtbildreihe, strukturiert 91
Lob 37

Magnetton-Bildplatte 85
—, Nachteile 86
—, Vorteile 86
Maschinenmedien, Übersicht 221
Massenveranstaltungen 5
Material, gedrucktes 93
Medien 62—117
—, akustische 89
—, audiovisuelle 76
—, Def. 62
—, didaktische Aspekte 117
—, Einsatz der 116—117
—, Lehrprogramme 61
—, praktische Ausbildung an 206
—, Überblick 64
—, visuelle 89
Medienverbund 117
—, Auswahl 121
—, Dermatologie 123
—, Einsatzumfang 121
—, Fernstudium im 122
—, Rolle des Lehrers 120
—, Studium im 122
— im Unterricht 120
—, Vorteile 117
Medienwahl 149
Mehrfachinterpretationen 155
Mehrweg-Programme 54
Mengenlehre 137

Micro-Teaching, Ausbildung 206
Mischtechniken, programmierter Unterricht 58
Modell, Gebrauch im Unterricht 33
Motivation 23
—, Def. 7
—, Steuerung der 9
Motivationsstärke, leichter Lernstoff 11
—, schwieriger Lernstoff 11
Moulagen, Dermatologie 115
Multiple Choice 18

Nicht-Dialogsysteme 63
Nomenklatur 186—187

Originalaufnahme 32
Overhead-Projektor 109—113
—, Dermatologie 110
—, didaktischer Nutzeffekt 112
—, Prinzip 109
—, Technik 110

Partizipation 13
Praktikum 135
Praktisches Arbeiten im Unterricht 35
Programme, lineare 53
—, verzweigte 54
Programmierte Bücher 103
Programmierte Unterweisung 70
Programmierter Unterricht 51
Programmierungstechnik, Computer 65
Programmsteuerung 71
Prompting 38
Prüfer 176
Prüfung 2, 41, 154—184
—, äußerer Rahmen 176
—, didaktische Aspekte der 178—181
— und Auswirkungen auf den Lehrer 173—174
—, Leistungskriterien 171
—, mündlich — Fragestellung 179
—, nichtpunktuelle 174
—, Objektivität 154
—, Öffentlichkeit 176
—, Protokoll 176
—, psychologische Aspekte 173—174
—, punktuelle 174
—, als Ritus 172
—, Rücktritt 178
—, schriftlich, Gutachten 179

Prüfung, schriftlich, Inhalte 180
—, —, Problemaufgaben 179
—, —, Techniken 180
—, Stabilität 154
—, studienbegleitende, Nachteile 175
—, —, Vorteile 175
—, Transparenz 171
—, Wiederholung 178
Prüfungen, in der Dermatologie 182—184
Prüfungsablauf 174—178
Prüfungsanforderungen, identische 44
Prüfungsangst 173
— und Lernprozeß 173
—, psychosomatische Veränderungen der Prüflinge 173
Prüfungsforschung 181—182
Prüfungsgebühr 174
Prüfungsgruppe 181
—, Dermatologie 135
Prüfungskriterien 41
Prüfungsordnung 172—173
Prüfungsrealität 172—173
Prüfungsrecht 172—173
Prüfungssystem, Subjektivismen 178
Prüfungsverbesserung, Langzeitlösung 184
—, Sofortlösung 183
—, Übergangslösung 184
Prüfungszeitpunkt 174

Reaktionsquotenverstärkung 17
Reihenfolgeaufgaben 158
Reiz, Aktivationspotential 8
Reorganisation 16
Reproduktion 16, 93
Rückführungsprogramm 56
Rückmeldung 18
Rundfunk 89

Schaltalgebra, Dermatologie 139—140
Schülerexperiment 36
Scrambled Book 58, 103—104
Selbststudium 14
Selbst-Test-Hilfe-Programm, Def. 68
Sequenzierung 23
Simulation und Spiel 70
Skizze 28
Skripten 94, 95, 104
Small steps 52
Software 63

Sprache 185—186
Sprungprogramm 56
Stellvertreteraufgaben 160—161
Stil 185—186
Stimuli, aversive 19
Strafe 16, 17
Studentenfragen 3
Studienanfänger, Eingangsverhalten 5
Studienbriefe 106
Studienplanung, Fragebogen zur 134
Studium im Medienverbund 122
Stummfilm 90
Substitution 19
Substitutionsaufgaben 156
Synonyme, Eliminierung der 187
—, Reduzierung der 187
Systematik, logische Struktur 137

Tadel 37
Tafelzeichnung 28
Team Teaching 123—124
—, Dermatologie 124
Test 2
—, Aufgabenformen 155—161
—, Auswertung 161
—, Durchführung 163
—, —, didaktische Aspekte 163
—, Gütekriterien 161—162
—, Objektivität 162
—, Reliabilität 162
—, Validität 162
Testablauf, Technik 165
Testaufgaben, Optimierung 162
Testauswertung, Analyse der einzelnen Teilnehmer 167
—, — — Gesamtteilnehmer 167
—, Aufgabenanalyse 167
—, durch Computer 168—169
—, Inhalt 166
—, manuell 168
—, Umfang 166
Testbedingungen 165
Testdurchführung, Flußdiagramm 164
Testentwicklung, Ablauf 163
Testformen 169
—, Dermatologie 169—171
Testkonstruktion 161
Themen 22
Time-Sharing und computerunterstützter Unterricht 72
Tonband 89
Tonbildschau, Dermatologie 84

Tonbildschau, Vorteile 84
Tonfilm 80—84
Transformation 16, 93
Tutor, Mängel 126
—, studentischer 126
—, Vorzüge 126
—, wissenschaftlicher 126
Tutoren, Def. 126
Tutorgruppen, Arten von 128
TV-Unterrichtsteile, Erstellung von 88

Übungsprogramm 69
Unterricht, Anweisungen 25
—, Beispiele 25
—, computerunterstützt 64
—, —, Lehrstrategien 67
—, — und andere Methoden 72
—, —, Tendenzen 71
—, —, Ziele 66
—, Deduktion 25
—, didaktische Aspekte 24
—, Effektivitätskontrolle 200
—, Einführungen 24
—, Einführungspassagen 25
—, Entwicklung 148
—, Firmierung 25
—, Identifizierungen 25
—, als Interaktionssystem 22
—, logische Gliederung 137
—, massiertes vs. verteiltes Lernen 26
—, Motivationsgröße 25
—, Planung 148
—, rechnergestützter 75
—, retroaktive Hemmung 25
—, vorlesungsbegleitend Dermatologie 131
—, — Nachteile 131
—, — Vorteile 131
—, Wiederholung 26
—, Zusammenfassungen 26
Unterrichtsdialogsprachen 66
Unterrichtsentwicklung, Übersichtstabelle 153
—, Zuständigkeit 151—152
Unterrichtsfilme, Herstellung 81
Unterrichtsformen 118—136
—, Dermatologie 38
Unterrichtsforschung, experimentell 15
Unterrichtsplanung, Übersichtstabelle 153
—, Zuständigkeit 151—152

Unterrichtsprogramme, Dermatologie 45
Unterrichtsräume, Dermatologie 135—136
Unterrichtsteile, Entwicklung 148
Unterstreichen im Text 35

Verbalisieren 35
Verhalten, affektiv 16
—, intrinsisch motiviert 13
— des Lerners, aktiv 34
—, kognitiv 16
—, operativ 16
—, psychomotorisch 16
Verhaltensänderung 15
Verhaltensbeobachtung 15
Vermittlungsform, Wahl der 149
Verständnis, Taxonomie 154—155
Verständnistest 169
Verstärkung 17
Versuch und Irrtum 18
Verzweigen, vorwärts- 57
Verzweigung, rückwärtige 56
Verzweigungstechniken 55
Video-Recorder, Nachteile 78
—, Vorteile 78
Video-Tape- Recording 88
Visuelle Medien, Übersicht 222
Vorlesung 118—120
—, Behebung der Mängel 120

Vorlesung, didaktische Aspekte 119
—, Lerneffekte 119
—, menschliche Aspekte 119
—, Mitschreiben 119
—, Mitschreiben und Zuhören 119
—, Nachteile der 118—119
—, Studentenanalysen der 118
—, Zuhören 119
Vorprüfung 178

Wahrnehmung 27
Wandplan 113—114
Wandplan-Diapositiv, Vergleich 114
Wandpläne, permanent aushängende 113
—, temporär aushängende 113
Wandtafel 116
Wegadaptivität 52, 55
WENN-DANN Beziehung 39
Wissenschaft 1
Wissensvermittlung, Beschränkung auf 71

Zeichnung 28—32
—, fertige 28
Zeitadaptivität 52
Zentralstelle, didaktische 217
Zuordnungsaufgaben 159
Zwecksetzung, Kriterien der 23
Zwischentest 169

**Lehrbücher
Kurzlehrbücher
Basistexte**

Lehrbücher

Examens-Fragen
Programmierte
Lehrbücher
Heidelberger
Taschenbücher

Eine Auswahl

Basistexte Medizin

W. F. Angermeier: Kontrolles des Verhaltens: Das Lernen am Erfolg (HT 100)
DM 14,80; US $6.10
ISBN 3-540-05689-0

W. F. Angermeier/ M. Peters: Bedingte Reaktionen (HT 138)
DM 16,80 ; US $6.90
ISBN 3-540-06393-5

F. Anschütz: Die körperliche Untersuchung (HT 94)
DM 14,80; US $6.10
ISBN 3-540-06007-3

K.-H. Bäßler/W. Fekl/ K. Lang: Grundbegriffe der Ernährungslehre (HT 119)
DM 14,80; US $6.10
ISBN 3-540-06131-2

H. G. Boenninghaus: Hals-Nasen-Ohrenheilkunde für Medizinstudenten (HT 76)
DM 14,80; US $6.10
ISBN 3-540-05900-8

A. A. Bühlmann/ E. R. Froesch: Pathophysiologie (HT 101)
DM 14,80; US $6.10
ISBN 3-540-05642-4

W. G. Forssmann/ C. Heym: Grundriß der Neuroanatomie (HT 139)
DM 16,80; US $6.90
ISBN 3-540-06475-3

A. Greither: Dermatologie und Venerologie (HT 113)
DM 14,80; US $6.10
ISBN 3-540-05957-1

O. Hallen: Klinische Neurologie (HT 118)
DM 16,80; US $6.90
ISBN 3-540-06210-6

Kursus: Radiologie und Strahlenschutz (HT 112)
DM 16,80; US $6.90
ISBN 3-540-05945-8

W. Piper: Innere Medizin (HT 122) In Vorbereitung
ISBN 3-540-06207-6

R. F. Schmidt: Grundriß der Neurophysiologie (HT 96)
DM 14,80; US $6.10
ISBN 3-540-06022-7

R. F. Schmidt: Grundriß der Sinnesphysiologie (HT 136)
DM 16,80; US $6.90
ISBN 3-540-06364-1

Unfallchirurgie (HT 145)
In Vorbereitung
ISBN 3-540-06502-4

Examens-Fragen

Examens-Fragen
Allgemeine Pathologie
DM 8,—; US $3.30
ISBN 3-540-05675-0

Examens-Fragen
Anatomie
DM 16,—; US $6.60
ISBN 3-540-06153-3

Examens-Fragen
Arbeitsmedizin
DM 14,—; US $5.80
ISBN 3-540-06069-3

Examens-Fragen
Dermatologie
DM 5,—; US $2.10
ISBN 3-540-05093-0

Examens-Fragen
Innere Medizin
DM 14,—; US $5.80
ISBN 3-540-05955-5

Examens-Fragen
Kinderheilkunde
DM 12,—; US $5.00
ISBN 3-540-06250-5

Examens-Fragen
Neurologie
DM 12,—; US $5.00
ISBN 3-540-06183-5

Examens-Fragen
Physik für Mediziner
In Vorbereitung
ISBN 3-540-06425-7

Examens-Fragen
Physiologie
DM 16,—; US $6.60
ISBN 3-540-06222-X

HT = Heidelberger Taschenbücher

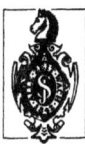

**Springer-Verlag
Berlin
Heidelberg
New York**

Medizinische Kurzlehrbücher

Allgemeine und spezielle Chirurgie
Herausgegeben von
M. Allgöwer
2. neubearbeitete Aufl.
Mit 417 Abb. XXIV,
636 Seiten. 1973
DM 48,—; US $19.70
ISBN 3-540-06161-4

E. Kern: Allgemeine Chirurgie
Mit 118 Abb.
XII, 213 Seiten. 1967
Geb. DM 28,—; US $11.50
ISBN 3-540-03884-1

Michler/Benedum: Einführung in die medizinische Fachsprache
Medizinische Terminologie für Mediziner und Zahnmediziner auf der Grundlage des Lateinischen und Griechischen
Unter Mitarbeit von
I. Michler. Mit 20 Abb.
XIII, 352 Seiten. 1972
DM 28,—; US $11.50
ISBN 3-540-05898-2

W. Leydhecker: Grundriß der Augenheilkunde
Mit einem Repetitorium für Studenten
Begründet von F. Schieck
Fortgeführt von
E. Engelking
17. erweiterte Aufl.
von W. Leydhecker
Mit 285 z. Teil farbigen
Abb. in 356 Einzeldarstellungen
VIII, 248 Seiten. 1973
DM 36,—; US $14.80
ISBN 3-540-06354-4

Grosser/Ortmann: Grundriß der Entwicklungsgeschichte des Menschen
7. neubearbeitete Aufl.
von R. Ortmann
Mit 200 Abb.
VIII, 207 Seiten. 1970
Geb. DM 28,—; US $11.50
ISBN 3-540-04828-6

Kinderheilkunde
Herausgegeben von
G.-A. von Harnack
2. neubearbeitete Aufl.
Mit 201 Abb.
XV, 453 Seiten. 1971
DM 36,—; US $14.80
ISBN 3-540-05168-6

Knörr/Beller/Lauritzen: Lehrbuch der Gynäkologie
Unter Mitarbeit von
F. W. Ahnefeld, H. Breinl,
H. Knörr-Gärtner,
H. Roemer, R. Schuhmann
Mit 240 Abb.
XV, 431 Seiten. 1972
DM 38,—; US $15.60
ISBN 3-540-05593-2

K. Idelberger: Lehrbuch der Orthopädie
Mit 90 Abb.
XIII, 314 Seiten. 1970
Geb. DM 38,—; US $15.60
ISBN 3-540-04884-7

Jawetz/Melnick/Adelberg: Medizinische Mikrobiologie
3. überarb. und erw. Aufl.
Aus dem Englischen
übersetzt von G. Maass,
R. Thomssen
Mit 209 Abb.
XV, 815 Seiten. 1973
DM 48,—; US $19.70
ISBN 3-540-06021-7

G. Piekarski: Medizinische Parasitologie in Tafeln
2. revidierte und erw. Aufl. Mit 31 meist farbigen Tafeln und
25 Abb. in schwarz-weiß
VIII, 256 Seiten. 1973
DM 48,—; US $19.70
ISBN 3-540-05994-6

W. F. Ganong: Medizinische Physiologie
Kurzgefaßtes Lehrbuch der Physiologie des Menschen für Studierende der Medizin und Ärzte
Übersetzt, bearbeitet und ergänzt von
W. Auerswald
in Zusammenarbeit mit
B. Binder, A. Haidenthaler, J. Mlczoch
2. neubearbeitete Aufl.
Mit 504 Abb., 157 Tab.,
1 Anhang. XVI,
828 Seiten. 1972
DM 38,—; US $15.60
ISBN 3-540-05815-X

K. Poeck: Neurologie
Ein Lehrbuch für Studierende und Ärzte
2. neubearbeitete Aufl.
Mit 81 Abb. und 21 Tab.
XVI, 572 Seiten. 1972
DM 48,—; US $19.70
ISBN 3-540-05775-7

Schulte/Tölle: Psychiatrie
2. überarb. und erg. Aufl.
Etwa 450 Seiten. 1973
DM 28,—; US $11.50
ISBN 3-540-06391-9

■ Lassen Sie sich die Bücher von Ihrem Buchhändler zeigen!

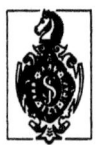

**Springer-Verlag
Berlin
Heidelberg
New York**

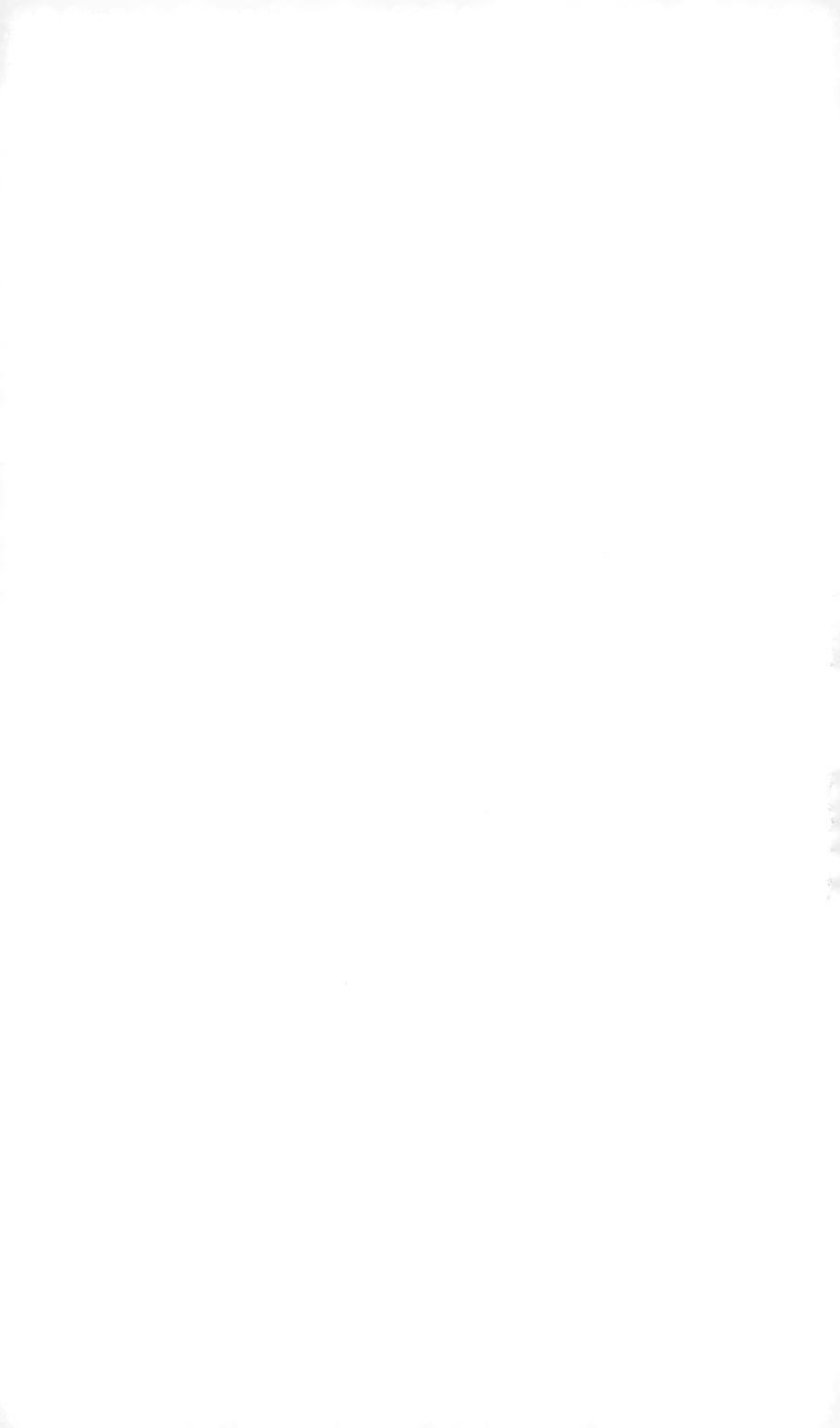

MIX
Papier aus verantwortungsvollen Quellen
Paper from responsible sources
FSC® C105338

If you have any concerns about our products,
you can contact us on
ProductSafety@springernature.com

In case Publisher is established outside the EU,
the EU authorized representative is:
**Springer Nature Customer Service Center GmbH
Europaplatz 3, 69115 Heidelberg, Germany**

Printed by Libri Plureos GmbH
in Hamburg, Germany